命中註定的疾病
我的病和我有什麼關係？

SOZIALE HYGIENE
Krankheit als Schicksal

命中註定的疾病
我的病和我有什麼關係？

SOZIALE HYGIENE
Krankheit als Schicksal

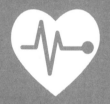

作者：Dr. OTTO WOLFF（奧托‧沃爾夫）
翻譯：王新艷
審訂：許姿妙 醫師

目錄 CONTENTS

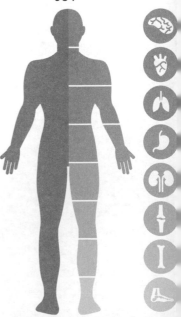

德國圖書館圖書在版編目（CIP）資料

社會保健：擁有健康的生活方式還是病痛的人生之系列叢
書/拓展醫療協會 ---（地址）

D-75378 Bad Liebenzell-Unterlengenhardt.

Nr.148. 命中註定的疾病。我的病和我有什麼關係？/奧
托‧沃爾夫著。--- 1994

ISBN 978-3-926444-17-2

序言

當今社會很少有人會把一種疾病和命運聯結在一起，儘管有些人可以說為了某個疾病受盡折磨。現今人們卻寧可去探究那些以科學為依據的病因到底是什麼。然而疾病和命運之間又好像是勢不兩立的對立著。

患者的痛苦

也許病人會提出一些他亟待解決的問題，比如說：為什麼偏偏是我得了這種病？我有做錯什麼事情嗎？這個病是來懲罰我的嗎？為什麼犯了罪的人或是那些騙子反而活得健健康康的？為什麼世上要有這些例如疾病、痛苦、疼痛之類的折磨？這一切還要一直這樣持續下去嗎？上帝──如果真的存在的話──怎能如此對我？

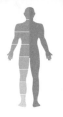

　　這些疑問對病人來說起不了多大的幫助。特別是，當病人以為他是因為病毒感染才生的病，或是身體的某個器官出了毛病，或是供血不足，又或某種失調症及其他的原因。事實上這些病因多數是絕對正確的，因為那都是經過深入的科學研究而得到的結論。這樣一來，病人之前的那些疑問便大多找不出令人滿意的答案了，因為這些難題已變成這些病因背後另一個層面的問題。這個答案可能在日後才會慢慢浮現。這說來也是一個古老的哲學問題：人們常說，一件事情可能起因於過去，但卻可以影響未來，這也就是大家所說的因果關係。依照現代人的思維方式，人們依舊只是想知道過去的種種起因，而並不關心日後會出現的結果。

　　接下來所探討的案例將會首先告訴我們，在我們現今生活的時代，人們都是如何理解生病的原因的。

對疾病的普遍理解：
陌生和敵對

舉例：感染

　　雖然現在沒有爆發大的疫情―暫且撇開當前的愛滋病疫情不看―，但仍然存在一些傳染疾病，常見的有如：流感、麻疹或者腸炎。如果今天有人問病人或醫生，為什麼身體會有這些不適的狀況，那麼此人得到的回答多半是，他受到了感染，也就是說「被傳染了」。

　　為什麼人們會有這種想法呢？這僅僅是因為人們常常聽到生活環境中有一些細菌、病毒以及其它生物體會導致疾病，而且這些疾病也是朝著這個方向被診治的。這種情形同樣出現在那些得了花粉熱的病人身上，也就是說，病

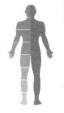

人的身體被一種「活躍」於外界的異樣花粉所侵入。病人由此出現的病症，即花粉熱，已不再屬於傳染病的範疇，而是稱為過敏症。

　　現代醫學對待疾病的觀點主要來自於顯微鏡下所證實過的那些事實，因為通常的情況下，細菌甚至於病毒都是肉眼看不到的，而在顯微鏡下可以看到這些所謂的病原體。根據當今大家對疾病的理解，如果沒有這些細菌、病毒或是花粉的話，就不會存在什麼傳染病或是過敏症了。然而這只說對了一半。到底什麼是「傳染病」？從字面意思來看，「傳染」(Infektion)即是「把某物放進去」(hinein-tun)。由此問題就出現了：到底又是誰把這些細菌，病毒或是花粉放進哪裡去了？換句話說，是什麼促使這些微生物入侵身體的？難道說，這些細菌或是花粉還會自己決定，是要讓這個人生病，還是不要去傷害另外一個人？

　　當然沒有人會想得這麼簡單，但是人們實際上卻是這樣做的！通常治療感染病的方法大多是使用抗生素，因為抗生素能制服那些細菌，但是，正如其名，「抗生」即為

「對抗生命」。顯然在被治療時，病人本身的生命並沒有同時得到真正的照護。所以說，這種治療方式只做對了一半，因為它只是針對細菌本身，而沒有顧及到病人受損的身體。

肇事者是病原體？

有趣的是，人們是在150年前就開始如此重新認識疾病的。而當時這種新的觀念一開始也是很難以被大家所認可，因為當時正紅的代表人物Virchow（譯注：德國醫學家，人類學家，病理學家，公共衛生學家）所提倡的理論認為，所有的病因都是來自於細胞體本身。但是，為何這種對於疾病的新觀念在隨後不久就得到大家一致認同呢？這其中有個重要的心理因素：沒有人願意為自己生病這個事實一直懷著愧疚感！現在病因找到了，也就是說，細菌或病原體才是真正的肇事者，而且非常確定它們無法為自己的罪行辯解，那麼大家便不再自覺愧疚了，如此一切都會沒事的！正是這種心態滋長了人們僅從表面去尋找病

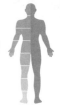

因，而遠遠忽視人們自身的問題。現在大家普遍認為病人和他得的病並沒有關係，病人只是被微生物所損傷的令人同情的受害者而已。人類是社會活動的一份子，始終積極參與了生物的各種演化，但這一點卻被大家忽視了。

由此人們完全忽略了一些本質上仍有待釐清的問題，也就是說：傳染病到底是透過什麼途徑傳播的？比如一波流感來了，那麼第一個得到這種流感的人是如何被傳染的呢？此外，為什麼沒有傳染給所有的人？為什麼春季時所有的人都不同程度的吸入了花粉，而只有部分人因此而生病呢？並且，為什麼這些傳染病一直頻繁出現？

大家對疾病的看法已經開始影響人們的社會行為了：一旦有人打個噴嚏或是咳嗽幾聲，就被當作會傳染給他人，一定要做好防護措施——事實上那不過是刺激性的咳嗽而已。人們也是如此對待根本不會傳染他人的皮膚病患者。更荒誕的是，大家對於愛滋病患的態度，如果日常生活中沒有和他們發生親密的或是不正當的性關係的話，可以十分確定的說，是不會被傳染愛滋病的。然而出於心理

上以及社會觀念上的顧慮，大家還是儘量避免和他們接觸。這種思維方式導致甚至助長了人們對於細菌，病毒，花粉，有毒植物或是動物的恐慌，這也就是對周遭人群以及大自然的恐慌！由此，「防護」以及保險變成了大家救命的「流行語」。人們卻沒有意識到，人類與周遭環境的互動變少了，漸漸變得孤僻了。

單單從表面發掘出的病因無法解釋生病的真正原因，相反地，這卻把在生病這一事件中非常重要的「人」的因素排除在外。

遺傳

人們也以同樣的方式對待一些遺傳疾病。今天，大家都很清楚遺傳是如何進行的：DNS（譯注：即DNA，去氧核糖核酸）的結構中某種蛋白質被確證可製造氨基酸。即使結構中只有一個小部分組錯了一種氨基酸，那麼這種缺陷就會傳遞給下一代。所以當某人有某種遺傳性的缺陷

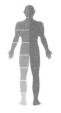

時，人們會認為，這當然不是他本人的問題，而是祖輩，即父母，祖父母及曾曾曾祖父母遺傳下來的問題。在這種情形下看來病人自身和疾病並沒有什麼關係。這種觀念所帶來的「合理」的結論就是，從今往後父母親都要為孩子們遺傳到的所謂的缺陷負責。但是，有意思的是，人們多半只會就那些具有負面意義的先天缺陷而責怪上一輩，而把具備的優良特質理所當然的歸功於自身的努力。遺傳因素的存在確是不容置疑的；但真正的難題在於人們對遺傳方面的知識，還遠遠不足以真正瞭解為何會出現這樣或那樣的缺陷。此外，上述的這些例子也顯示出，那些原本已被確定為事實的情形，現在卻由於心理因素作用其中而要被重新詮釋了。

癌症

內科疾病的情形也大多如此：我們以「癌症」為例好了，因為它是用來做研究最好的病例之一。眾所周知，這種疾病起因於細胞產生腫瘤，這個細胞腫瘤還會肆無忌憚

的侵入身體其他器官，所以人們稱之為惡性腫瘤。依照人們當今的思維方式，人們還是首先研究這些細胞以找到病因，結果發現，腫瘤細胞比健康的身體細胞分裂的更加頻繁，為何會如此呢？

人們過去就觀察得知，細胞的分裂是從細胞核開始的。今天，在高倍顯微鏡下，透過更詳盡的分析，人們得以詳細瞭解到：細胞最微小的部分都可以被觀察到，比如說，細胞分裂是如何進行的，它會被什麼樣的物質或是酵素影響等等，以及更多相關訊息。人們甚至可以得知，為什麼某種酵素被阻塞住了或是無法被合成時，就會說是新陳代謝出了問題；但是為什麼會出問題？難道新陳代謝也會出錯？為什麼偏偏是酵素受到侵襲，瞬間就變得和以前不同或是根本不再發揮作用了？細胞又為什麼會自己「決定」變成惡性的。這些細胞從自身來看，其活動力和細菌，病毒還有花粉一樣微弱。大家一定知道所謂的突變，即細胞突然間發生了具有可遺傳性的變化。對此人們還是可以採取一些方法的，比如，透過放射線治療或是使用可

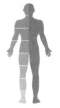

殺死病變細胞的藥劑（譯注：此藥劑為毒性藥物）來控制病情。即使如此，仍無法解釋為什麼病情已得到控制且已恢復一定程度健康的某些病患，在沒有任何明顯的症狀下身體又突然再度出現腫瘤。

研究細胞最微小的變化以尋求病因的方式也同樣無法全盤瞭解一種疾病，正如表面上去認識細菌，花粉及其他病原體或是追溯過去來探討遺傳性疾病一樣，作用極其微小。

看清事情的內在真相：
身體和心理

逐一分析還是全面考量？

　　用這種以科學分析為依據的方法，人們可以分析和研究到物質的部分越來越細微，而且還發掘出很多重要的訊息，它似乎可以從根本上解釋一種疾病是如何產生的。從來不曾像今天這樣，人們可以用這種方式瞭解到疾病的本質，即：病因為何。但是病因並不取決於存在人體之外的那些病原體，也不在於那些如遺傳基因，或細胞突變之類的物質(Substanz)。而是取決於高等的物質即人體本身，從整體上來看，這種高等物質始終是生命的組織者，而且深入作用到每一個細微的物質裡去。

　　這一古老的單字「物質」（Substanz）的含義是：「存

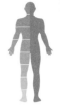

在於某物的下面」（darunter-stehen）。它僅僅表達了一層意思，也就是說，比物質更高的層面存在著一種無法衡量的力量，這一力量滲入到物質內部而且透過物質發揮著作用。

事實上，生命的載體正是有機的物質。生命的載體是肉眼看不到的一種生命能力，這種能力在物質中發揮作用並且駕馭著它。事實會如此，而且不可將生命的載體和物質的作用反過來看，正是因為人們觀察到一個最簡單的現象：不同的人吃著同樣的食物，但是每個人卻在吸收了同一食物後，生長成各個不同的生物體，而且每個人自己也有著相應的消化能力並建構自己獨特的蛋白質。這裡，下意識的想要引用哲學家Ludwig Feuerbach（譯注：德國哲學家）—他的理念帶著濃郁的唯物主義意味—說過的一句話：人們吃了什麼，就會是什麼樣子。這句話僅僅表明了一個很膚淺的人類生活的現象，而且缺乏自己的思考，只不過是一種文字遊戲罷了。它只是表達了純粹的唯物主義思想，而在揭露事實方面是非常狹隘的。這一觀點從根

本上僅局限於表示，人們會被所食用的食物所影響。這原本就是一種陳腔濫調。人們可以儘量吃紅蘿蔔，想吃多少就吃多少，而不會變成紅蘿蔔的樣子。這一簡單現象就說明，人們並不會因為所吃的食物而變成那種食物的樣貌。

軟骨病

物質和品質是在生物體中發揮作用的兩個重要元素，人們對其本質卻缺乏必要的認識。讓我們以軟骨病為例來解釋其含義：眾所周知，得了軟骨病的孩子，其骨骼因缺鈣而變得虛弱無力。既然缺鈣，好吧，我們就給這個孩子補充比正常量多出千倍的鈣質，結果發現病情並沒有什麼改變。由此可以看出，缺鈣並不是軟骨病產生的原因，而是身體本身對鈣質的吸收和消化功能失常。如果我們給這個孩子足夠的光照或是給他補充少量的所謂的維他命D3的話，那麼他的身體便能較好的吸收和消化鈣質，並將這些鈣質「填入」其骨骼中。

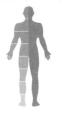

維他命和荷爾蒙

　　為什麼這種方法可以改善其缺鈣的問題呢？因為真正發揮作用的並不是所缺的那種物質，而是促使該物質發揮作用的元素；這個案例中，起作用的正是光照的力量。所以，在給這個孩子補充維他命D3之前，我們也可採用光照療法來解決問題，也就是說，要看如何才能使其身體有效的獲得鈣質（這稱之為「品質」），而不是一味的補鈣（即「物質」）。此外，維他命D的產生也說明，光照對鈣質的吸收起重要作用：沒有紫外線的照射的話，維他命D便無法產生。所以，過去維他命D甚至被稱之為「試管裡迷人的日光」。

　　在使用荷爾蒙治療疾病方面也是類似的情形。荷爾蒙只需要極其微少的量，就能產生非常強大的效用。在荷爾蒙治療的案例中就不是光照在起作用了，而是另外一種有效力的「品質」發揮作用。這種有效「品質」的種類和「物質」的種類一樣繁多而又各式各樣，如此，彼此才能

清楚的區分開來。荷爾蒙其實是生物體本身製造出來的元素，有了它的幫助生物體才能發揮其作用。

疾病的產生不在於某種物質，也不是因為缺少某種物質，而在於人體能否有效的發揮這種物質的效能。一旦這種效能發生了問題，就會出現身體中某種物質缺乏或是過多，又或是物質的組合出了差錯，甚至身體根本無法吸收。所以，大家一定要把這一點跟物質概念清楚的區分開來。否者的話，我們便無法得知生病的真正原因。我們之前討論過的細菌，病毒和花粉，也是同樣道理：這些病原體是否入侵我們的身體，並不是由病原體來決定，而是由我們自身決定，在於我們身體的抵抗和自我保護能力是強還是弱。

心魂的意義

原則上來說，有生命力的物質都是從屬於生命的力量。然而，人類不「僅僅」限於有生命力而已。今天，一

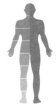

定不會有人再懷疑人類是有心魂的了。心理因素對身體產生的影響力是完全有別於生命力的另外一種自然力量，它可以說是與生命力完全對立著地。雖然人們不是第一天才認識它，遺憾的是，人們常常忽視了這一點。有了這一點，植物和動物才能依據彼此完全不同的生活方式和代謝方式從根本上區別開來。

動物是有心魂的，所以可以感受到愉快和痛苦，這些感受可謂是心魂的典型表現，而且是可以直接感受到的。如果今天有人堅持說植物也是有心魂的，那麼我們對於植物和動物的基本詮釋就會發生混亂，也就是說，植物會因心理因素的影響而做出靈敏的身體反應，但是它們自己又無法產生心理活動。植物想要擁有心理活動，就必須像動物和人類一樣，擁有一個不一樣的生物體，且這一生物體要有其相應的構造。這個議題我們隨後還會再探討到。

現代身心醫學研究的對象正是心魂和身體之間的相互作用。許多疾病在今天已被歸因於心理層面，即心魂上的問題造成的結果。讓我們來分析胃潰瘍是如何出現的：

如果公司裡有這樣一位老闆，他很強勢，又不斷地給他的員工施壓，那麼他的部屬則長期在一種心理壓抑的情形下工作。員工表面上好像依舊是那麼的友好和「順從」，而他的內心卻是在反抗這一切。實際情形又無法有什麼改善。假如這位員工無力做任何改變的話，那結果就是要甘於忍受這一切。即便如此，心理上的問題卻仍沒有得到解決；那麼，這個問題只好「沉入」到潛意識裡，這樣一切只會變得更糟。強勢的老闆對他來說正是一種外來的，陌生的物體，是他的內心無法消化的。一旦這個難題往體內「下沉」了，他的身體器官就馬上開始工作，來消化這個問題。他的胃分泌出更多幫助消化的胃液，過多的胃液甚至可以「消化」他的胃壁，而胃壁在遇到入侵時是沒辦法變厚來抵抗的。如此下來，胃黏膜就會出現損傷，即胃潰瘍。換句話說：這位員工的胃取代了難以消化的老闆的位置，而在自己身體內被消化了；這實在是，一種正確的解決辦法發生在錯誤的地方。

　病人於是來到了醫院，這樣至少可以解決表面上的

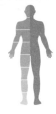

一些症狀，而且胃也可以復原，醫生採用哪種療法，對病人來說「幾乎」是無關緊要的。當然了，站在那位老闆的位置之上的，也可能是他的太太，岳母或是別的什麼「問題」。而真正有效的療法必須立足於，要從根本上改變令自己不滿的現狀，或者以一種全新的心態來看待它。只有當外部的入侵因素和心裡內在的力量達到了一定的平衡時，身體才能真正的康復，而這種復原自然是需要一定的時間的。

典型的治療方式

但是人們也可以採用快速的方式來處理：人們可以消除或說是中和掉這些有侵蝕性的胃酸。這一類的高效藥劑簡直數不勝數，這些藥可以保護胃黏膜，讓胃黏膜不要再繼續被消化掉。現代藥劑已達到可以阻止胃酸形成的地步。病人大多馬上就可以感受到病情「好轉」了，還會為藥物如此有效而開心不已。一旦停了藥，之前的各種不舒服多半還會再次出現。於是人們把這種現象稱作症候群，

因為它只表現出某些症狀，即疾病的表徵，而沒有涉及到疾病本身。當然了，人們還可以更「高階」的來對付它，也就是說，給病人服用鎮靜藥物。這種治療方式在當今是很常用的。心理似乎恢復了平靜，這也間接的減少了胃酸的形成，如此，病人同樣很快便感覺好多了。但是，人們必須清楚，這種療法也沒有從根本上解決問題，而僅僅停滯在疾病的表徵方面。

從這個案例可以看出：如果心理層面的因素沒有解決的話，那麼它必然會潛入身體更深的層面去。這樣，它就會以身體某個部位出現疾病的方式表現出來。到那時，病患可就要好好回想一下，從心理問題開始浮現，到身體的病痛出現，這一過程的轉變持續了多久，是幾星期，幾個月還是幾年了。如果已經很久了，那麼要治療這個病以達到痊癒狀態，便需要越久的時間。

如果這種情形繼續發展下去，將會轉變為精神壓抑，那是更加危險的狀況。即是說，當人們遇到某種不愉快的事情，但又因為心理上對它有所顧忌時，人們便想「略過

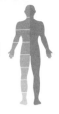

不提」它，這樣，表面上看來好像是忘記這件事了。（一般來說，沒有人會想要故意忘記一件令人愉悅的事情！）接下來，人們在潛意識中會或多或少的甚至有意的逃避這個問題，不承認有過這回事，而更想完全忘記它。然而，這個問題並沒有離去，反而只會更加深層的沉潛下去。所以，現在這種情形就不會像胃潰瘍那樣快速的表現出來，有時可能要幾年或是幾十年才出現一些症狀。到那時，這種壓抑過程對人體造成的影響，已經不會像對待胃壁那樣，那麼表層性了，而是深入細胞的細胞核當中了。

壓抑的危險

今天沒有人會質疑，我們人類身體的建構是彼此不同的。所以，人們可以從千百萬個人群中辨認出自己的老朋友。這只說明了一件事：人體，細微到每一個細胞，細胞核和細胞核的每一個部分及其分裂，都被深深烙印上了這種個人獨有的個體性。人們內心壓抑著某件不愉快的事情，這種壓抑情緒潛入身體深層，以至於人們在幾年或是

幾十年之後都還不曾瞭解，其身體的某一部位已不再有足
夠的力量發揮其機能，而更小的單位細胞則代替了它的功
能，這是細胞們「心甘情願」要做的事情，因為細胞的原
本功能正是如此。也就是說，細胞的任務就是為了再生而
不斷地成長，這對人體是必須的。一旦這種成長失去了控
制，就會「突然」發生「間接核分裂」，正如之前討論過
的細胞核的變化一樣；接下來，這些「被解放」了的細胞
會更加奮力的滋長，這就意味著，它們正在更加肆無忌憚
的妨礙人體的正常運作，——由此，病人的身體也就發展
到了初期癌症的階段。

這並不是說，細胞的生長變化會突然發生或是因為細
胞自身的原因而隨意出現，因為細胞並不能自己做決定，
也不能決定演變出哪種癌症；確切的說，這種演變過程是
與人體自身息息相關的。換句話說：疾病的產生不在於細
胞，而是人體本身的問題，因人體失去了對細胞的掌控能
力。所以說，人們應該更正確的來探討疾病問題，而不是
僅僅注意到癌症亦或腫瘤的產生，因為現在已是整個人體

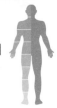

在生病。

免疫系統和癌症

上文中提及人體對細胞的駕馭和掌控能力，是人體通過自身的免疫系統來實施的。我們的免疫系統的任務就是：把「自我的」和「非我的」區別開來；所謂「自我的」，即是個人的身體物質結構；「非我的」，是指陌生的物質或是異樣的生物。癌症的出現正是在於，人體沒能辨識出那些異常繁殖的細胞，也因此，無法適時的自我防衛。也可能是人體的免疫系統已經很低弱了，以至於對細胞的這些變化無可奈何，只好聽天由命了。近些年，人們對疾病的這種複雜的演化過程做了許多詳細的研究，所以，人們今天已經把癌症看作是一種免疫系統的失調，也可稱之為，免疫力衰弱。

在研究癌症的過程中，令人感到很悲哀的是，人們一直想從細胞核裡尋求答案，然而，正如我們剛剛所探討

的那樣，這個答案並不出自於細胞核。一切問題都來自於人體本身的構建能力。雖然說，消除這些異常繁殖的細胞是非常必要的，但這種做法會同時帶來一些負面影響，無論是手術摘除，放射治療還是化學療法，都會給身體帶來一些必須忍受的負面作用。問題就出在，這些療法都沒能觸及真正的病因，因為，疾病不是來自於那些很惡劣的細胞，也不是出自第一個「變質」了的癌細胞，而是因為病人長期心理壓抑並且與周遭疏離，這種狀況，病人自己無力解決，導致身體失去辨別能力，無法再對這個「受傷的」，「自私的」而又不斷生長著的「生物」作出應有的判斷。

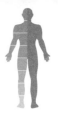

環境的意義

當然，人們目前已經確切瞭解那些外來因素並非對人體沒有任何的影響。當某人長期受到致癌物質的影響，比如，吸煙或者人們生存環境中存在的許多毒素，那麼隨著時間的累積，人體的新陳代謝功能會自然而然的遭到破壞，如此，即使沒有精神壓抑的問題，但當這些破壞累計到一定的時間和量時，就算是一個一向「活的很健康」的人，癌症也會突然在他身上發作。

過敏…

當今，人們生存環境中存在著各種各樣倍受人們譴責的有害物質，這些物質在某些方面有著越來越重要的作用：例如眾所周知的過敏症已經越來越多了。這是由於，人體「允許」這些外來的異樣物質，即所謂的過敏原，侵入我們的體內，最典型的就是花粉熱。實際上，過敏的一

些症狀正是生物體試著要把這些花粉從身體裡給排洩出去。如上文中已闡明的那樣，這些侵入人體的「外來生物」和細菌、病毒還有其他微生物一樣，都不是疾病產生的真正原因；這一觀點同樣適用於人們對花粉以及其他物質，比如某些食物，會產生過敏反應方面。[1]

所有這些「生物」都存在於大自然中，人們無法與之完全隔離，因為它們顯然是專程來告訴人們，進食的營養是多麼的必要。世界上的每一種生物都有它存在的特殊意義，首先要認識到，每種生物都是和地球上生存著的其它生物體們一起發揮作用的。如：腐敗菌和其他微生物的作用就是，把已經壞死的生物體轉變為一種新的生物，地球上如果沒有這些腐敗菌和微生物的話，那麼世上早就沒有任何活著的生物了。

1　摘自書冊：《過敏之謎》，書號 134

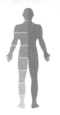

營養進食

講到營養進食這一話題，這就屬於人類自己的任務了：人們應深入的研究和分析那些吃進肚子裏的「外來物體」，也就是說，人們要首先破壞掉食物的結構並分解它們，然後再重新把它們各自分別組建起來。為此，我們不僅需要食物，同時也需要某種細菌，主要是指那些在我們腸內繁殖，並且對我們的身體健康非常必要的細菌。健康的人體可以自己隨時決定，是否允許哪種細菌，病毒，花粉之類的外來物進入身體。飲食方面也是如此，食物首先必須被完全分解，否則的話，人體就無法吸收它們。即使是身體正處於不太健康的狀態下，身體對食物的分解和吸收功能依舊可以進行。如果身體吸收了未被分解或是只有部分被分解的蛋白質，那麼身體的自我防禦機制就會啟動，它將試圖把這些蛋白質透過皮膚從體內排出，這就是以前人們稱作的皮膚疹，而今天被叫作過敏。人們發現，過敏症和花粉熱還有傳染病，三者原則上有著同樣的病因基礎：人體沒能設置清楚的界限，以來阻擋過敏原或是微

生物之類的外來生物進入體內，現在只好試著把它們從體內排除。

目前日益增多的過敏病症，正是說明，人們的身體還未充分的分解花粉、某些食物以及其它類似之物，便「允許」它們進入體內。如同人們在觀察研究細菌的過程中實際得知的那樣，花粉也不是在這幾年才變得更加「有攻擊性的」；確切的說，是我們人類自身改變了許多。也就是說，人們的身體變得較之前虛弱許多，所以沒有足夠的力量來抵抗這些「外來生物」。我們的免疫系統的任務正是，辨識出這些「異類」，並且對它們進行自我防衛。如果人體沒辦法做好防衛工作的話，身體的免疫能力就會虛弱，以至於成為目前許多疾病產生的根本原因，——不僅愛滋病或是癌症的產生是如此，而且一些過敏反應也同樣出自這個原因。

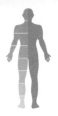

疾病可以增強體質

　　一些經常反復發作的輕度傳染病（「感冒」）和典型的慢性疾病一樣，可被稱之為免疫力虛弱症。很早以前，醫生們就瞭解，不管是哪種疾病，只要無法將之從人體清除，那麼這種疾病就會轉為慢性病。由此，人們得出如何醫治慢性病的結論：首先，人們應把「慢性的」重新轉變為「急性的」，然後再來治癒它。人們也一直知道，實現這種轉變，就是要讓人體產生熱能而變得活躍並發燒。也就是說：人們可以拿發燒當作醫療手段！雖然，當今社會已出現越來越多的聲浪，要求重新審視退燒這種做法，但是，在醫療的實際運作上，人們依舊要立即「處理」發燒的部分，也就是先把發燒給壓制住。這種做法帶來的結果就是：疾病進一步轉為慢性，而且整個免疫系統變得虛弱，這也是人體用一種極端的方式來表達它已經放棄了，聽天由命吧。當然，這並不是說，人們應該對急性病症不理不睬。確切的說，一切都要取決於所採取的治療措施是在促進並保護人體的自癒能力或是在壓制這種自癒能力。

目前，人們採用的多數速效的「緩解」措施是，即使在某個人近來抵抗能力比較虛弱的情形下，也依然大多「有效的」將其自癒力給壓抑下來。

人們生存的環境中那些有害物質帶來的情形就有所不同了。這些有害物質不像細菌或是花粉那樣有生命力，所以人們的免疫系統忽略了它們！人體也未準備好來應付它們。人類終究是屬於大自然的，並在上千年的歷史進程中和大自然一同發展。所以，自然界中的這些完全異類的物質可以「事先不問一下的」就侵入人們體內，而且麻痺或摧毀人體的機能。由此，人體的防禦系統變得衰弱了，這也是造成上文中提及的那些疾病不斷增多的原因。

療癒即克服

正因如此，我們必須很清楚的認識到：人們如果只是單單把自己「包裹」起來，防止花粉吸入體內，或是保護自己不受傳染，亦或把腫瘤割去，身體雖然可以借此有所好轉，

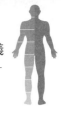

但是，事實上並沒有達到真正健康的狀態。要想真正贏得健康，我們的身體就必須發展其內在的力量，「自己」來對付這些疾病。這早在古時候就曾被用來當作治療手段。「療癒意味著戰勝疾病。」所以說，無論接受何種治療方式，人們都應該首先弄清楚一件事：這種療法有多大程度是在保護我們身體的自癒力，還是只是暫時把症狀壓制下去，而用看似好轉的假像把大家都蒙蔽過去了。

人類：一個獨特的靈性個體

　　由此，我們就來到了問題的基本點：對人類來說，疾病到底有什麼意義？對病人來說，生病是很不舒服的，單從名稱上就可以得知，因為病人也可稱作「痛苦的人」（der Leidende）。所以人們始終試圖從病痛中逃脫出來是可以理解的。我們的思路發展至此，如果人們能夠認真對待疾病的話，在克服疾病的過程中會產生真正的療癒，那麼在正確的對待一場疾病之後，人們會因此變得內心更加堅強。這種結果必然表明一件事實：人們在生一場病之前，身體的某一方面已經變得衰弱了；也可以說，身體早已有某種缺陷或是不足。

　　那麼，疾病到底是什麼？可以這樣說：疾病是來修正人體的缺陷，幫助並激發人體自己來修正這些不足，使自身的機能更完善並不斷發展自我，以最終成為一個真正

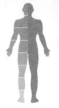

的人！ 這正是疾病的意義所在。在此，套用Novalis（譯注：德國哲學家）的幾句格言：「疾病是促使人類個體化的一種方式。一種完全健康理想的身體狀態只不過是科學界們感興趣討論的話題。」還有「疾病使人類超越動物和植物。—人們生來就要承受一定程度的痛苦；人們越是無助，就越容易在精神和信仰方面受到影響。」（摘自其未完成之作品）

人類和動物不同，人類終其一生都有能力不斷的學習和發展自我！而動物發育到青春期，實際上便結束了它們的後續發展。所以說，疾病對於動物或是對於人類來說，存在著關鍵性的區別。隨後，我們還會再來討論這種不同。

人類和動物身上的疾病

當然，有一些疾病，不僅會出現在人類身上，也會出現在動物身上，而且症狀相同。但這並不是說，人類和動

物發病的原因也是一樣。首先，疾病的意義和目的，對二者來說是不同的。所以，雖然人們可以在動物身上做科學試驗，來研究疾病的進展或是藥物的療效，但是，人們不應忘記，在大多數研究案例中，那些動物必須首先被人為的得到某種疾病，如此人們才能在它們身上研究這種疾病的發展變化過程。這種研究辦法所得出的結論，只不過是證明一種疾病是如何產生的，而至於為什麼，就不得而知了；不僅疾病產生的真正原因無法得知，最重要的是，這種研究方式根本就沒有涉及到疾病的意義和目的。

談到這裡，可以看出，動物必然無法從一種疾病中學到些什麼；疾病對於動物來說，根本就是一種毫無意義的肉體折磨，而且也不會給它們帶來任何新的發展機會。

所以，如果可能的話，人們完全有理由把一隻動物從這種痛苦中「解救」出來。而在人類自身上，這種行為反而就是「謀殺」！

如果今天人們依舊認為，只要是在動物身上可以使

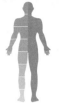

用的，我們人類就可使用，那麼，這種想法帶來的結果就是：人類也「僅僅」是一種聰明的哺乳動物而已，即「赤裸裸的猴子」罷了。人們會產生這種想法，是因為，人們完全忘記了人類的本質是什麼，以及疾病對人類來說存在著什麼意義。

這種想法造成的另外一個後果在於：病人只期待他的醫生能夠針對他的「缺陷」，盡可能進行快速的「修復」工作，而病人自己不做任何努力。如此以來，病人往往並未得到完全的治癒，一段時間之後，這個病還會再次出現甚至變得更加嚴重了。

由此，便不難理解，為什麼我們最初提出的那些問題（譯注：在本文序言中提及）還未得到解答。如果是問原因，我們就需要清楚它的來源問題，也就是清楚它的過去，它是從哪兒來的。如果是問意義所在，那麼我們是在指向未來，問它會如何發展下去。這兩個人類生存的基本疑問，曾被古代希臘的哲學家們仔細的區分開來。根據人們今日的思維方式，人們依然只是在尋求事情產生的原

因，即它的過去，因為與未來相比，人們更熟知過去。所謂的「目的性」的問題，是針對未來而提出的（字面上來看：意為「結局」），我們相信，現在還沒有人可以用科學的方式回答出這一問題，因為未來是難以預料的。但是，如果人們確實以人類的本質（這一本質僅在某些時候是與人類的機體聯繫在一起的）為出發點的話，那麼，通常存在于未來的一疾病的「意義」，便會顯現出來。

「偶然得的」病

基於這一觀點，我們也可重新認識「偶然」發生的疾病。今天，人們把偶然發生的事情解釋為純粹無法看透的隨機事件。一旦有什麼無法清楚解釋的事情，人們便認作是「偶發的」，這樣的話，人們也就順從於它，聽天由命吧。與其用這種想法來「宣告破產」，人們更應該增強自身對這些偶發事件的正確認識，這一點，只要透過適當的努力就可達到。如此，那些所謂的偶發事件的真實意義也就呈現於人們眼前。早期，人們對「偶然」這一字眼的

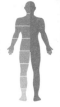

理解是截然不同的，他們僅僅把「偶然」當作例外事件來對待，現今仍然有人是這麼想的。然而，事實上也有可能是，某個人偶然的得到一項特殊任務，也就是說，他被委派來完成這一任務，因為他是特別適合的人選。但是，有人在這種情況下仍使用「偶然」這一字眼來稱呼它，而沒有意識到，在當今社會的語言慣用法中，它已不再屬於「偶然」了。難道說，某個人就不能有那麼一次，因為一項特別適合他來完成的任務，而「偶然」生一場病嗎？如同人們常說的，這項任務簡直就是為他「量身打造」的一般。

從以上闡述中可以得知，疾病對於人類來說，是在敦促人們邁出自我發展的新步伐！它可能為了加強我們的免疫系統而表現在身體方面；例如，真正經驗並忍受過麻疹考驗的人，便會終身對麻疹具備免疫力！但是，這一理論並不適用於所有的疾病。比方說，傷風感冒時，我們的身體就必須針對每一次不同的症狀的來作出相應的抵抗，因為同一種應對方式不足於處理人們身體的這種深層的紊

亂。

兒童疾病

　　這種自我的發展也可能顯現在心裡方面，比如我們之前提到的胃潰瘍的案例。但是，在大多情況下，身體和心靈的發展是共同進行的！為此，我們舉兒童疾病為例：當一個孩子得了麻疹之後，他不僅對日後再次爆發的麻疹疫情具備終身免疫能力，而且這個孩子的心理也變得更加成熟了；所以說，他的身體，心理以及靈性方面都得到了正向發展。假如有人熟識這個孩子已經很久了，並對他進行仔細觀察的話，就會確切的瞭解到他的這些變化。如果，今天有任何一位醫生在質疑這一事實的話，那只是說明，他認識這個孩子的時間還很短，所以，沒能比較出這個孩子在生病前和生病後的不同。一份名為「瘋狂的疾病」的詳細研究報告指出，疾病對於人類來說一直以來都是一種對免疫系統的訓練（暫且撇開某些特殊案例不看）。一些典型的兒童疾病有助於孩子們的成長，這些疾病的重要意

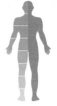

義只有在日後才會顯露出來。[2]

反過來看亦是如此：人們今天瞭解到，我們的免疫系統會因為心靈上的影響而作出敏銳的反應。有著熱情洋溢的心情，使得我們的免疫系統也隨之興奮起來，而平和的心態可使其穩定；同時，那些諸如：悲傷，害怕，震驚以及長期壓力之類的負面情緒則會使我們的免疫系統喪失其正常的活力。另一方面，那些源自於人們身體的或者只不過是主觀想像出來的弱點，也會在一定的程度上，引起人們的害怕以及其它相應的心理感受。

發展的機會

大家一定不要忘記，我們每一次生病，都需要我們的努力。只有在不斷克服每一次遇到的阻力的過程中（也可稱之為「訓練」），我們才能加強自身的力量。這個道理，每位運動員都知道；遺憾的是，醫生們卻不是很清

2　摘自書冊：《兒童疾病是有意義的》，書號114

楚。當然，在這種衝突的過程中不可能沒有任何的風險，但是無論是在什麼領域，其實都有可能發生某些危險，也許是在運動過程中，在日常生活中或是在生病的時候。Nietzsche（譯注：尼采，德國哲學家）便如此說過：「如果它不能要我的命的話，那麼它只會使我更加堅強」。如此，疾病對人類而言，總體上可以說是：一種適量的訓練，來幫助人們增強身體的抗病能力。所以，魯道夫·施泰納曾經把疾病稱作「我們生活中的一位頗具影響力的教育者」，這位「教育者」的目的便是：把人們帶到其自我發展的更高層次。「真正成為人是一門藝術」（摘自Novalis未完成之作品)。人們只有在遇到阻力並努力克服的過程中，才能實現自我的成長。

這種成長需要人們的實際行動和勇氣。這即是在暗示說，當今的人們，比以往任何時候，都更加心懷恐懼，這種不安帶來的後果之一就是：人們變得對周遭事物漠不關心，而且這種冷漠仍在四處擴散。但是，只要透過內在的努力，人們還是可以贏得內心的平靜，如此就能擁有正向

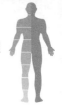

的精神力量，以強有力的、泰然的（而不是懶散的）心態來應對生活中的一切挑戰。

　　基於這一點，便不得不問一問：那些善意的疾病預防措施，人們到底還要做到什麼程度？這些措施雖然可以阻擋一些疾病的發生，但是，人們也可以利用生病的機會，使自己更加強壯，增強自身的免疫功能以及獲得心靈的成長。

　　對於這一點，人們常常會產生一些誤解，因為當今人們通常都喜歡將事情兩極化。所以，才會有一些衛生機構宣稱，要盡可能徹底消滅所有的兒童疾病，甚至是消滅全部疾病。那樣的話，正如我們討論過的，即使如此，人類仍然無法獲得真正的健康，而且也根本沒有涉及疾病對人類有何意義這一議題。然而在某些情形下，這種善意的努力還是有著某些合理性。例如：當某人的身體已經處於一種特殊的狀態，虛弱到無法獨自抵抗疾病時，那麼，保護他不要遭受疾病的入侵就是絕對必要的。不過，他之後必須要趕上原本的發展步伐之時，就會發現，這已然不是件

容易的事情了。因為，每一種學習都是在兒童時期來的更容易一些。這種問題就在於，人們把一些特殊的情形當作普通事件來一概而論。

從以上論述中我們得知，疾病對人類的整個生命過程來說有著深層的意義，疾病可謂是人類自我發展的好幫手。也可以說，疾病在人們的生活中起著重要的調整作用。在此，我們舉一個最簡單的例子：疼痛，一定是很不舒服的，但它同時也是身體發出的警訊。如果人們有重視這些訊號的話，那麼就會注意到，疼痛已經自己準備好，並進行有益的治療了：疼痛的那個器官正在受到保護。大多數情形下，療癒的前提條件，就是要病人好好的休息，只不過，現今的人們常常忽視這一點。

疾病的那些令人不適的症狀就是對人們發出的警訊！當然，人們也有可能會輕視這個「紅燈」，而單純針對這些症狀作些治療，因為這通常是一種比較簡單而且快速的解決方式。所以，在今日社會，止痛藥的使用量是如此之大。同樣，人們也在大量的服用安眠藥，鎮靜劑，瀉藥以

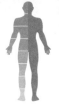

及很多其他的藥劑。這些藥劑，只有在人們服用了它們之後才會發揮療效，也就是，達到緩解症狀的效果，一旦停止服用，這一療效也就沒有了。這就意味著，停藥後身體機能的紊亂仍然繼續存在，所以，很多人開始相信，這一切都是註定要這樣了。人們以為只要按時服藥「從現在起一切都會沒事的」，這種幻想也許會讓人們錯過一些適合的療癒措施。

死亡就是結束嗎？

當然，也存在一些最終會導致死亡的疾病，而在這一問題上，人們很容易各自持有不同意見。一旦某個人已經死去，那麼他還需要從他的病痛中學習些什麼嗎？人們會產生這種疑問，是因為，死亡被看作是絕對的終結，這種看法是來自於一種從物質世界的角度而產生的世界觀，最多也不過是一種對生物作用的觀點（其中可能還有些對於心靈的認知）。

事實上，只有物質形態，即生物學上的「生命體與身體」，是隨著死亡而結束的；而可以用來區分人們各自特性的那個靈性生命是不會停止的。數千年來，世上的人們早已知道，肉體的死亡對人類來說正是一個新的靈性生命的誕生。這一點，人們已經在亡者身上出現白光的那一刻實際體驗到了。很多為臨終者或是已故者做祈禱的人們描述到，他們都有看到一束白光持久不斷地出現，想要給亡者照亮道路。而且，目前已經有很多相關的報導和親身經歷證實，瀕死者確曾有過強烈的白光體驗。

所以，當某個人正在經歷某種致命疾病的折磨之時，對這位病人施以最後的救助措施，對他來說有著重大的意義。真正的人類不會隨著死亡而消失，也不是開始於生命誕生之時！當太陽從這裡落下，便會在地球的另外一端升起。太陽升起之時，它不是從無到有產生的，而「只不過」是在地球的兩端交替出現而已。

人們對物質身體所做的很多詳細的研究，可以說僅僅是更高階生命(即：靈性生命)的基礎，而且可以為其所用。

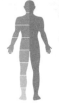

當今時代對我們人類有一項重要的需求：人們需要瞭解，這種更為高階的靈性生命（它源自於生物生命體而存在）有著怎樣的層級和優先次序。

什麼是「命運」？

也可以說，當今人們需要重新領會「命運」（Schick-sal）這個名詞的原本含義。動詞Schicken的最初含義是：整理，佈置，安排。當人們今天想要表達某種做法是不太合乎禮儀，即不太符合人們應有的言行舉止時，人們便常常會說「這樣不得體」（Es schickt sich nicht）。而形容詞「Geschickt」是在稱讚某人很善於發揮他的才能；他的這種才能是在他「天生有才」的基礎上培養出來的，正是某種神秘的力量「賦予」（譯注：源於德文schicken一詞）了他這些與生俱來的才華。人們早已將這種「配置」，或說「命運」（Ge-schick）當作是命中合情合理的安排了。

與現代相比，古時候的人們是非常「順從天命的」（譯註：該詞有諷刺意味）：他們把快樂、痛苦以及疾病

都當作是上帝賜與大家的事物。當時的人們雖然也體驗到上帝對於幸運和不幸的分派是有所不同的，但是人們依然認為這樣是「公平的」，因為人們看到：人類的生命存在著很大的相互關聯性，它不僅僅局限於生與死。Goethe(譯註：歌德，德國詩人，自然科學家，戲劇家)認為，人們的靈性生命這種必要的兩極分化(譯註：指幸與不幸)，正是上帝的恩賜。為此，Goethe曾經拿呼吸過程來做過圖像式的比喻：

呼與吸中存在兩種恩惠，

空氣吸進來，空氣呼出去。

一種是逼迫出來的，另一種使精神為之一振，

生命被調配的如此神奇。

要感謝上帝，當祂逼迫你的時候，

亦要感謝祂，當祂重新還你自由之時。

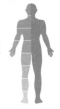

聖經的約伯記中就講到過一個特別的例子，這個例子是在談論人們生活中的快樂和痛苦的分配問題。據說，有一個很有錢的人非常相信上帝。但是在他相繼失去他所有的財產以及他的孩子之後，他還生了一場重病。於是，他對上帝的信仰在此時正在經歷他生命中最大的考驗。他抵制了他的太太以及朋友們的誘說，依然堅定的相信上帝和上帝的分派。他說道：我曾開心的接受上帝賜與我的所有快樂，難道說，因為上帝給了我痛苦，我現在就應該責備他嗎？最後，由於他對上帝堅定的信仰，他不僅重新恢復了健康，活了很久，而且得到了比他之前還要多的財富。在古代差不多每一個人都熟知這一則小故事，它帶給人們生活的信心。

在近一世紀，人們對這種靈性世界的瞭解越來越少了，而且也始終有人質疑，上帝是否真的存在。因為人們只是大多看到疾病令人痛苦的那一面，所以在生病時，人們也更加把它當作是一種懲罰或是邪惡力量的顯現。

本文初，我們做了一些關於自然科學的闡述，基於

這些敘述，當前不僅是上帝而且連惡魔也都變成多餘的了。由此，疾病看來也不過是擾亂人們正常身體機能以及生活的障礙：是一件不合理的事情，歸根到底，純粹只是一個不需要加以思考的問題。人們只想要透過「修復」的方式來清除這一問題。事實上這種方式常常很有效的，但是它不僅沒能解開生病的真正原因，也未能觸及疾病的真實意義，所以，疾病依然存在，或是以另外一種形式呈現出來。因此，不僅越來越多的人生病或是仍在生病中，而且也有越來越多新的疾病產生出來。**用「修復」代替「療癒」這種思維方式，才是人類發展過程中真正的障礙，而疾病本身並不會構成阻礙。**

如果用這種思維方式，人們也無法瞭解到靈性力量的作用，就更不能理解「命運」的真正含義。這種結果可不是原本生來就如此的！由於人們從唯物主義的角度來詮釋只說對了事物的一半真相，人們把自己駛進了一個死巷裡。所以才會常常聽到人們產生這樣的疑問：如果世上真有上帝的話，祂怎麼能讓有如疾病之類的折磨，以及其他各種各樣的痛苦存在於這個世界上，而且仍在不斷的增

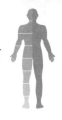

加？祂又怎能允許在給人們進行財富和疾病的分配上存在如此明顯的不公平？這個問題本身就是錯誤的，正如它出自於一個錯誤的觀念一樣。疾病之類的負面壓力對人們來說應該是一種挑戰，疾病敦促人們去認清一些事實並練習自我發展；疾病也向人們表述了一個人類發展的基本原則，這一原則指出了一件日後的事實：疾病的真實意義存在於未來。

要想走出這個死巷，人們必須首先認識人類的本質。人類本質上並不像植物那樣，只不過是一個生物個體；人類是擁有心魂的，正如每一種長相各不相同的動物也都具備心魂那樣。所以說，人類是一個靈性個體，每一個人都帶著他個人獨特的靈性來到人世間，並且因此走著各自不同的人生道路。人類的靈性不會隨著死亡而結束，而是在人類的靈性世界裡實現身體與心靈的合二為一。如果人們偏離了這條道路，便會有疾病產生；然而，生病不僅僅是一種結果，反而常常是來拯救人們，修正人們的不足，透過生病，人們應該學到一些在生命的進程中有著重要意義的東西。這條路才是療癒之路，療癒即存在於人們克服疾病的過程之中。它的最

終目的就是：當人們從世俗的物質生活達到高層次的靈性生活時，會真正實現人類的完整合一。

因此可以說，那些幾乎層出不窮的各式各樣的疾病，彼此之間也是相互關聯著的，因為每一個人都是獨一的個體，所以，「同一種」疾病甚至可以在不同的人身上造成不同的影響。正如前文中所述，疾病是一種「量身打造」的訓練，它可以敦促人們的自我發展；疾病不是一種懲罰，而是藉此要求人們自我改變，如此來看，疾病便不再是那麼「迫切的」難題了。疾病也可說是，人們通往更高層次「自我」的道路上的阻礙，這一阻礙對人們來說，不僅是一種挑戰，也是更有益於健康的。如果人們日後仍然沒有認識到這一點，那麼新的疾病就「必需」繼續出現。

目前醫學上研究出來的那些新療法，可以說正是這個時代對我們的挑戰；它要求我們重新質疑，這些新的治療措施其意義何在，也就是說，這些新療法有多大程度上「只是」把某種疾病給壓制下去，不讓疾病發作，還是把人們引向了真正的療癒之路？這也是要求人們重新思考疾

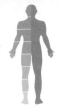

病的本質，療癒以及命運這些問題。解答這些問題的關鍵就在於人類的本質。

療癒和高層靈性力量

古時候，人們便體驗到，那些接納並忍受了某種苦難命運甚至折磨的人們，都藉由這些痛苦實現了「自我」的繼續發展，而達到了更高的生命層次。這些人被當作聖人看待。他們近似於人類的典範；現在他們已經可以親自治癒他人了。例如耶穌基督，這一位人類高層次的精神領袖，早已被人們當作救世主，對人們來說，他是療癒和拯救力量的完美化身。「療癒」（Heilen）一詞的原意為「神聖化」（Heiligen），即是說，往更高層次發展。就算是今天，在語言表達上，該詞還是有著同樣的含義。這個含義所要表達的感受就是：當我們自身的靈性力量與具備療癒力量的神聖靈魂（Heiliger Geist）結合在一起時，這一靈性力量便可發揮其療癒效果。換句話說：人們可以透過治療來戰勝疾病，而透過疾病，人們可以越發成為真正的人。

參考文獻

本文作者所著書冊：

書號Nr.49　《Die Leber-Organ der Lebenskraft》肝臟--生命力量的器官

書號Nr.113《Anthroposophische Medizin und ihre Heilmittel》人智醫學及其療癒方法

書號Nr.134 《Das Raetsel der Allergie》過敏之謎

本文作者所著書作：

Nr.338　《Die naturgemaesse Hausapotheke-praktischer Ratgeber fuer Gesundheit und Krankheit》,Stuttgart 1991

Nr.363　Heilmittel fuer typische Krankheit,Stuttgart 1991

《Das Bild des Menschen als Grundlage der Heilkunst》,Stuttgart 1974-1991

(Band 1,2 und 3-zusammen mit Husemann)

其他作者之作品：

Nr.301 Dr.med.Walther Buehler:《Der Leib als Instrument der Seele in Gesundheit und Krankheit》,Stuttgart 1993

Nr.329 Dr.med. Walther Buehler:《Anthroposophie als Forderung unserer Zeit-eine Einfuehrung auf der Grundlage einer spirituellen Naturanschauung》,Schaffhausen 1990

Nr.372 Drs.Gloeckler,Schuerholz und Martin Walker《Anthroposophische Medizin-ein Weg zum Patienten》,Stuttgart 1993

Nr.378 Dr.med.Volker Fintelmann,《Krebssprechstunde-Ratgeber zum Umgang mit einer Zeitkrankheit》,Stuttgart 1994

Nr.354 Markus Treichler (Hrsg.)《Der krebskranke Mensch》,Stuttgart 1993

國家圖書館出版品預行編目資料

命中註定的疾病 : 我的病和我有什麼關係? / 奧托.沃爾夫
(Otto Wolff)作 ; 王新艷翻譯. -- 初版. -- 臺中市 : 人智, 2014.04
　　面 ;　公分
譯自 :SOZIALE HYGIENE
ISBN 978-986-87522-6-9(平裝)

1.病因學

415.131　　　　　　　　　　　　　　103007192

命中註定的疾病

作　　者　　Dr. Otto Wolff
中文翻譯　　王新艷
審　　訂　　許姿妙 醫師
美術設計　　上承文化有限公司

出　　版　　人智出版社有限公司
　　　　　　地址：台中市南屯區大容東街4號3樓
　　　　　　電話：(04)23109809
　　　　　　傳真：(04)23288156
　　　　　　e-mail：humanwisdompress@yahoo.com.tw
　　　　　　劃撥帳號／ 22727115
　　　　　　戶名／人智出版社有限公司

版　　次　　2015年11月　初版二刷
定　　價　　150元
國際書號　　ISBN：978-986-87522-6-9　（平裝）

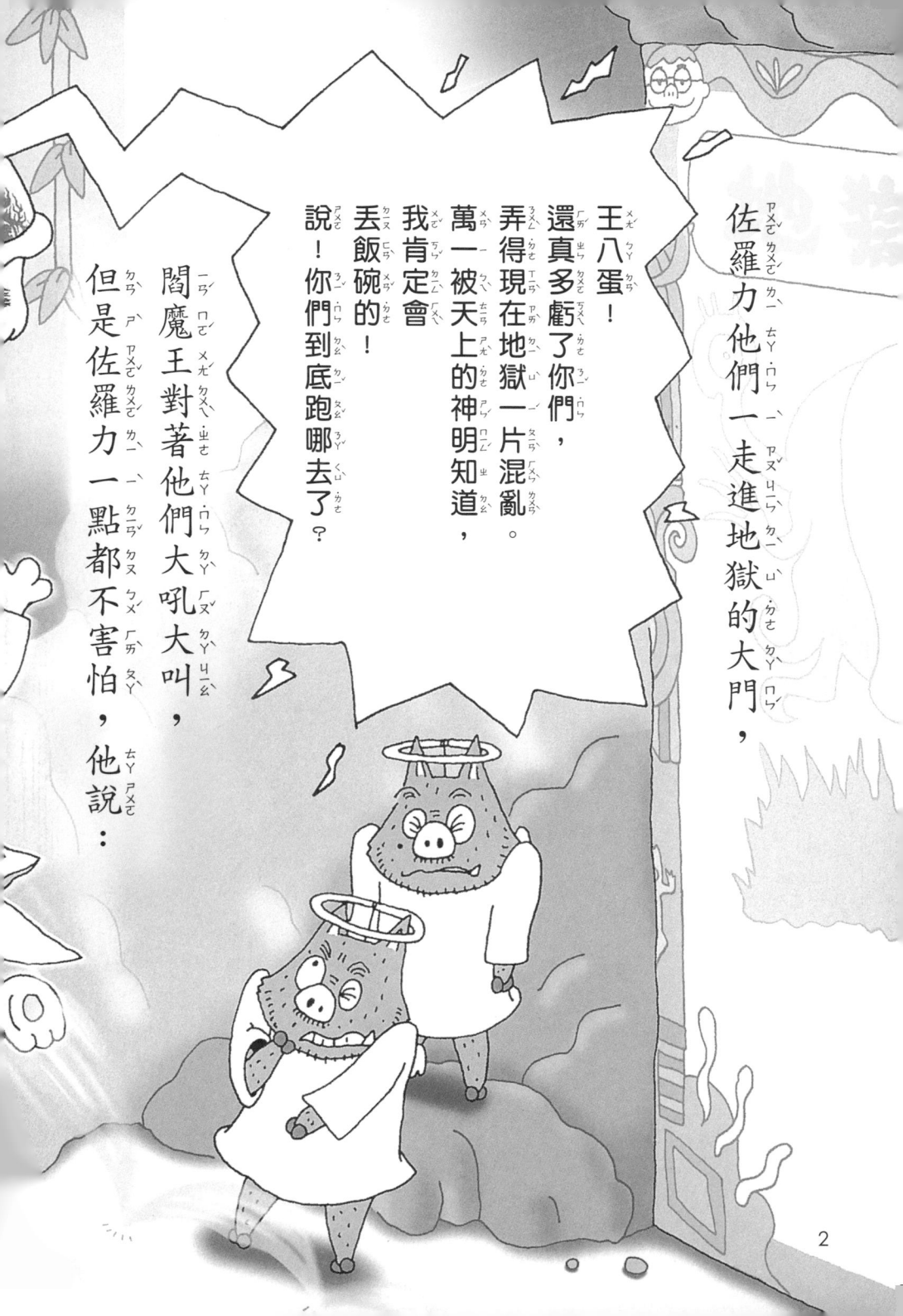

佐羅力他們一走進地獄的大門，

說！你們到底跑哪去了？

我肯定會丟飯碗的！

萬一被天上的神明知道，

弄得現在地獄一片混亂。

還真多虧了你們，

王八蛋！

閻魔王對著他們大吼大叫，

但是佐羅力一點都不害怕，他說：

2

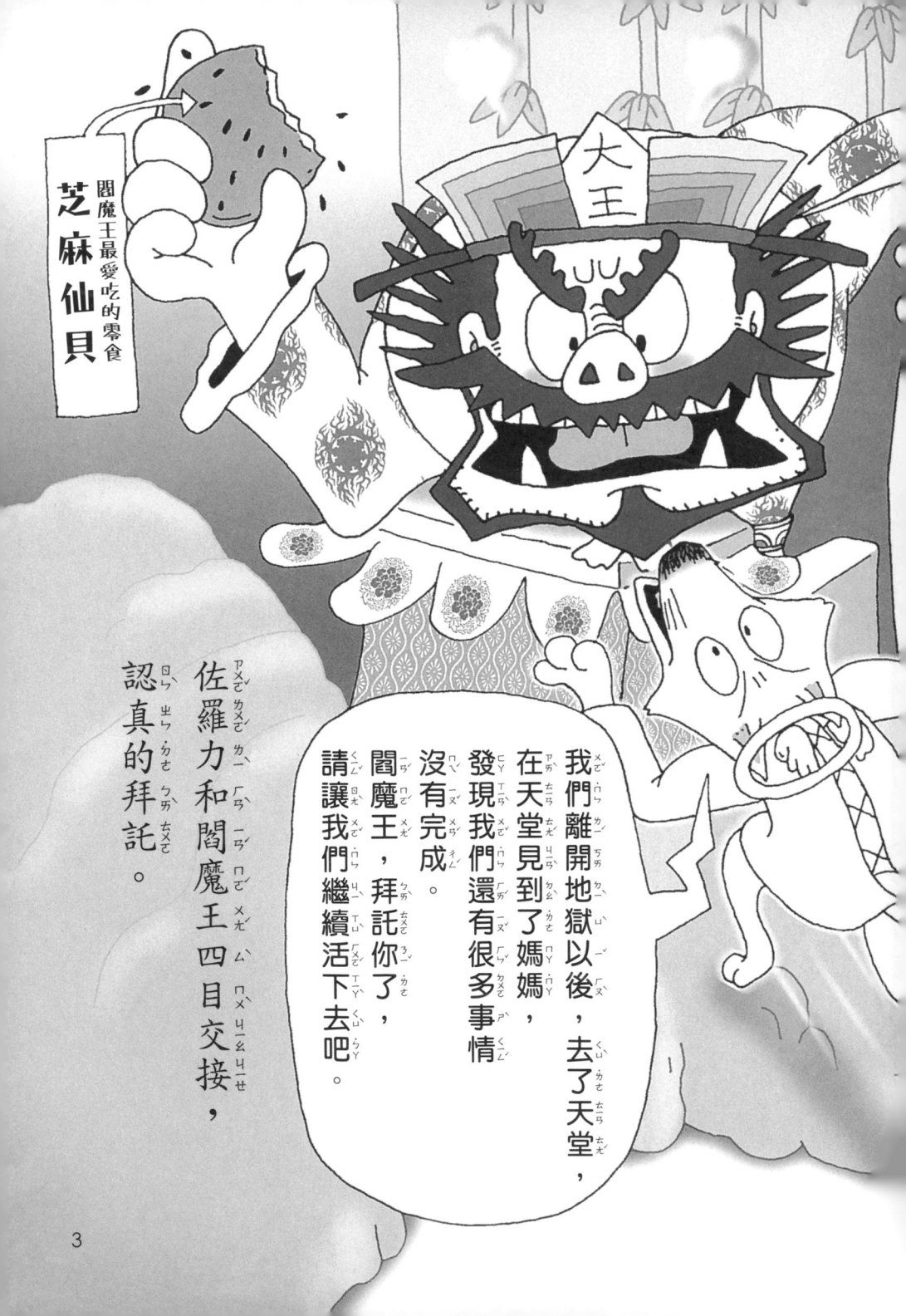

閻魔王最愛吃的零食
芝麻仙貝

佐羅力和閻魔王四目交接，認真的拜託。

我們離開地獄以後，去了天堂，在天堂見到了媽媽，發現我們還有很多事情沒有完成。

閻魔王，拜託你了，請讓我們繼續活下去吧。

3

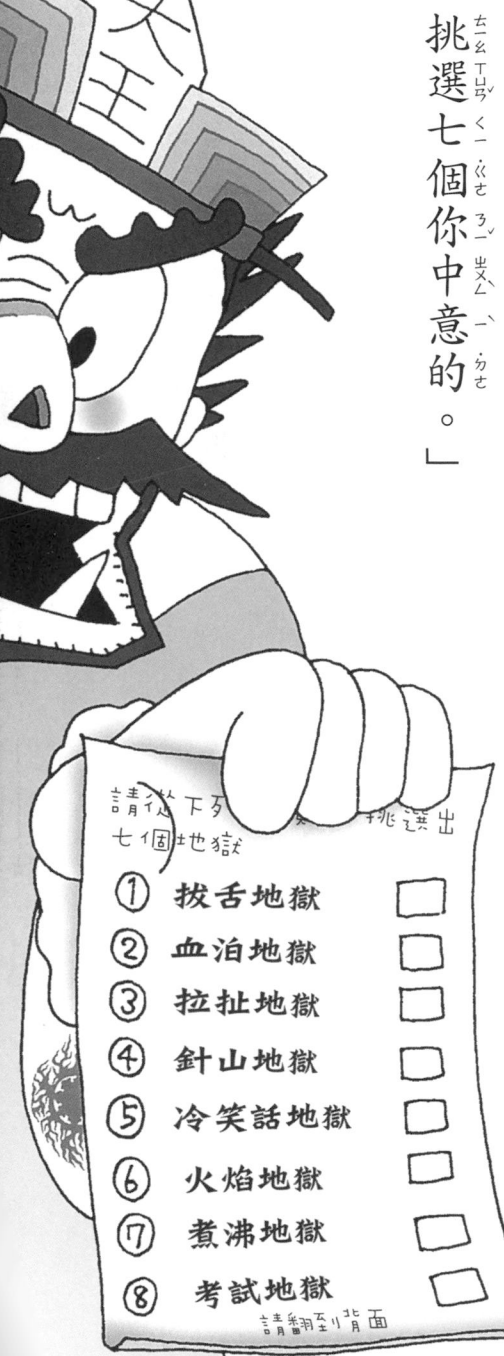

「哇哈哈哈，既然閻魔帳上有你的名字，你就必須接受七大地獄的考驗，誰都不能例外。這是地獄的規定。來吧，趕快從這些地獄中，挑選七個你中意的。」

請從下列……挑選出
七個地獄

① 拔舌地獄
② 血泊地獄
③ 拉扯地獄
④ 針山地獄
⑤ 冷笑話地獄
⑥ 火焰地獄
⑦ 煮沸地獄
⑧ 考試地獄

請翻到背面

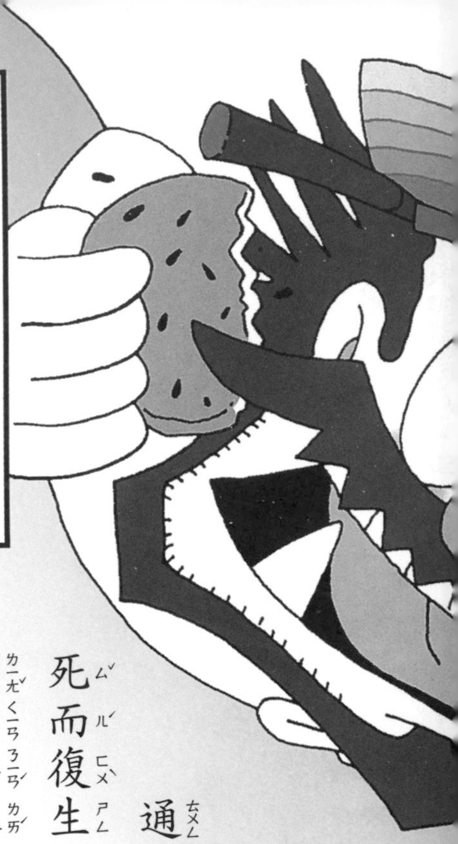

☆ 唯一通過地獄考驗，回到人間繼續生活的人

熊貓哲郎

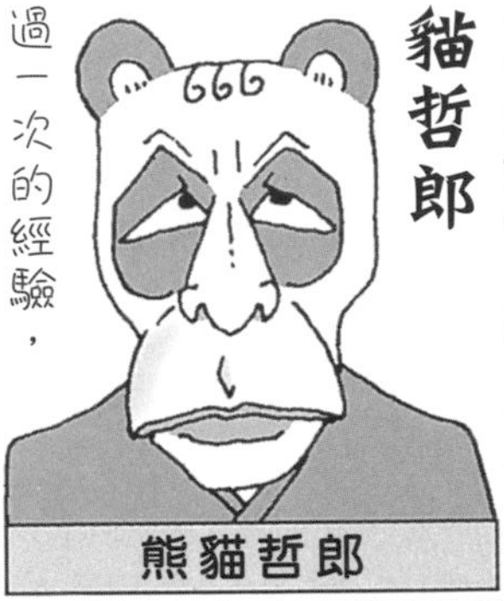

如今，他靈活運用曾經死過一次的經驗，和大家分享「死後的世界」。還曾經在電視劇《預兆75》中擔任主角。

熊貓哲郎

「當然，也曾經有人通過七個地獄的考驗，死而復生。

兩千年來，只有一個人過關，他的名字叫熊貓哲郎。

雖然機會渺茫，但並不是完全沒機會，佐羅力，你就好好加油吧，

哇哈哈哈哈。」

閻魔王放聲大笑。

「我說閻魔王大人，

你整天把規定、規定掛在嘴上，但你別忘了，

我們兩個是因為你的失誤，被帶來地獄的。」

伊豬豬忍不住向閻魔王抱怨。

喔，你這麼說也沒錯，這確實是我的疏失。

那這樣吧，只要你們三個能夠齊心協力，通過七個地獄的考驗，我就讓你們繼續活下去。

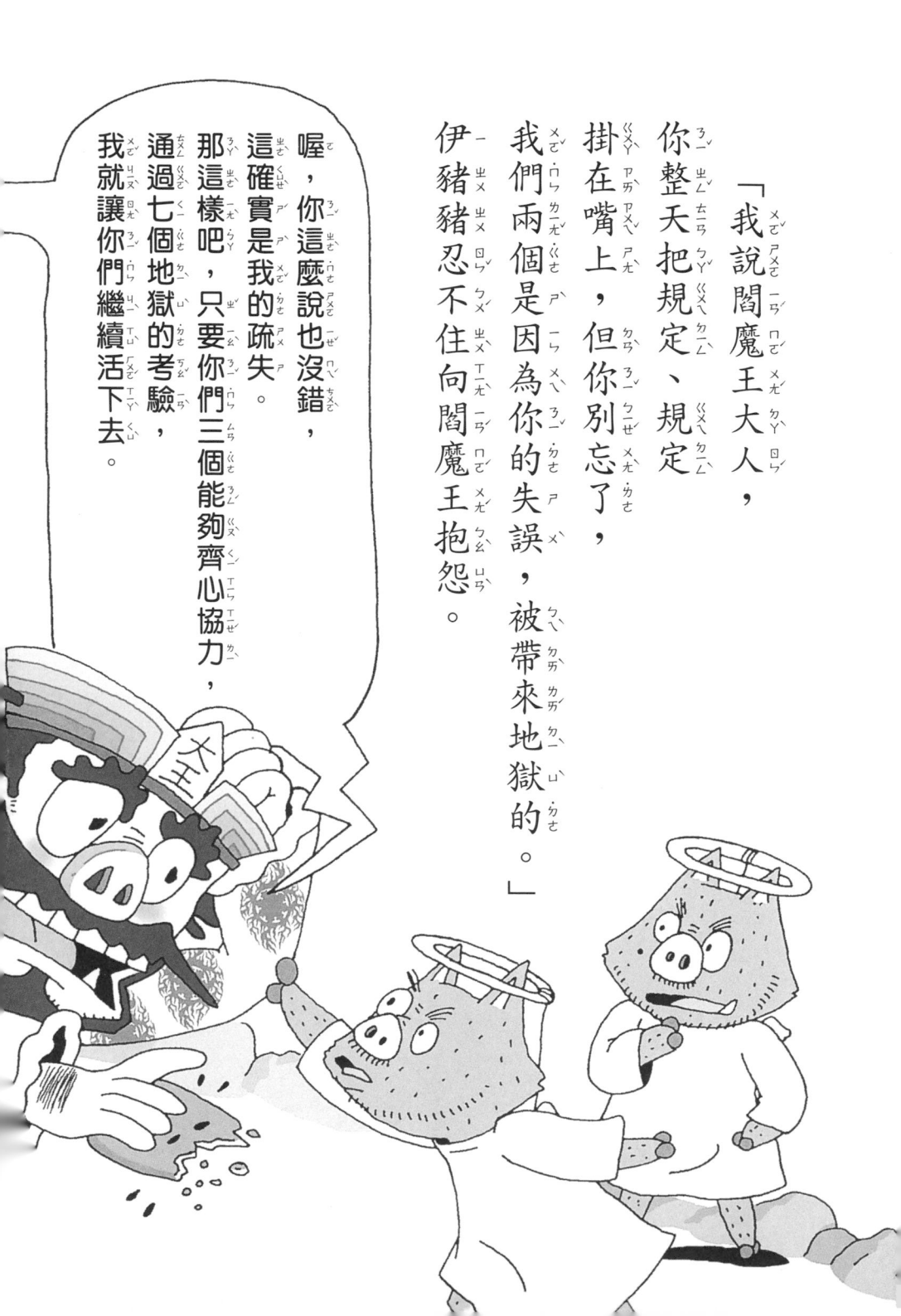

但是，只要有一個人叫苦叫累，或是中途放棄，那你們就得一起留在地獄，這樣總可以了吧？

閻魔王提出了這個建議。

「好，沒問題。

只要我們三個齊心協力，

一定能克服所有難關，繼續活下去。」

佐羅力他們從各式各樣的地獄中，

挑選了七個。

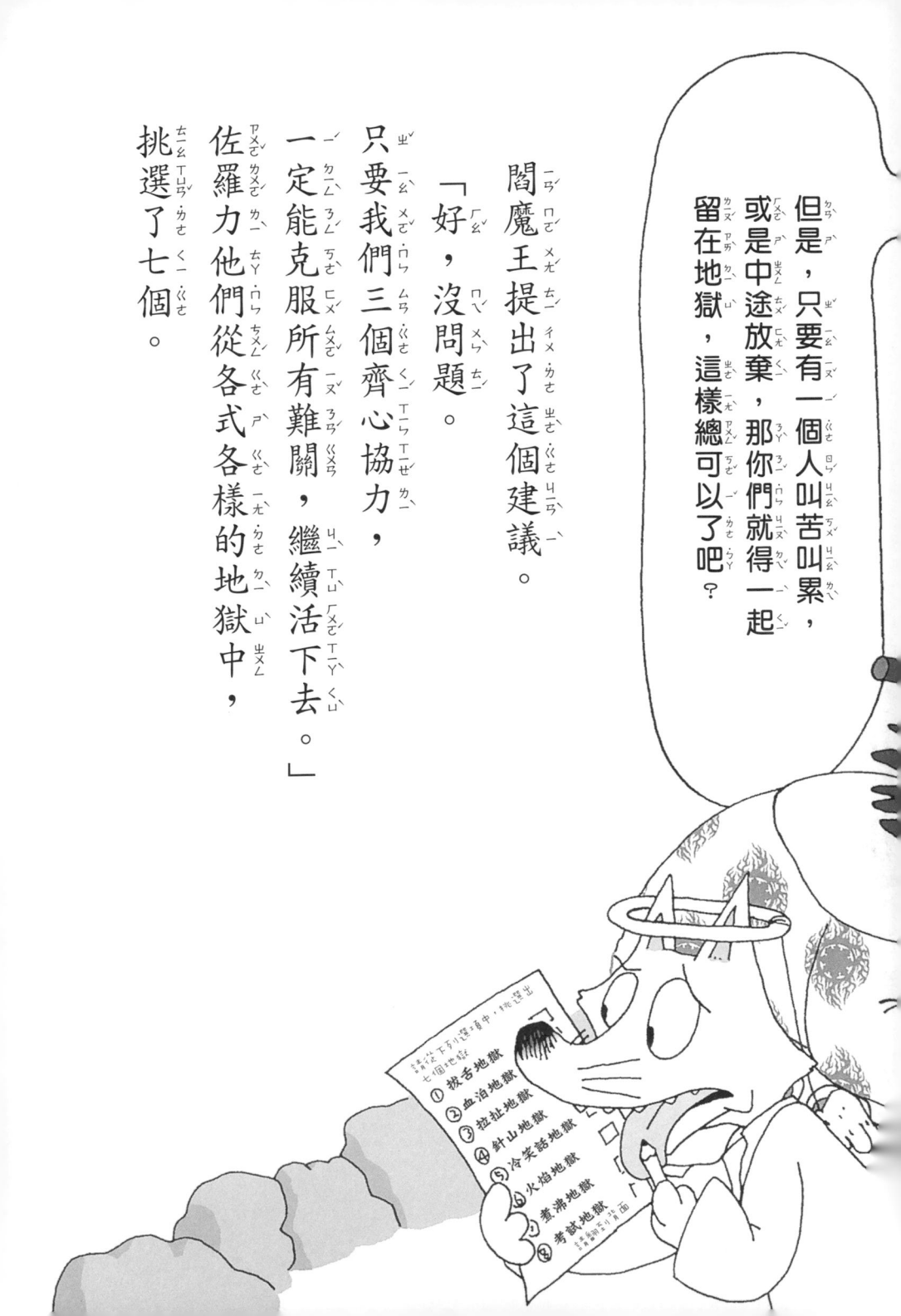

• 佐羅力他們選好以後，
除了選到的地獄名字
留在紙上，其他的字都消失了。
這樣就不會搞錯了。

佐羅力所挑選
的七個地獄

① **拔舌地獄**

② **拉扯地獄**

③ **血泊地獄**

④ **針山地獄**

⑤ **冷笑話地獄**

⑥ **火焰地獄**

⑦ **螞蟻地獄**

我們考慮過後，決定要挑戰這七個地獄。

注意

請按照這個順序接受考驗。
過程中只要有人說一句「好痛」、
「好難過」、「救命」之類沒出息的話，
就要從①的地獄重新開始。

「你們真是不知死活，竟然敢第一個就挑戰我的拔舌地獄，簡直沒把我放在眼裡！

我馬上去拿一把最厲害的拔舌鉗子過來，你們去那裡等我。」

閻魔王說完，就走到岩石後方，不見蹤影了……

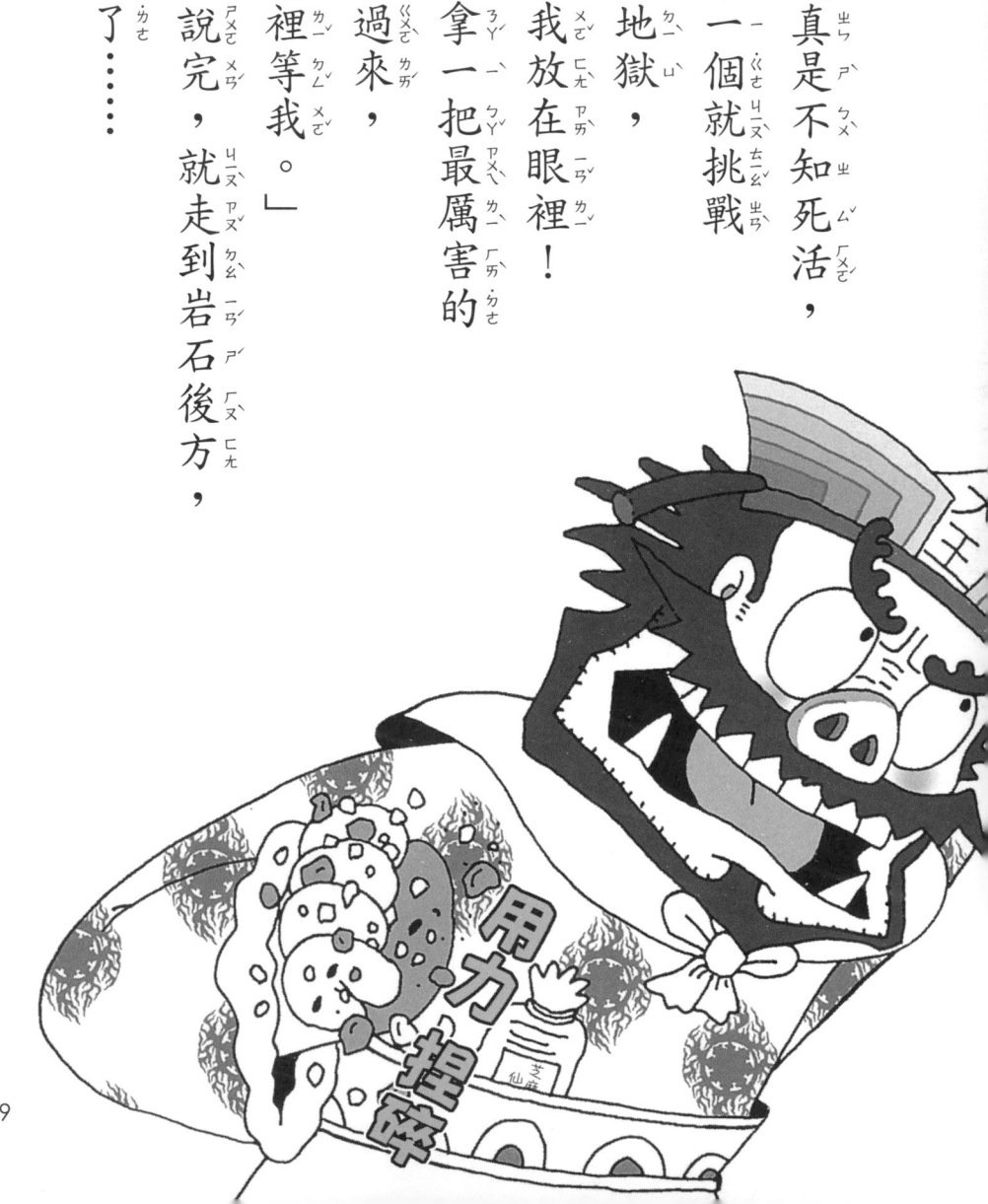

用力捏碎

仙蔴芝

9

不一會兒，閻魔王手上拿了一個大鉗子走回來。

佐羅力他們換回了原本的衣服，等在那裡。

「我們決定用平時的樣子迎戰地獄的考驗。

因為這樣比較容易激發我們的鬥志。」

佐羅力擺出他怪傑佐羅力的帥氣姿勢說。

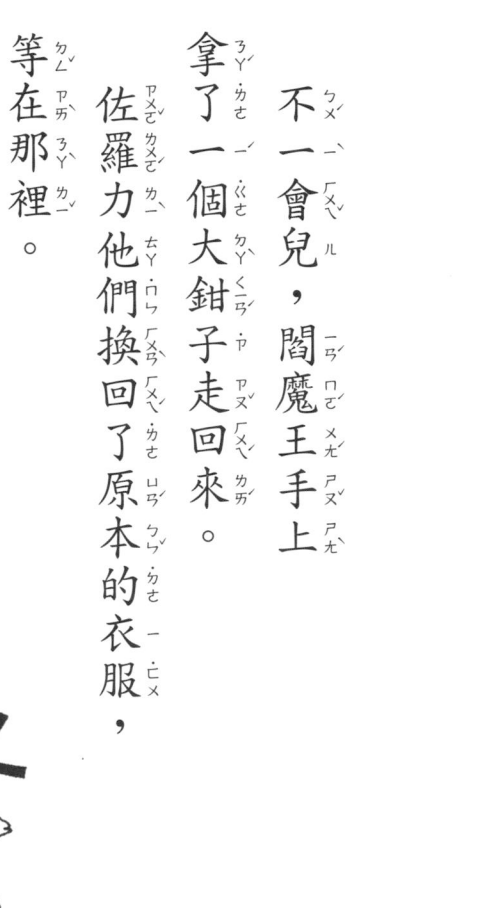

「穿什麼衣服一點都不重要，

我的拔舌地獄

一定會讓你們

哭著喊媽媽。

佐羅力，廢話少說，

趕快把你的舌頭

伸出來吧。」

閻魔王對佐羅力張開大鉗子，

佐羅力不慌不忙的，

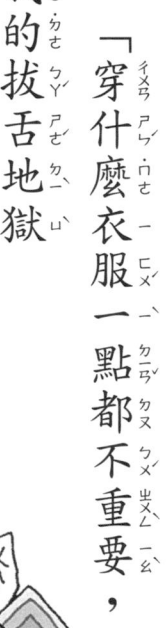

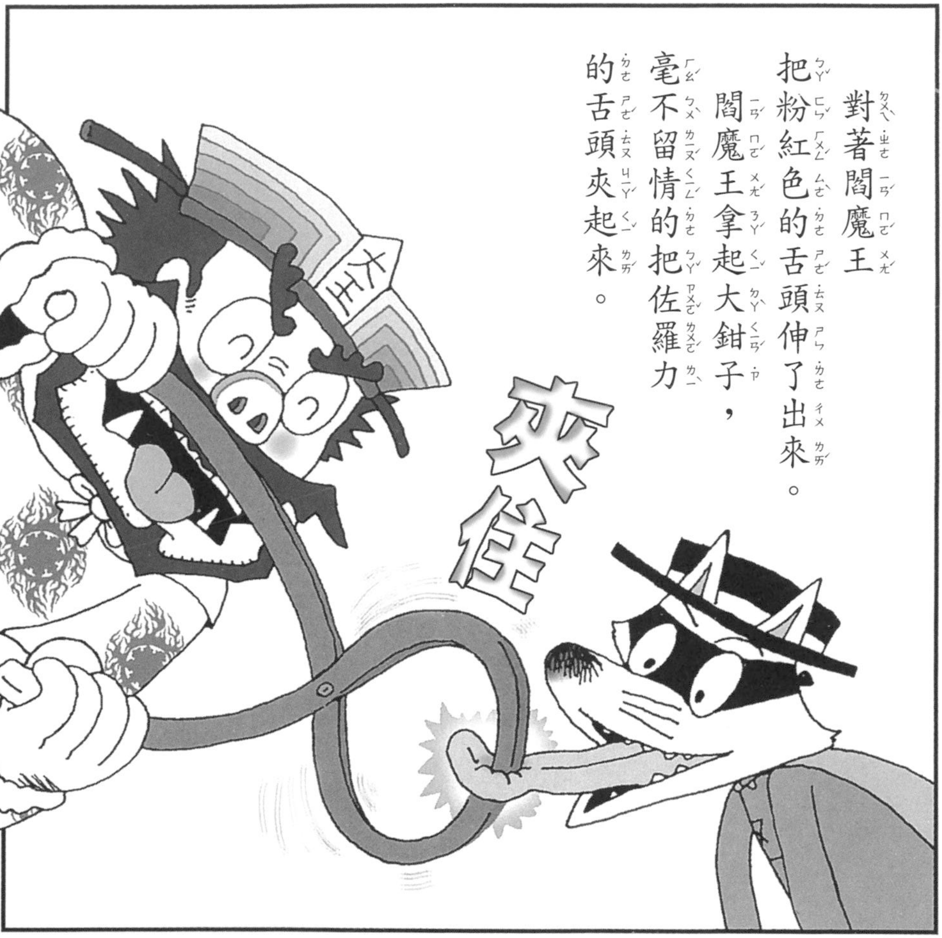

對著閻魔王
把粉紅色的舌頭伸了出來。
閻魔王拿起大鉗子，
毫不留情的把佐羅力
的舌頭夾起來。

夾住

然後，
用力
往後拉，
往後拉。
結果
怎麼樣了呢？
佐羅力的
舌頭⋯⋯

長

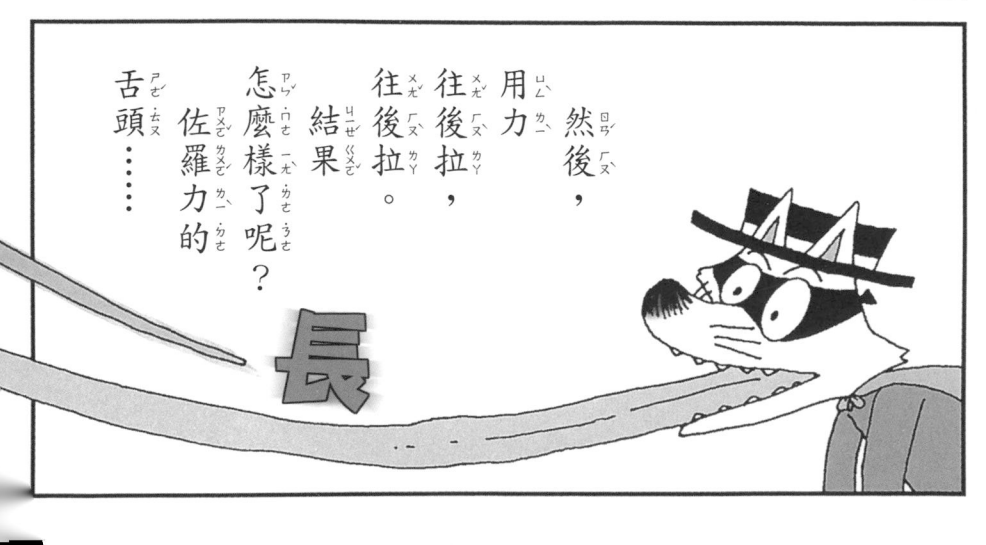

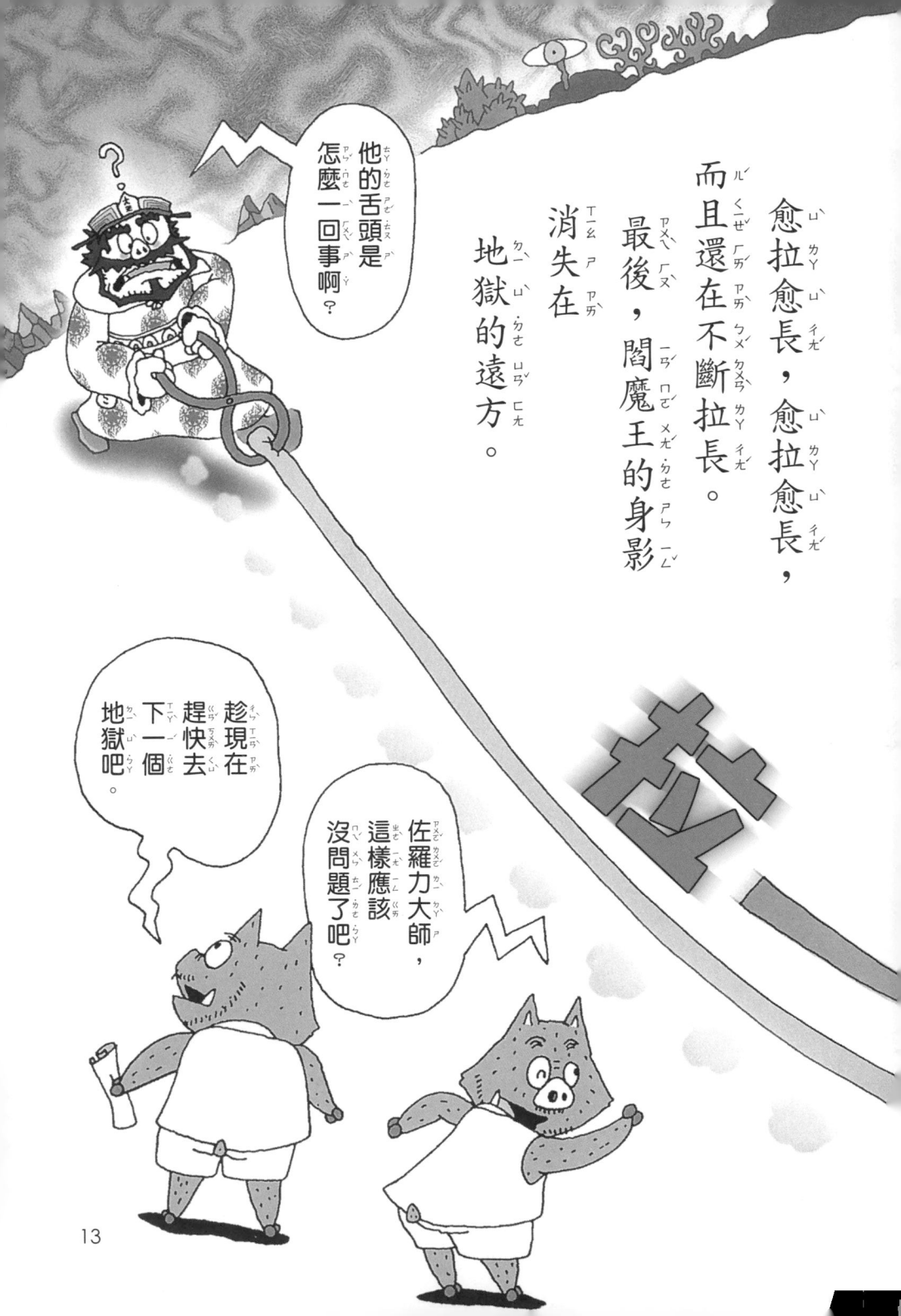

愈拉愈長，愈拉愈長，
而且還在不斷拉長。
最後，閻魔王的身影
消失在
地獄的遠方。

他的舌頭是
怎麼一回事啊？

趁現在
趕快去
下一個
地獄吧。

佐羅力大師，
這樣應該
沒問題了吧？

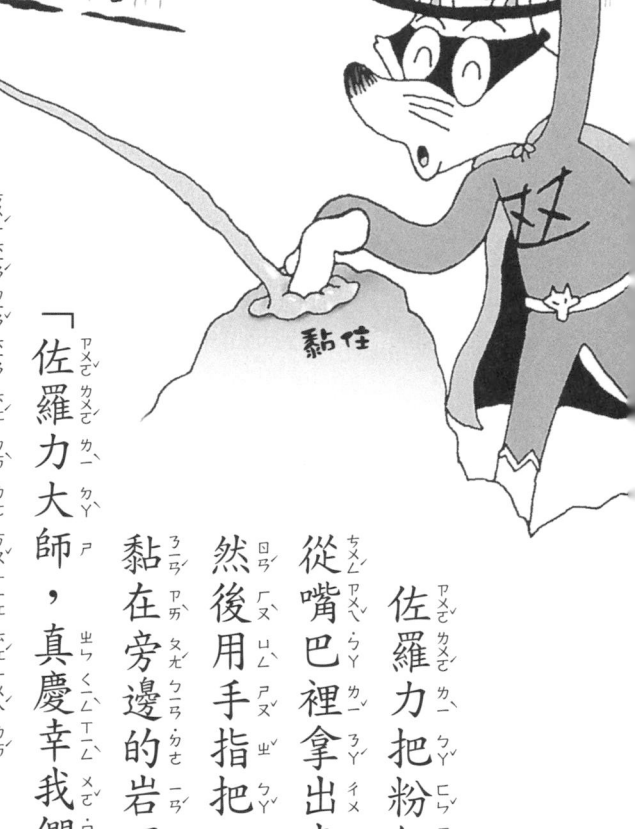

佐羅力把粉紅色的口香糖

從嘴巴裡拿出來，

然後用手指把口香糖

黏在旁邊的岩石上。

黏住

「佐羅力大師，真慶幸我們

從甜點天堂帶了口香糖回來。」

「看起來真的很像舌頭，

順利騙過閻魔王了。」

伊豬豬和魯豬豬開心得不得了。

※ 詳細的內容
請參考
《怪傑佐羅力之
天堂與地獄》
第73頁。

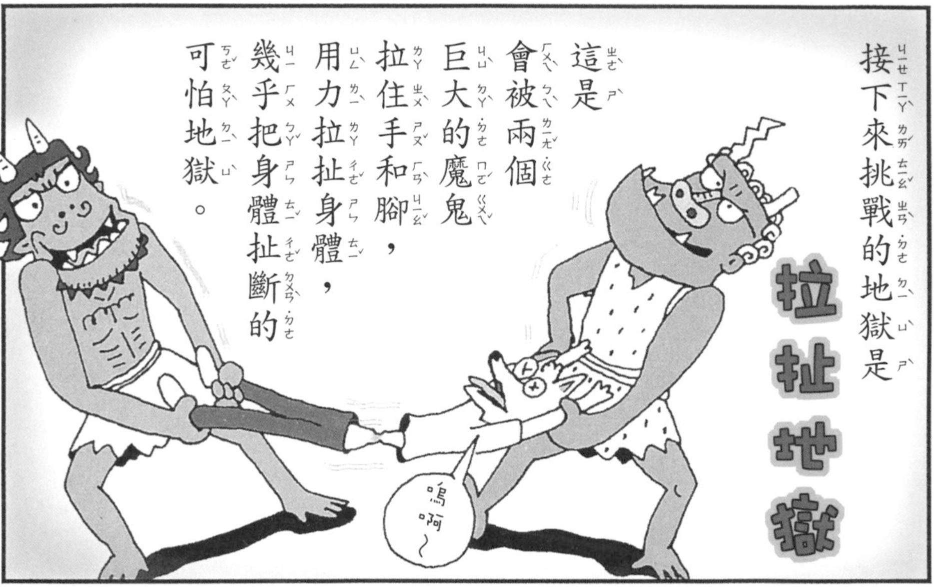

拉扯地獄

這是會被兩個巨大的魔鬼拉住手和腳，用力拉扯身體，幾乎把身體扯斷的可怕地獄。

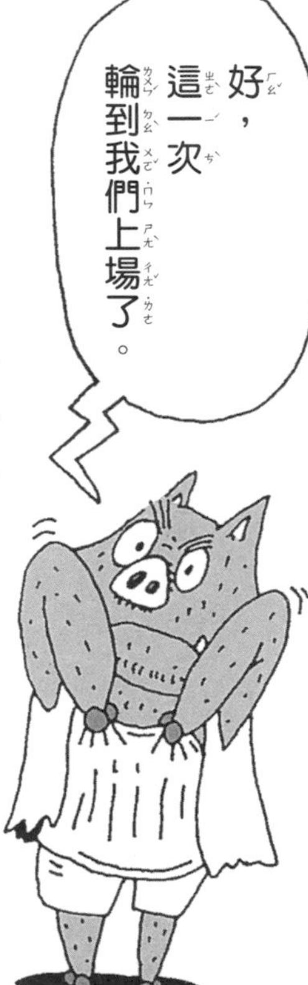

嗚啊～

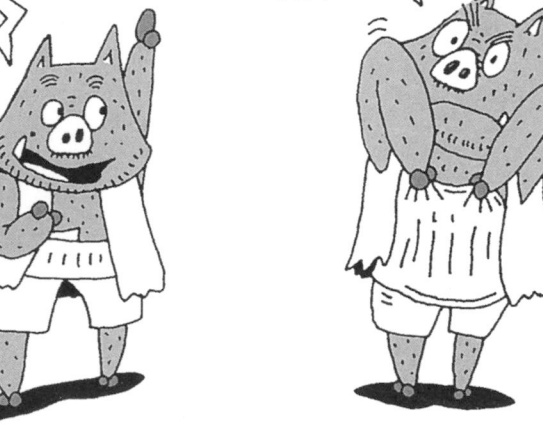

好，這一次輪到我們上場了。

沒問題，伊豬豬哥哥。

伊豬豬用力把腹帶向上一拉，魯豬豬對他點了點頭，兩個人一起衝了出去。

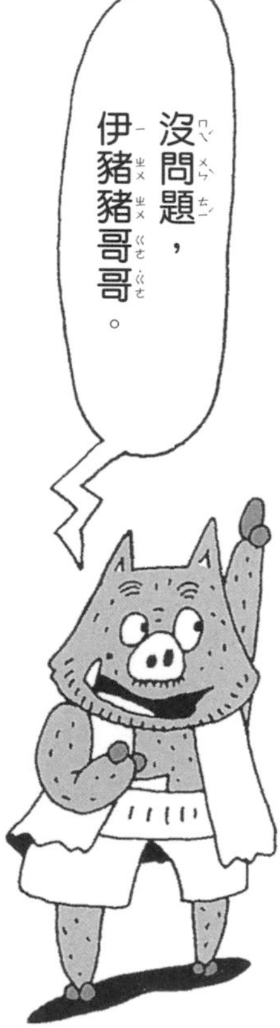

但是……

15

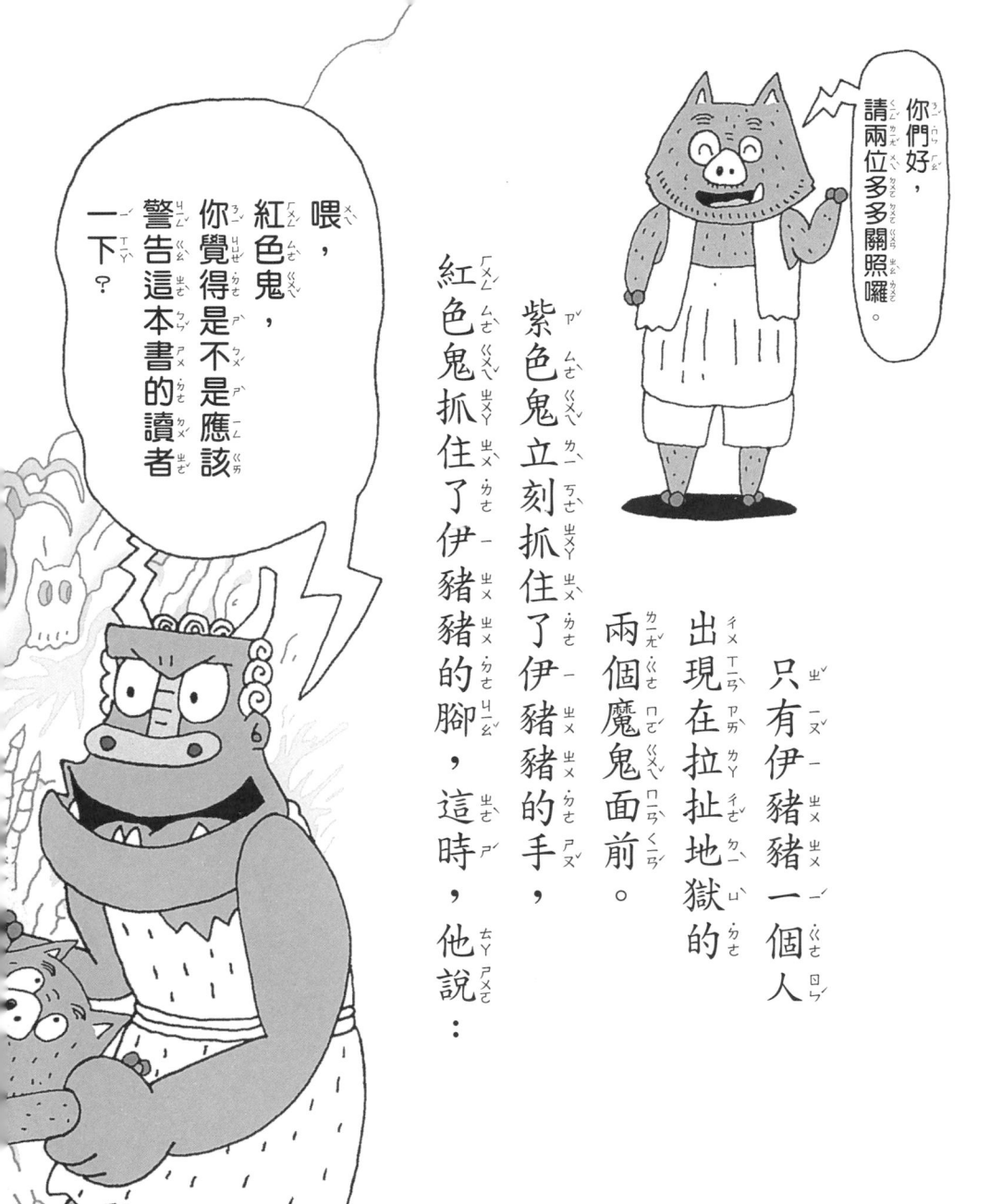

你們好，請兩位多多關照囉。

喂，紅色鬼，你覺得是不是應該警告這本書的讀者一下？

紅色鬼抓住了伊豬豬的手，

紫色鬼立刻抓住了伊豬豬的腳，這時，他說：

只有伊豬豬一個人出現在拉扯地獄的兩個魔鬼面前。

16

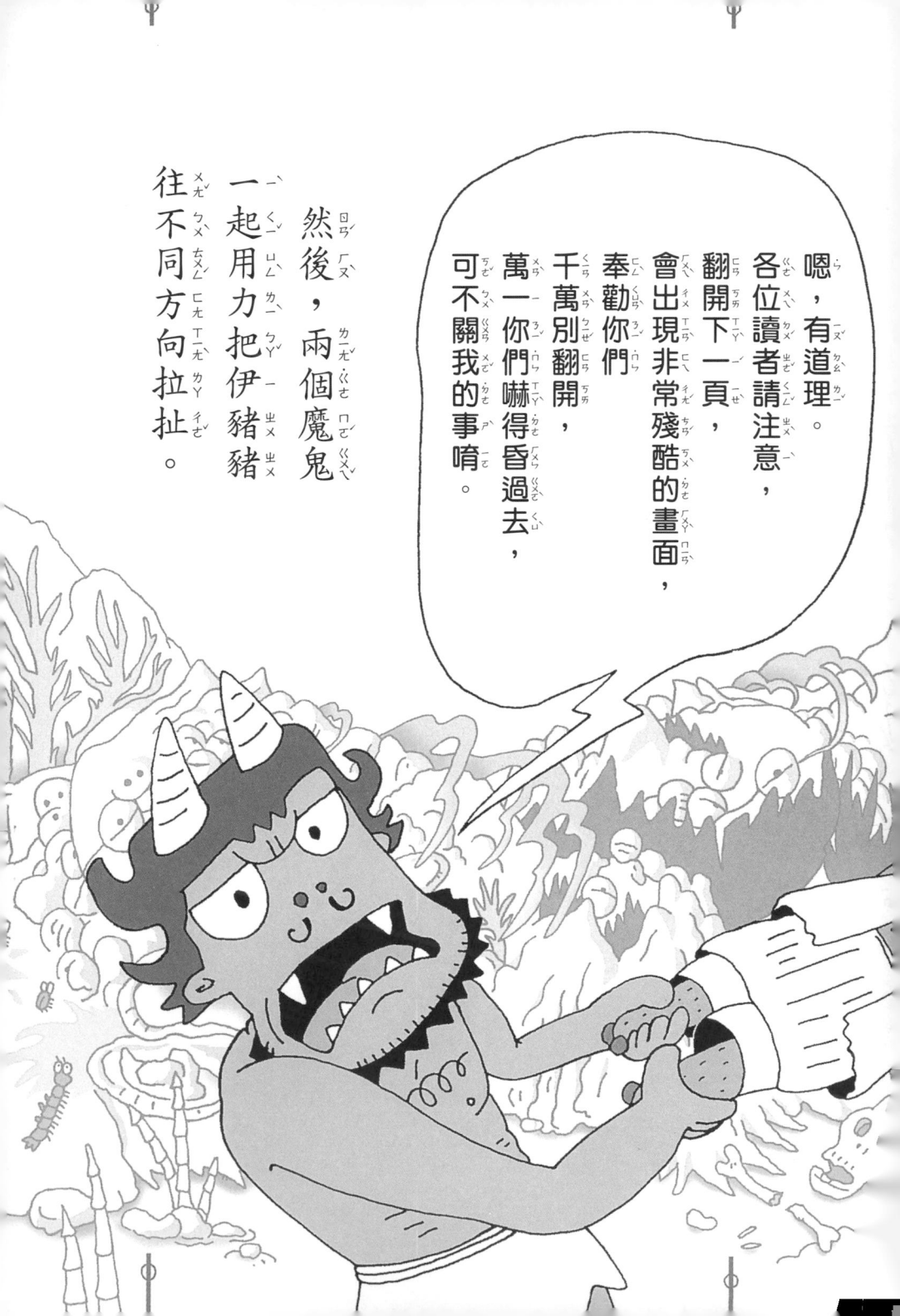

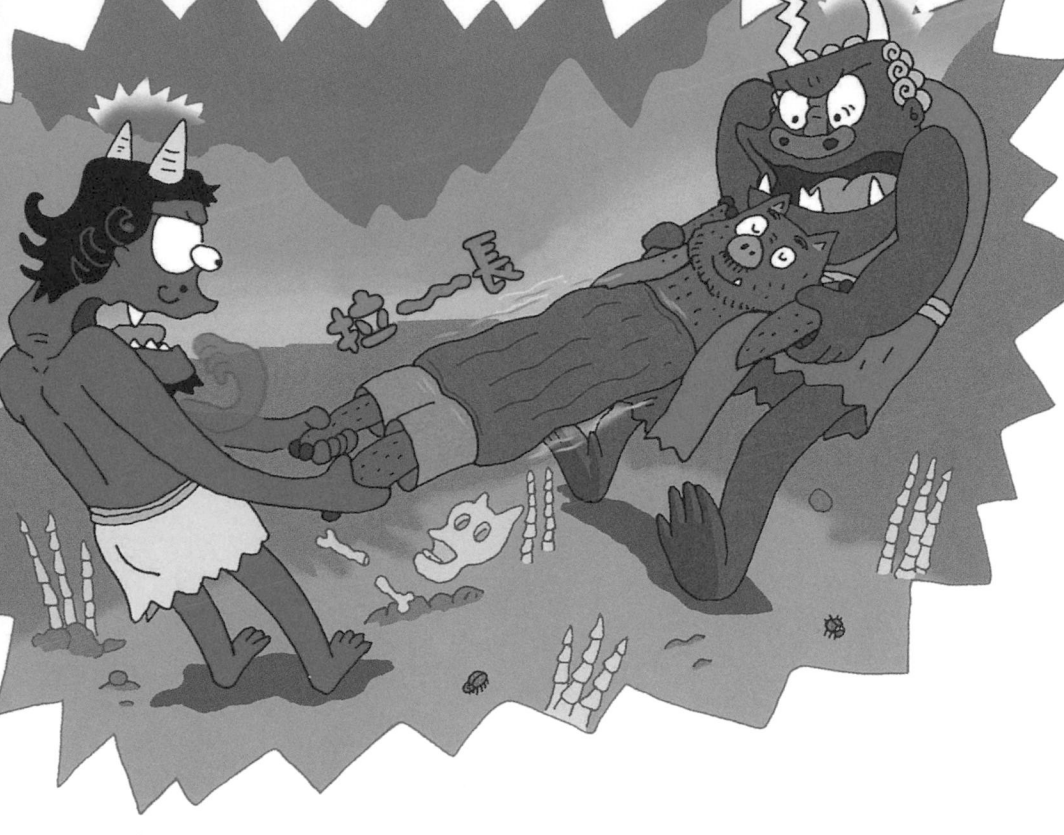

拉一長

結果，發生了什麼事呢？

但還是沒有拉斷。

原來的兩倍長，

伊豬豬的身體被拉成

「嗚哇，太可怕了。」

兩個魔鬼忍不住鬆開手，

伊豬豬的身體

就像蚯蚓一樣，

在地上爬來爬去。

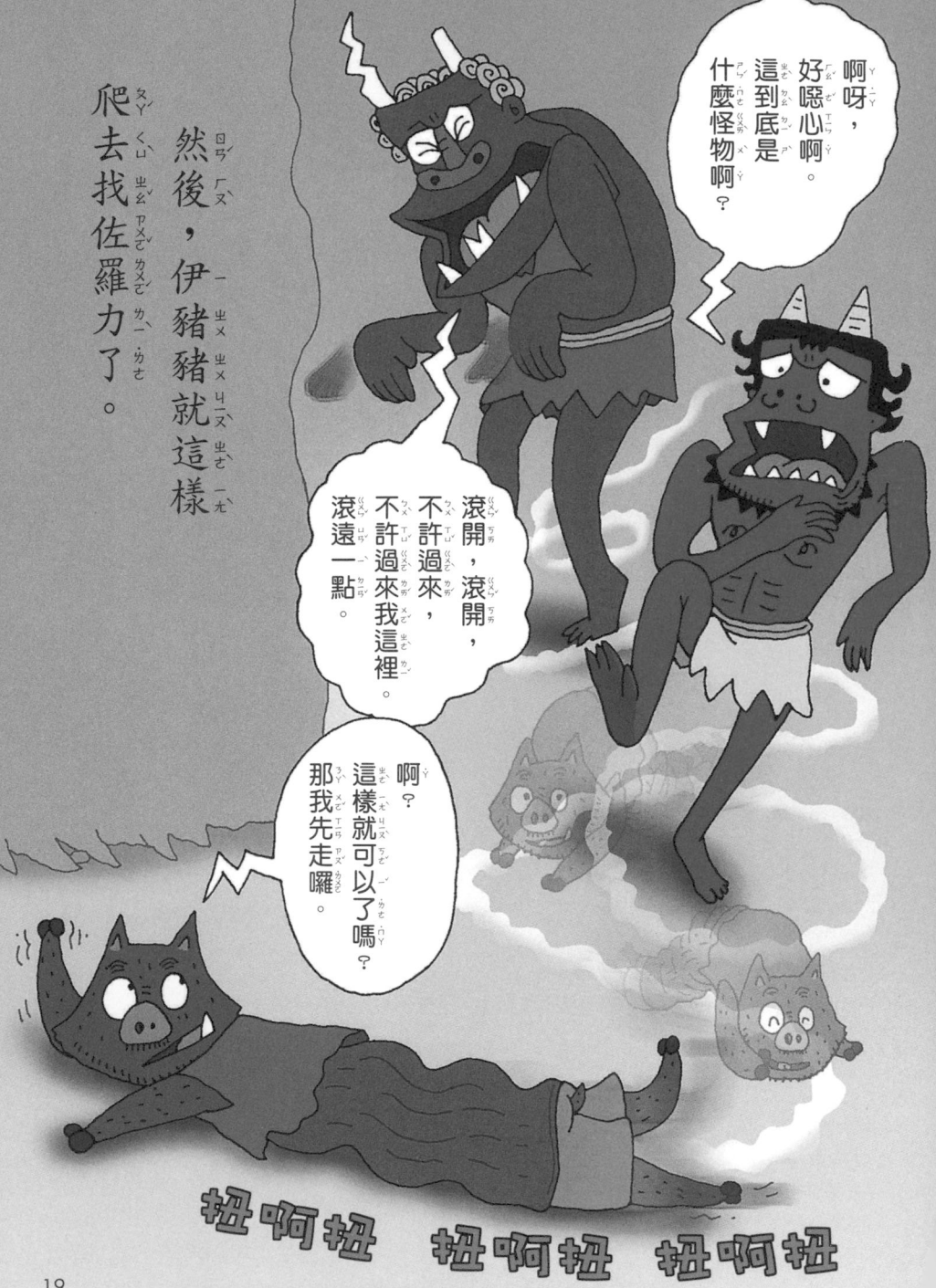

然後，伊豬豬就這樣爬去找佐羅力了。

啊呀，好噁心啊。這到底是什麼怪物啊？

滾開，滾開，不許過來，不許過來我這裡。滾遠一點。

啊？這樣就可以了嗎？那我先走囉。

扭啊扭　扭啊扭　扭啊扭

19

佐羅力看到被拉得不成豬形的伊豬豬，

不禁潸然淚下，

立刻跑到他面前，對他說：

「伊豬豬，你太了不起了。」

接著又生氣的說：

「這種緊要關頭，魯豬豬

到底跑哪去鬼混了？魯豬豬！」

「我在這裡，我在這裡。」

魯豬豬一邊回答，

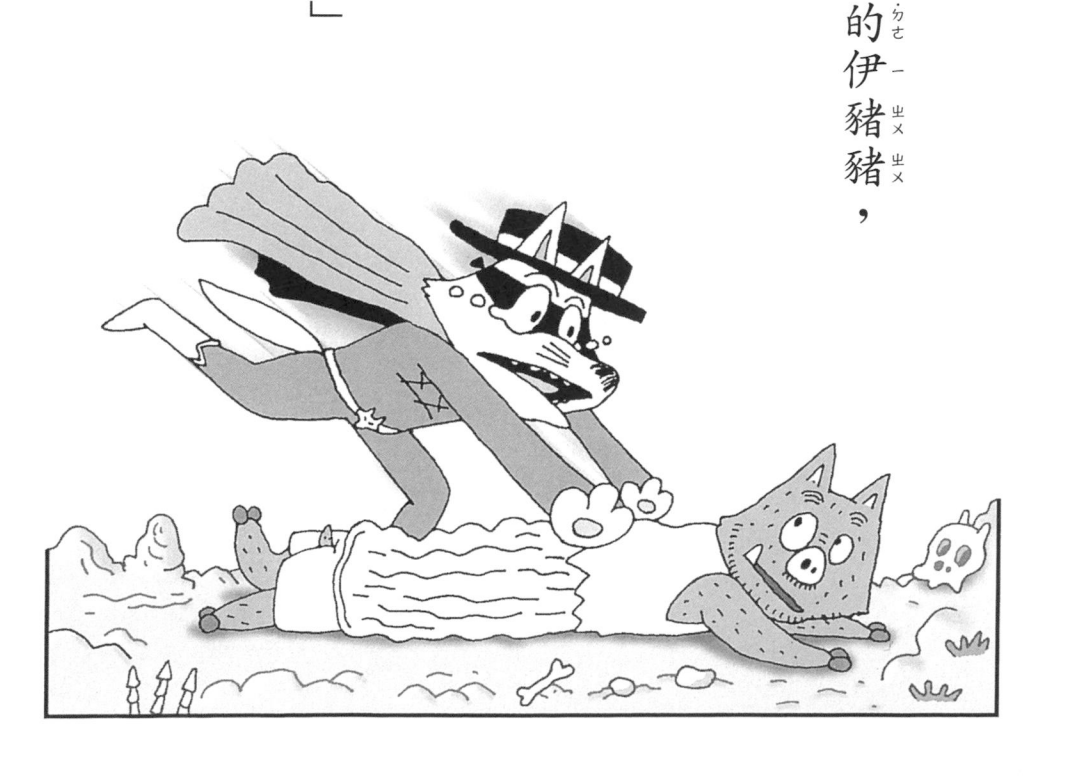

一邊從伊豬豬的身體下面探出頭來。

「原來是這樣，你們兩個人想出了這麼棒的主意。」

被佐羅力稱讚，伊豬豬和魯豬豬高興得不得了。

「現在我們已經成功通過兩個地獄的考驗了！」

說完，他們便朝向下一個血泊地獄前進。

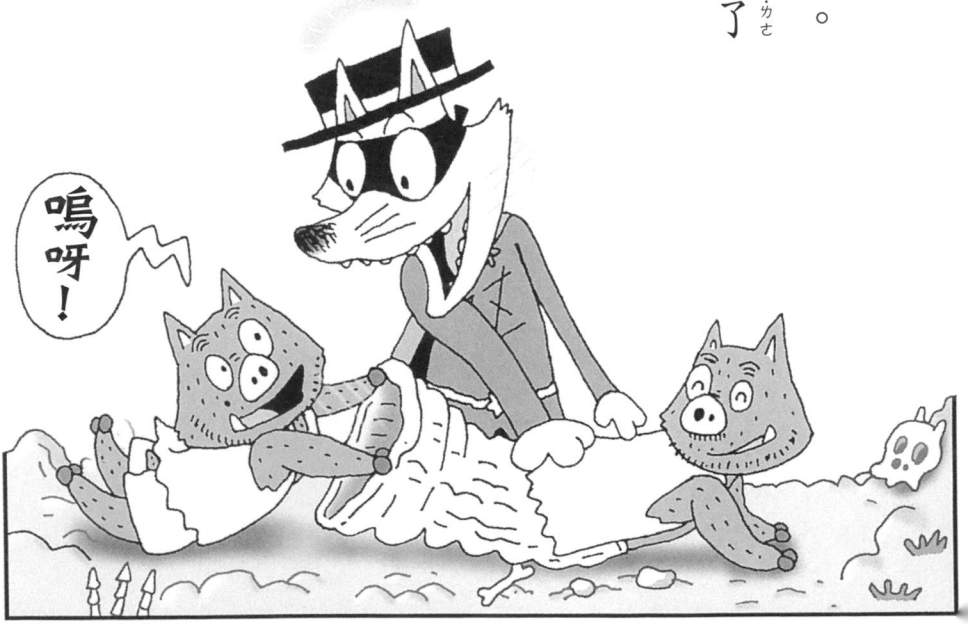

嗚呀！

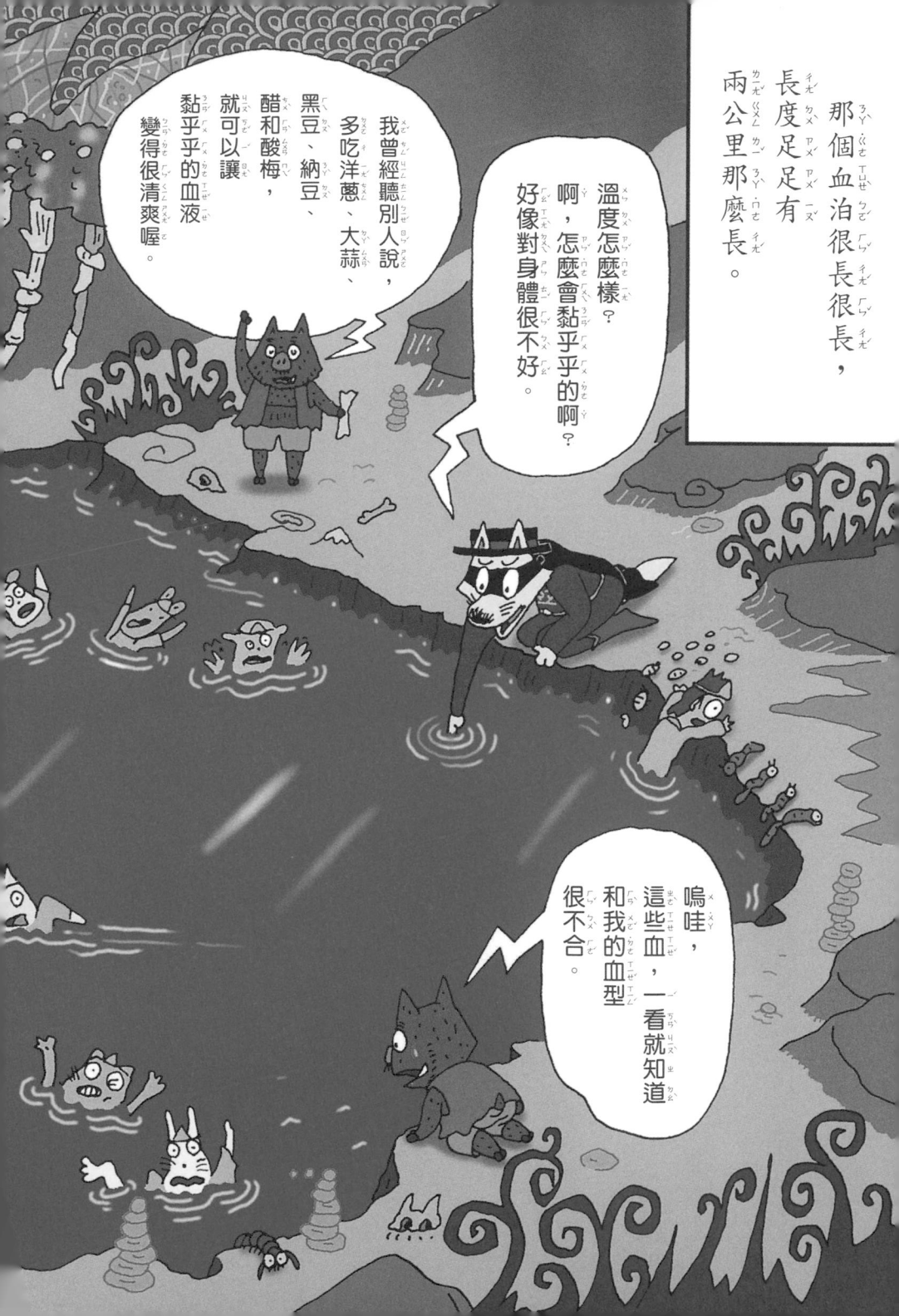

那個血泊很長很長，長度足足有兩公里那麼長。

我曾經聽別人說，多吃洋蔥、大蒜、黑豆、納豆、醋和酸梅，就可以讓黏乎乎的血液變得很清爽喔。

溫度怎麼樣？啊，怎麼會黏乎乎的啊？好像對身體很不好。

嗚哇，這些血，一看就知道和我的血型很不合。

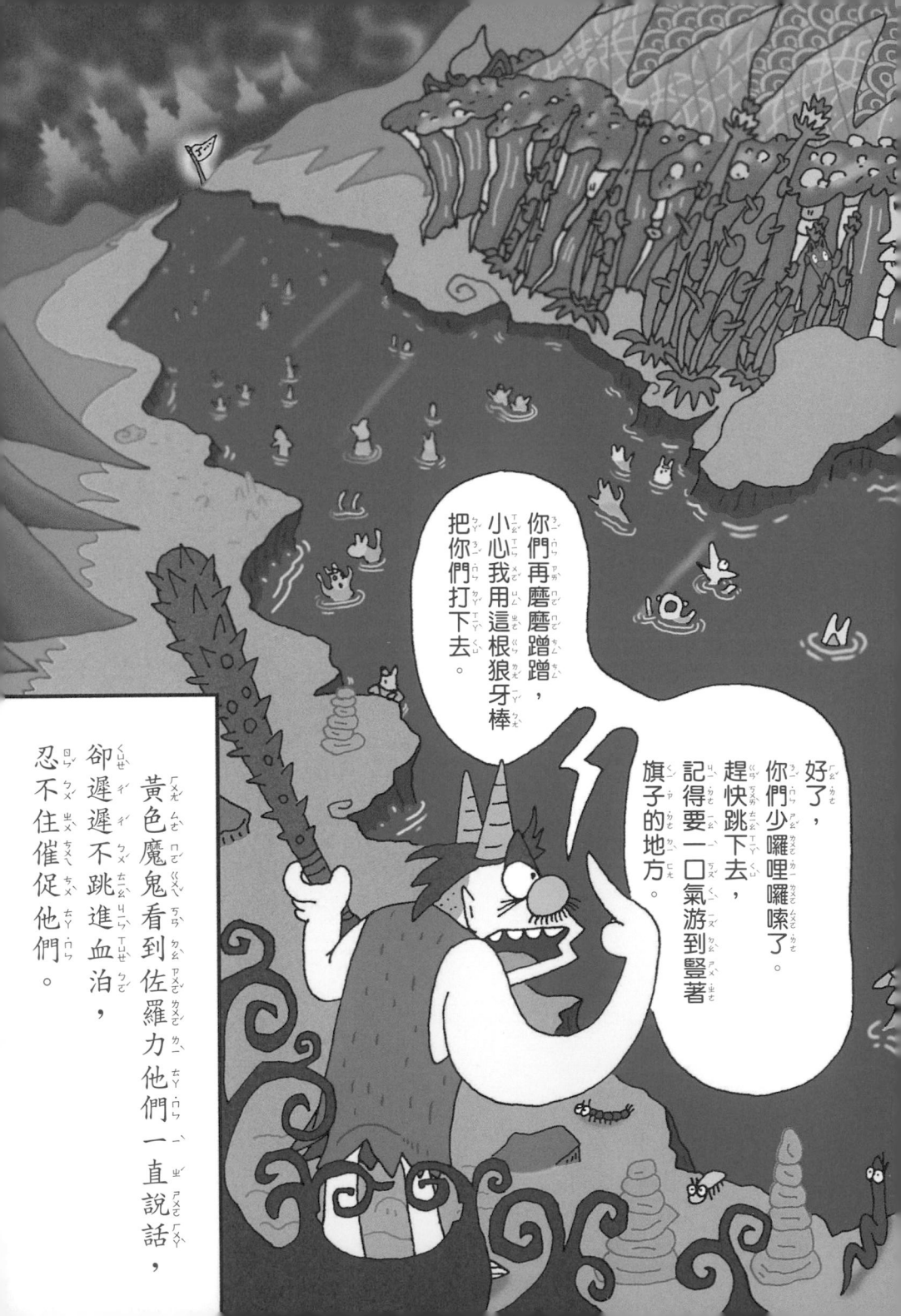

你們再磨磨蹭蹭，小心我用這根狼牙棒把你們打下去。

好了，你們少囉哩囉嗦了。趕快跳下去，記得要一口氣游到豎著旗子的地方。

黃色魔鬼看到佐羅力他們一直說話，卻遲遲不跳進血泊，忍不住催促他們。

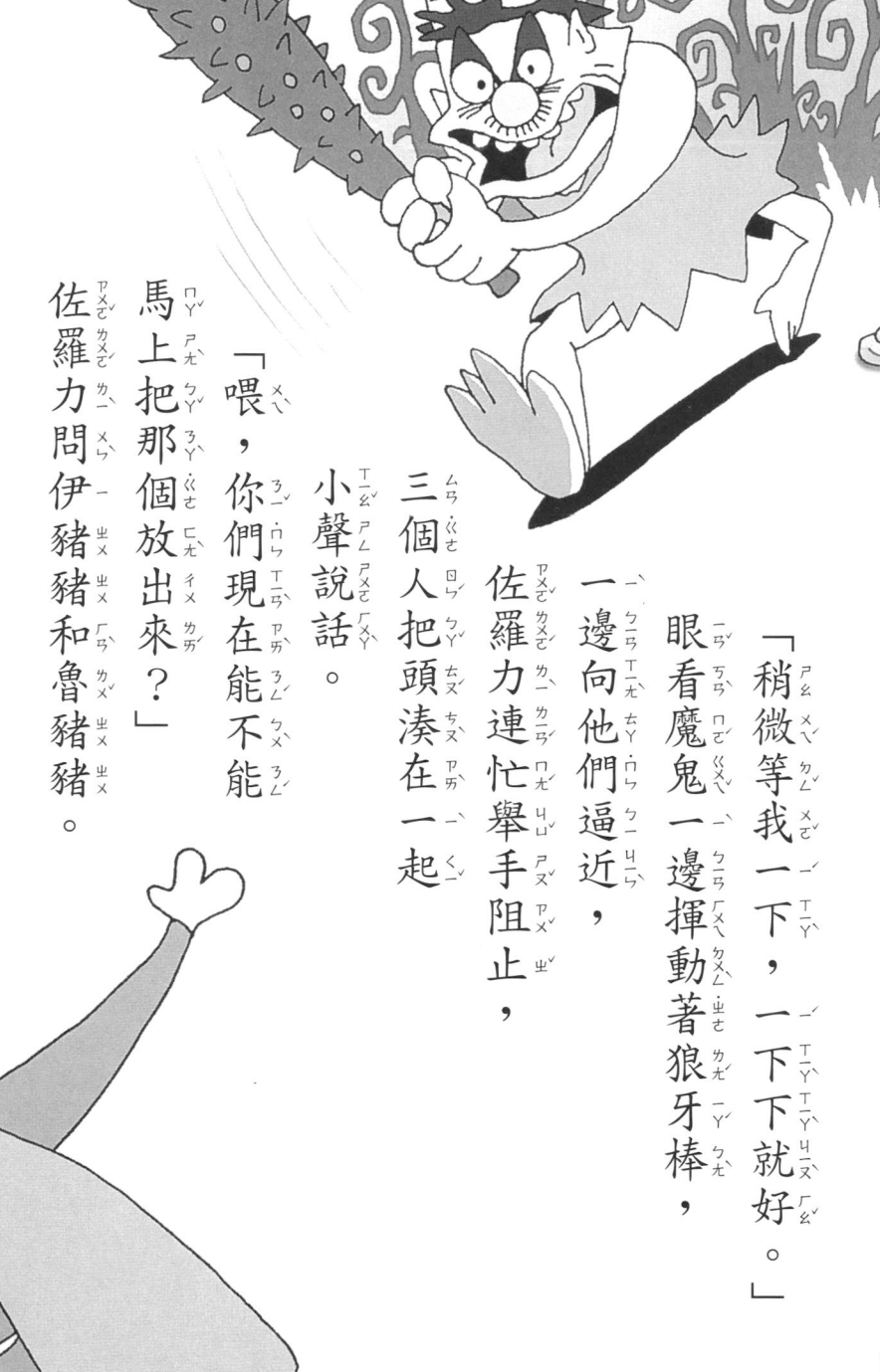

「稍微等我一下，一下下就好。」

眼看魔鬼一邊揮動著狼牙棒，一邊向他們逼近，

佐羅力連忙舉手阻止，

三個人把頭湊在一起

小聲說話。

「喂，你們現在能不能

馬上把那個放出來？」

佐羅力問伊豬豬和魯豬豬。

24

「可以啊，沒問題。」

「隨時都可以。」

三個人用力點了點頭後，

佐羅力對魔鬼說：

「好，我們現在就進去。」

三個人抱在一起，

伊豬豬和魯豬豬圍著佐羅力，

跳進了血泊地獄，

就在他們跳入血泊的同時，

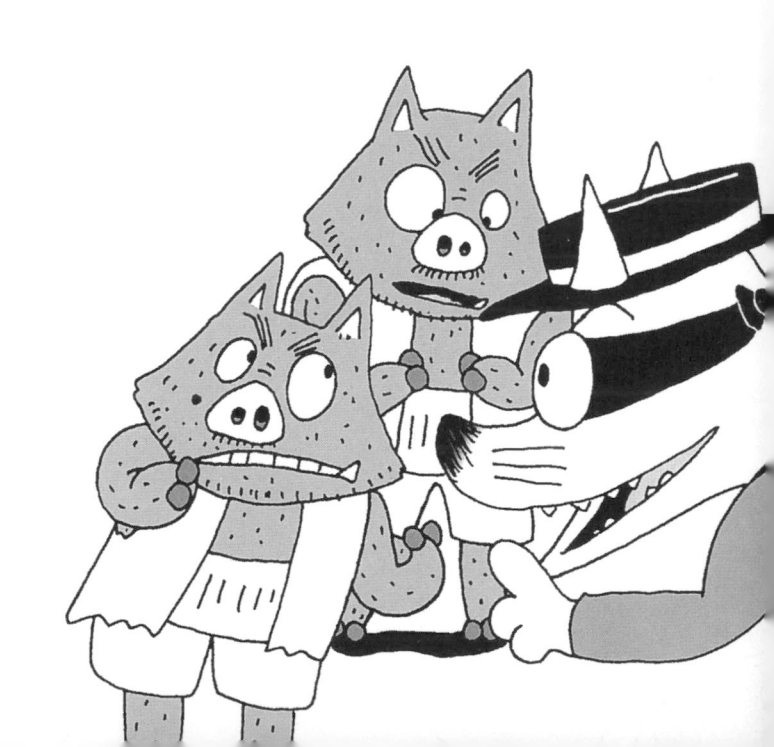

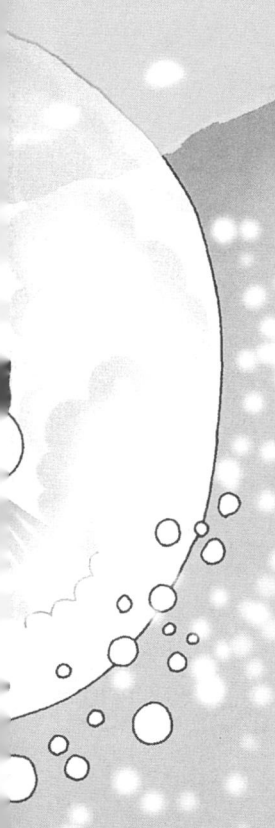

噗嗚——、噗嗚——

伊豬豬和魯豬豬在佐羅力的兩側，

各自用力放了一個

威力無比的屁。

然後，這個威力無比的屁

形成一個很大的屁泡泡，

把三個人包了起來。

26

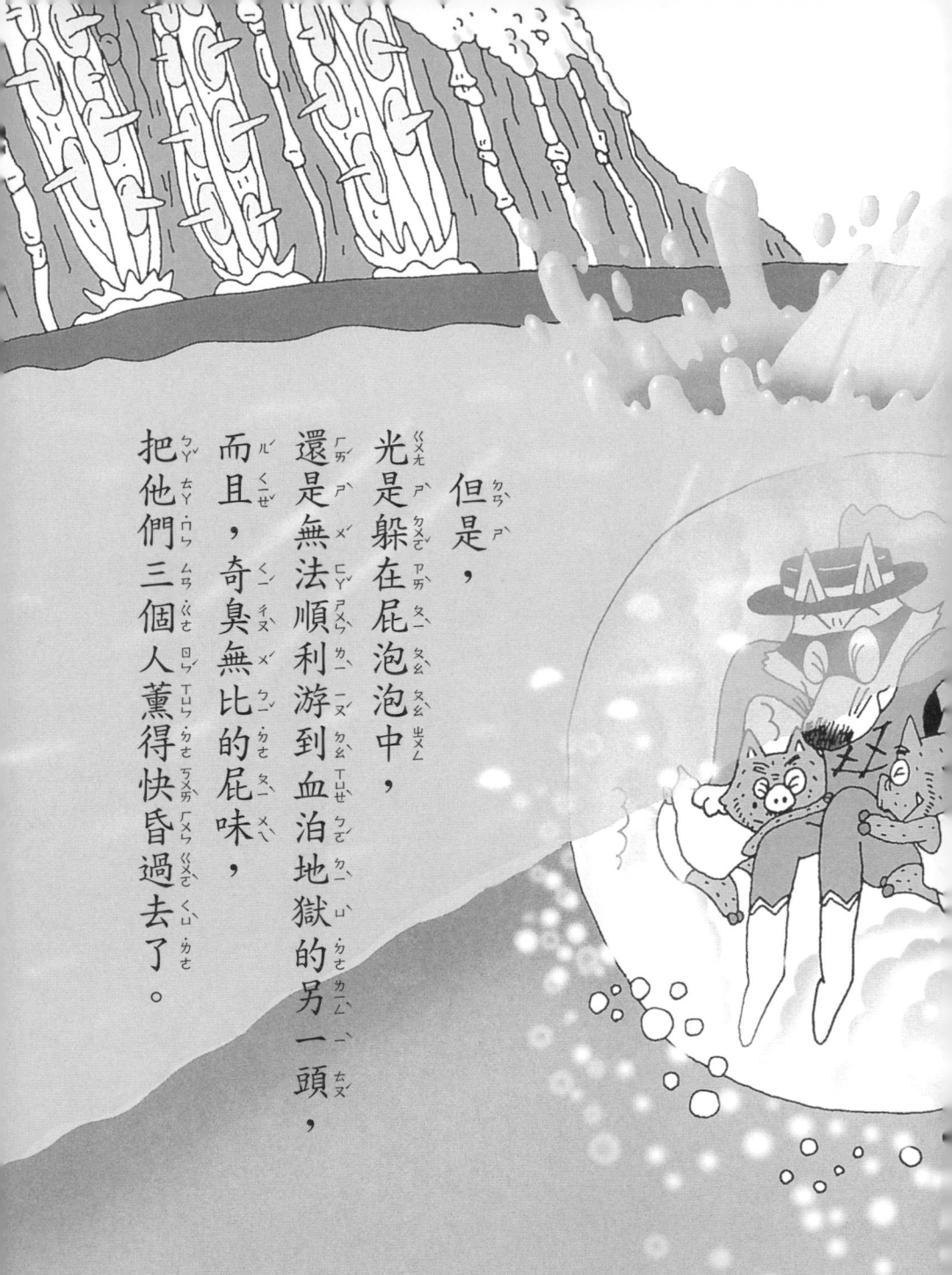

但是，光是躲在屁泡泡中，還是無法順利游到血泊地獄的另一頭，而且，奇臭無比的屁味，把他們三個人薰得快昏過去了。

說時遲，

那時快，

佐羅力立刻

把屁股伸到屁泡泡外，

噗一嘶

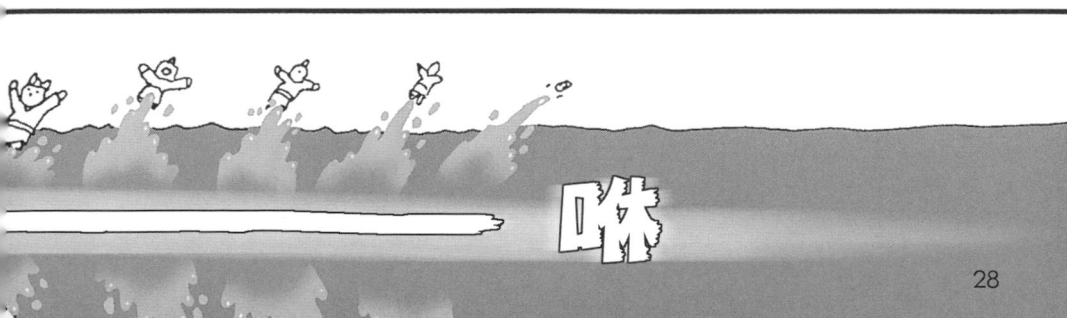

咻

28

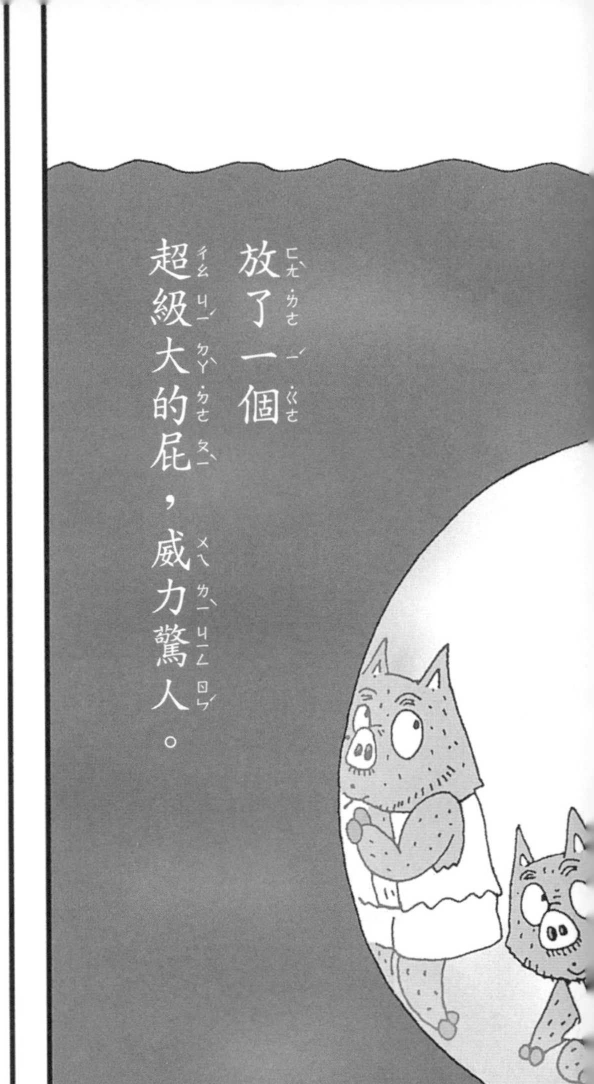

放了一個
超級大的屁，威力驚人。

包著他們三個人的屁泡泡
撞倒了其他亡者，
以驚人的速度在血泊中勇往直前……

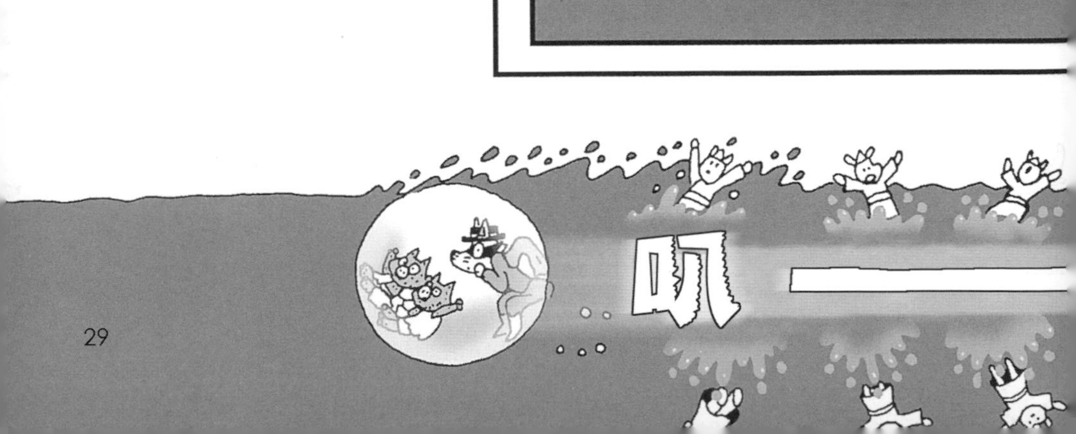

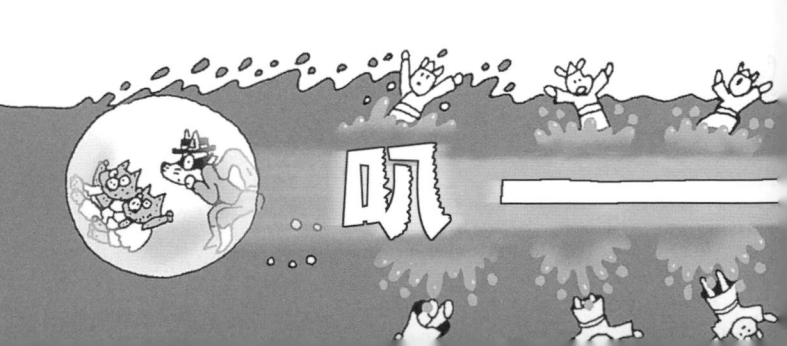

叮

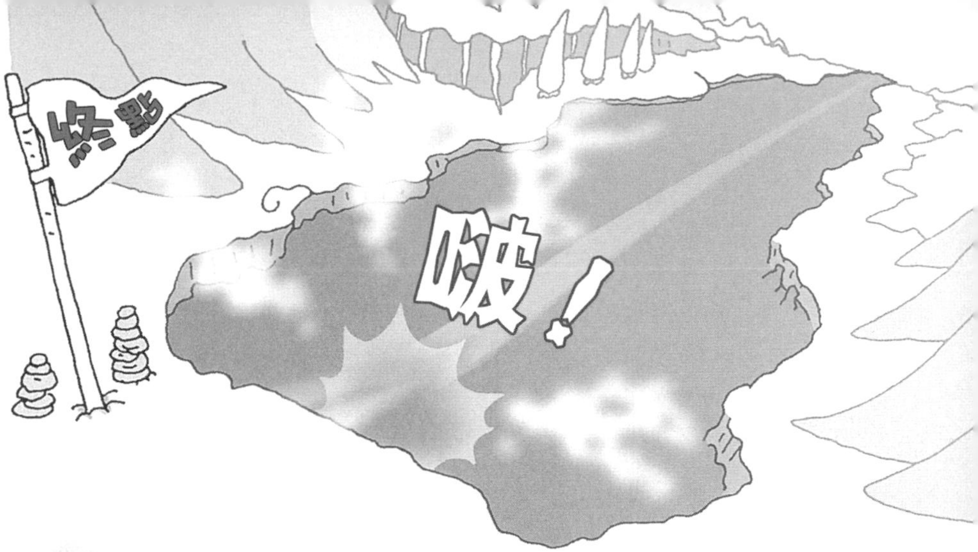

啵！

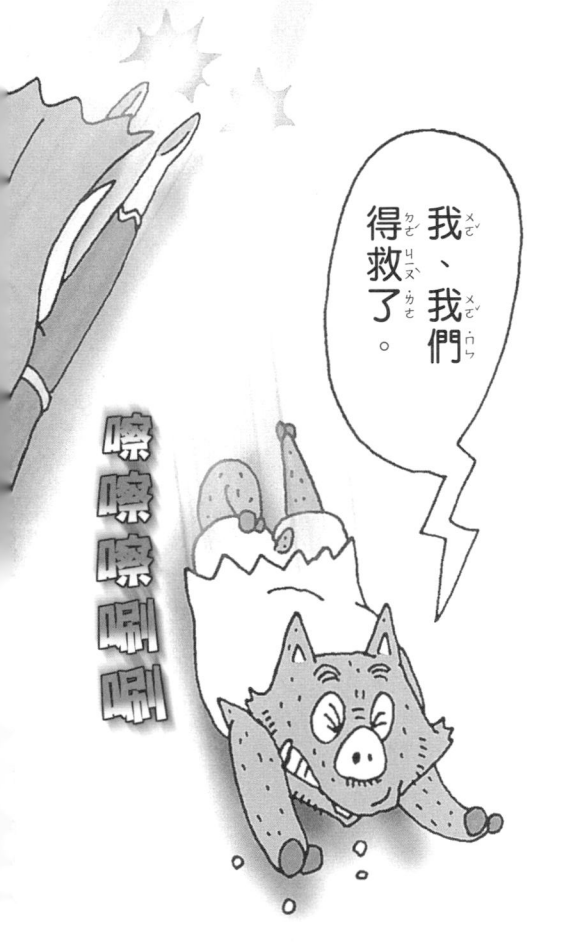

嚓嚓嚓唰唰

我、我們得救了。

屁泡泡在轉眼之間，
就撞到了血泊的對岸，
屁泡泡啵一聲破了，
把佐羅力他們拋到了岸邊的地上。

30

「呼哇，如果再慢一點，我們恐怕真的會被自己的屁薰死了。」

佐羅力嘆著氣說。

「對我們來說，剛才不是血泊地獄，而是臭屁薰天地獄啊。」

魯豬豬說。

三個人才剛吸完很多品質超級差的空氣，

現在抬頭一看，

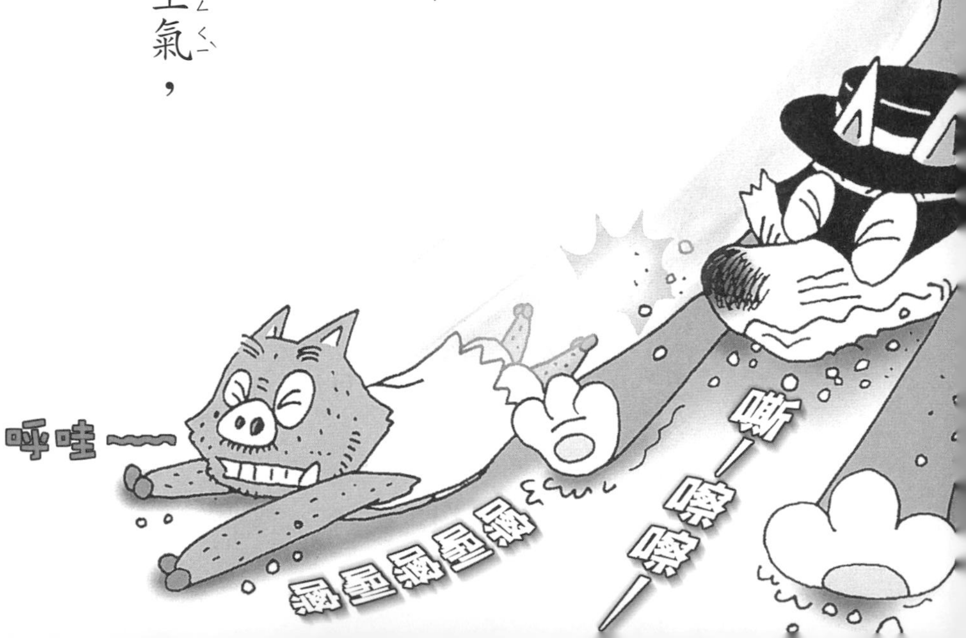

呼哇～～

嘶～嚕嚕嚕～

可怕的針山地獄立刻聳立在他們面前。

「啊呃，我們有辦法越過那座長滿刺的山嗎？」

「就連普通的山，我恐怕也沒力氣爬過去了。」

伊豬豬和魯豬豬相互嘆著氣說。

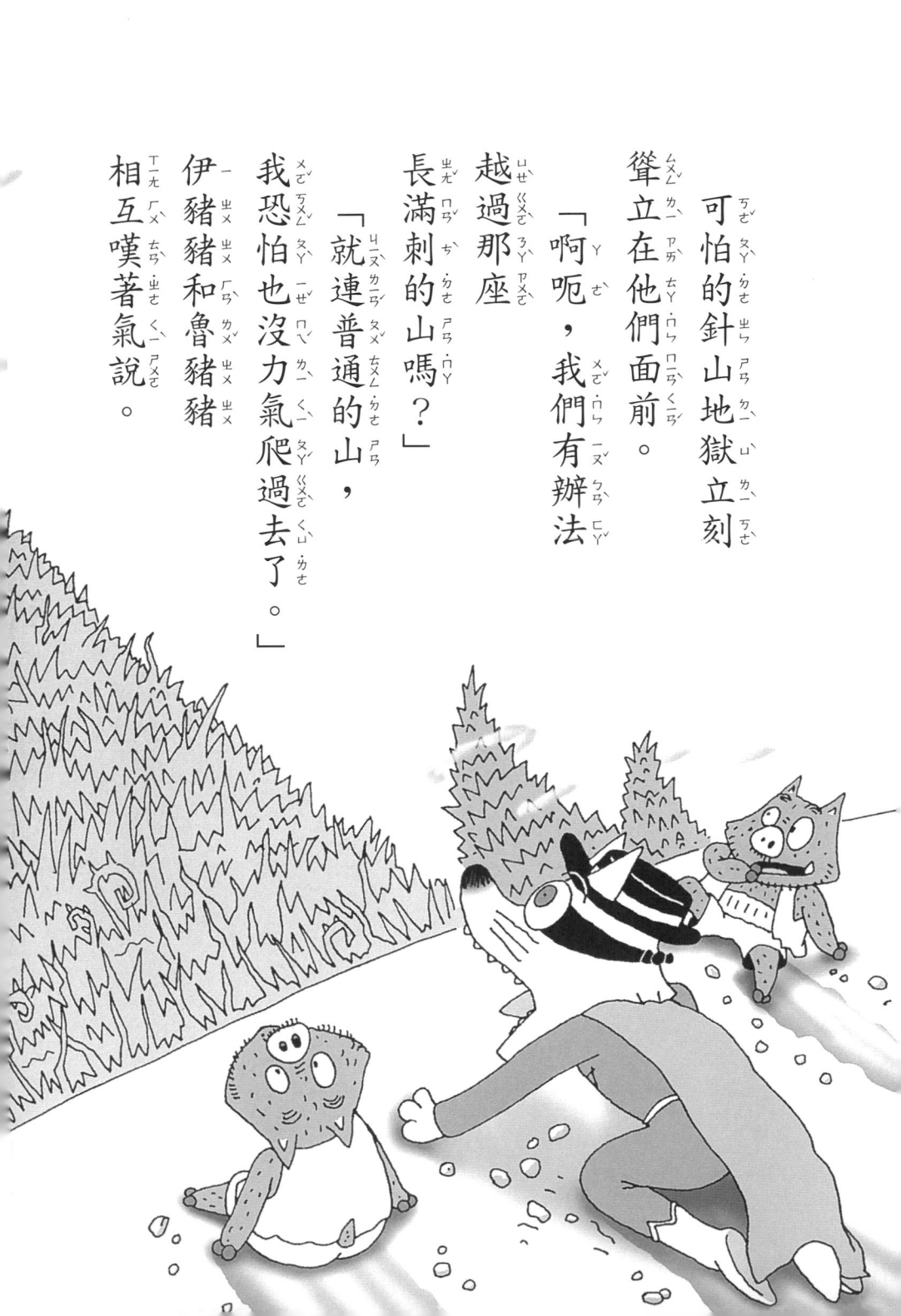

「噓，小聲點，

如果被閻魔王聽到你們說這些

沒出息的話，我們馬上會被踢出局的。

先休息一下，

等一下再來想怎麼越過那座山。」

佐羅力激勵著他們。

「不過，針山上的針看起來真痛啊。」

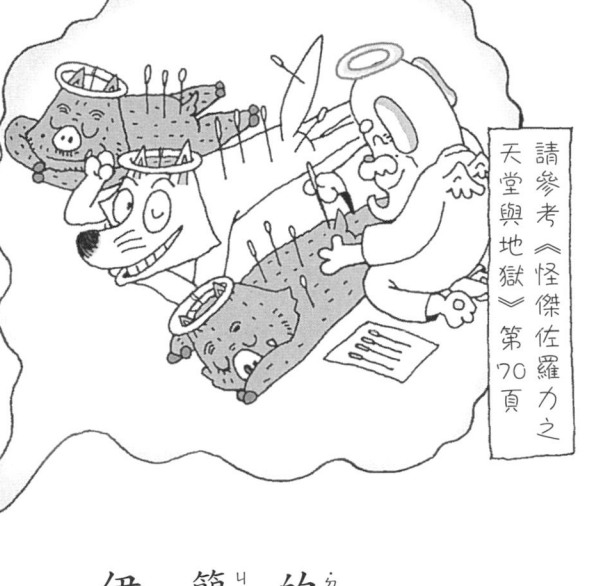

請參考《怪傑佐羅力之天堂與地獄》第70頁

魯豬豬皺起了眉頭。

「同樣是針，那個天堂溫泉的針灸實在太舒服了，簡直是通體舒暢啊。」

伊豬豬一臉陶醉的說。

「啊，對了！

那時候，

那個爺爺不是送了

我們兩本針灸穴道書嗎？」

聽到佐羅力這麼問，

伊豬豬和魯豬豬

立刻從腹帶中

拿出那本書來。

「就是這個！

只要有這本書，

什麼針山地獄，

一點都不用怕。」

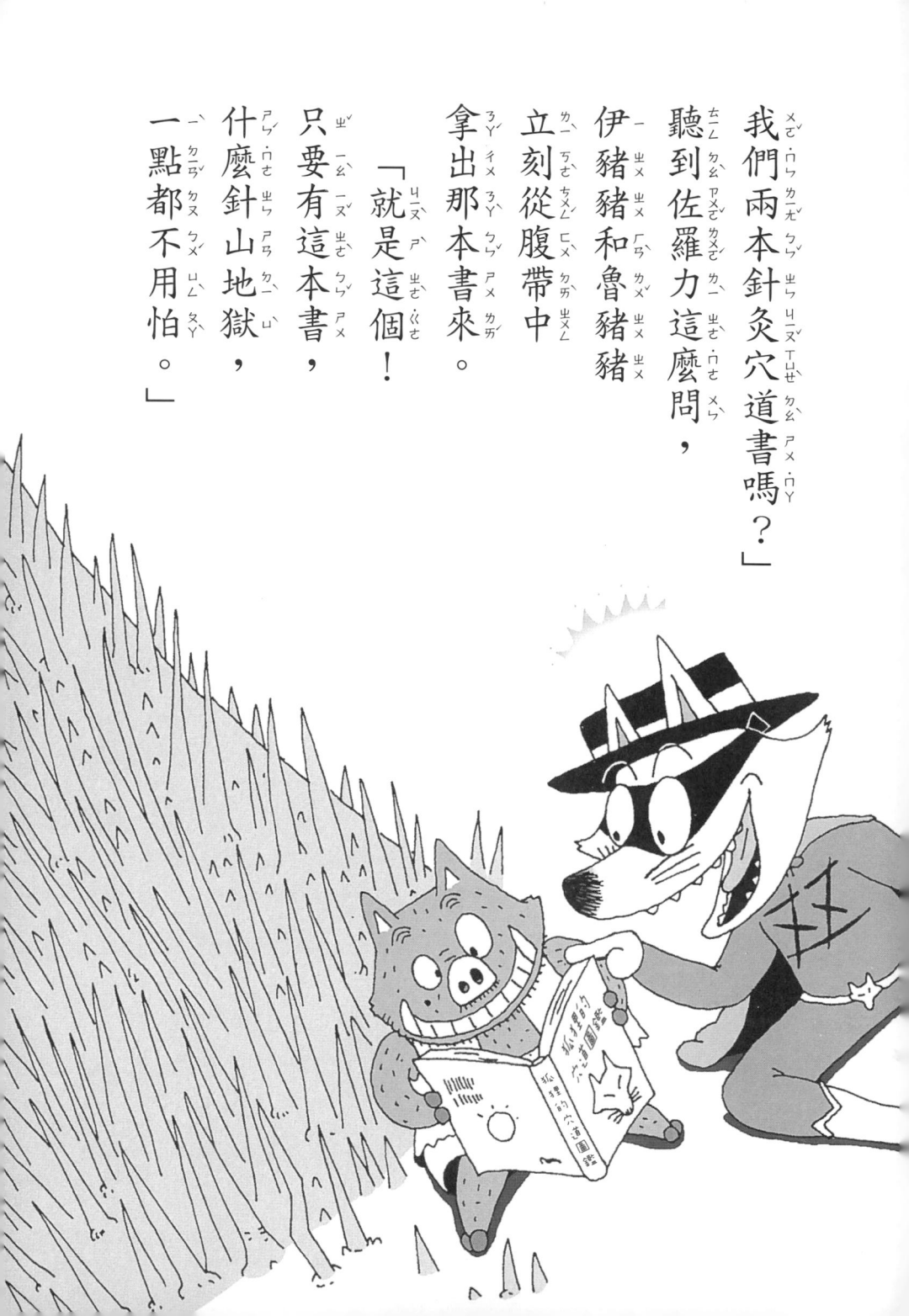

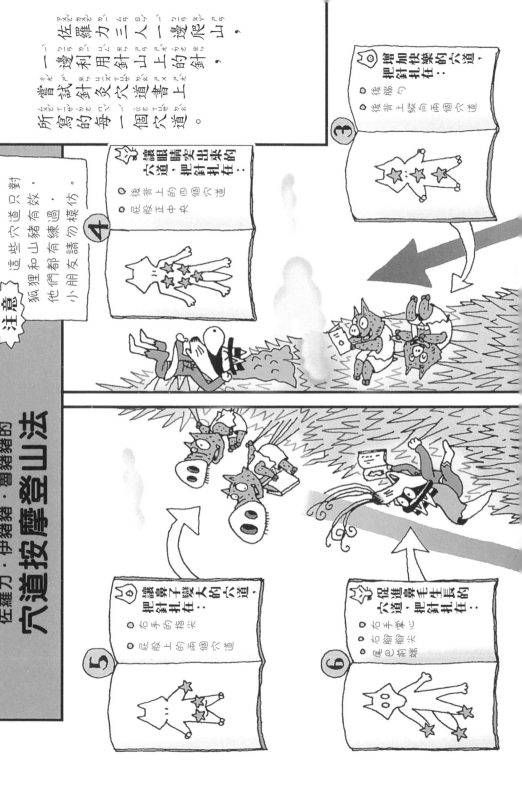

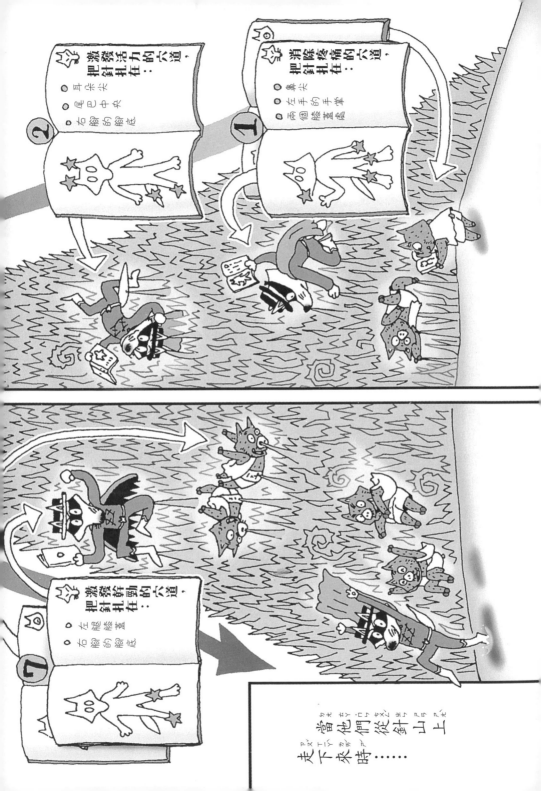

要激發活力的六道，
把針扎在：

② ● 耳朵尖尖
   ● 尾巴中央
   ● 右腳的腳底

要消除疼痛的六道，
把針扎在：

① ● 鼻子尖尖
   ● 左手的手掌
   ● 兩個膝蓋處

要激發幹勁的六道，
把針扎在：

⑦ ● 左腿膝蓋
   ● 右腳的腳底

當他們從針山上走下來時……

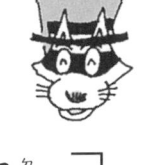

三個人都活力充沛，全身上下都是滿滿的幹勁。

「一下子就通過

四個地獄的考驗了，

現在我們渾身是勁，

一點都不累。」

「下一個地獄

大家也要發揮

這股幹勁，

山豬的穴道圖鑑

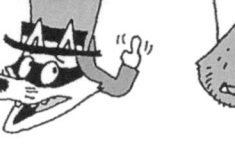
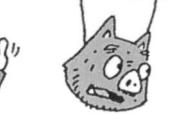
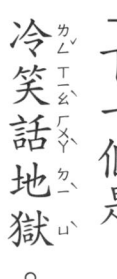
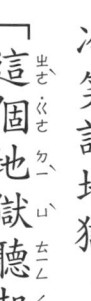
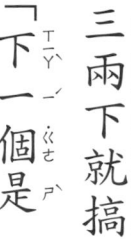
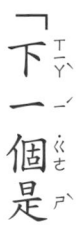
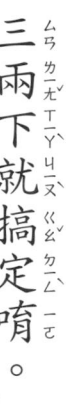

「三兩下就搞定唷。」

「下一個是

冷笑話地獄。」

「這個地獄聽起來

很不好玩的樣子。」

「但是，千萬不能大意，

搞不好有說冷笑話的可怕大叔在那裡等我們。」

佐羅力三人躲在岩石後方，

悄悄探頭往冷笑話地獄張望……

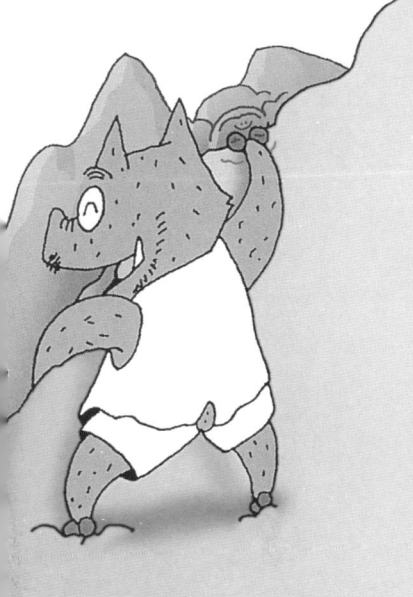

有五個一臉呆相的大叔坐在那裡，

一邊喝酒，一邊嘻嘻哈哈作樂，

他們看起來既不像好人，

也不像壞人。

活力十足的伊豬豬和魯豬豬說：

「那種喝得醉醺醺的大叔，

不管五個，還是六個，

我們兩個就可以

輕鬆搞定。」

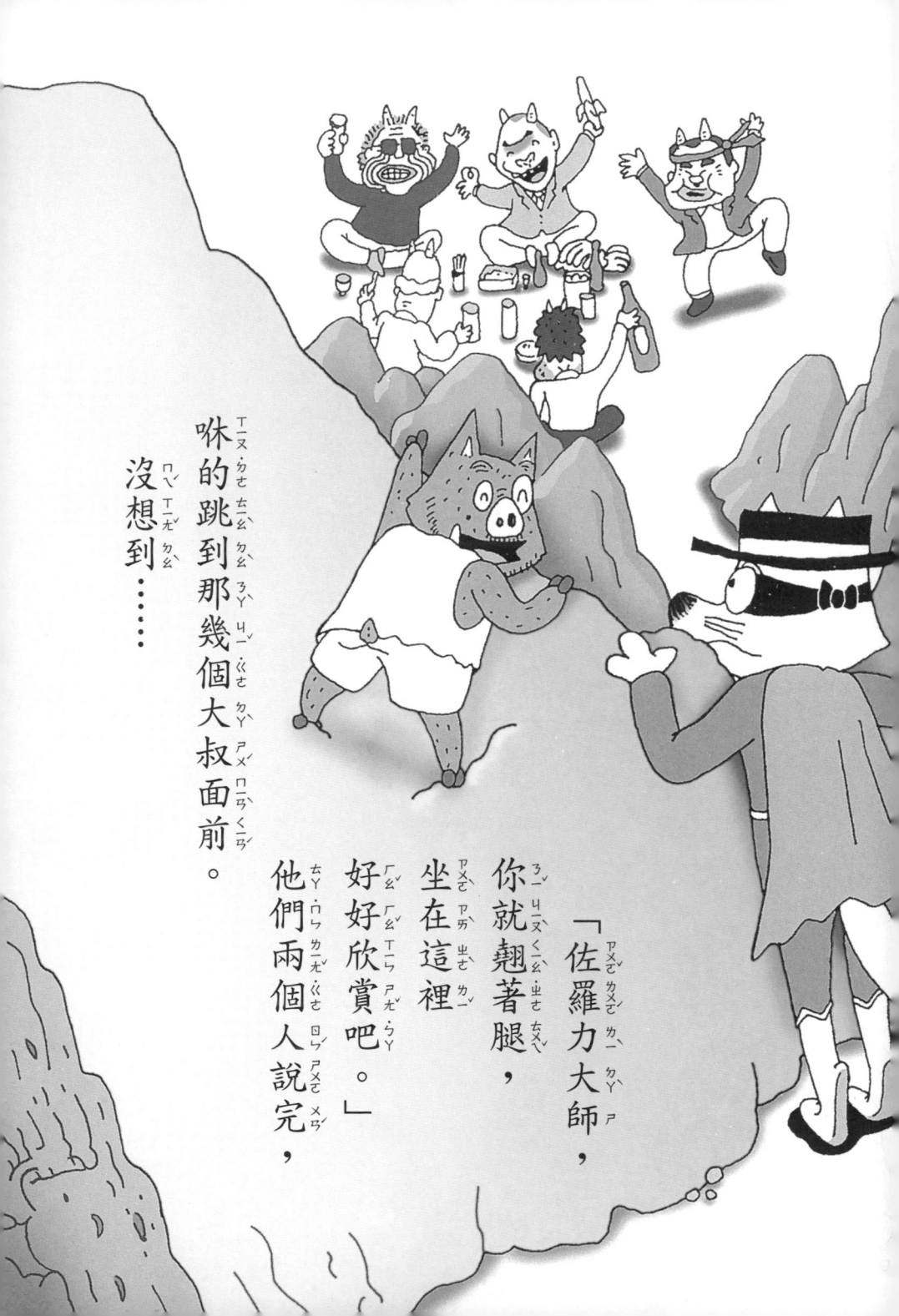

咻
ㄒㄧㄡˋ
的
˙ㄉㄜ
跳
ㄊㄧㄠˋ
到
ㄉㄠˋ
那
ㄋㄚˋ
幾
ㄐㄧˇ
個
˙ㄍㄜ
大
ㄉㄚˋ
叔
ㄕㄨ
面
ㄇㄧㄢˋ
前
ㄑㄧㄢˊ
。

沒
ㄇㄟˊ
想
ㄒㄧㄤˇ
到
ㄉㄠˋ
……

「
佐
ㄗㄨㄛˇ
羅
ㄌㄨㄛˊ
力
ㄌㄧˋ
大
ㄉㄚˋ
師
ㄕ
，

你
ㄋㄧˇ
就
ㄐㄧㄡˋ
翹
ㄑㄧㄠˋ
著
˙ㄓㄜ
腿
ㄊㄨㄟ
，

坐
ㄗㄨㄛˋ
在
ㄗㄞˋ
這
ㄓㄜˋ
裡
ㄌㄧˇ

好
ㄏㄠˇ
好
ㄏㄠˇ
欣
ㄒㄧㄣ
賞
ㄕㄤˇ
吧
˙ㄅㄚ
。
」

他
ㄊㄚ
們
˙ㄇㄣ
兩
ㄌㄧㄤˇ
個
˙ㄍㄜ
人
ㄖㄣˊ
說
ㄕㄨㄛ
完
ㄨㄢˊ
，

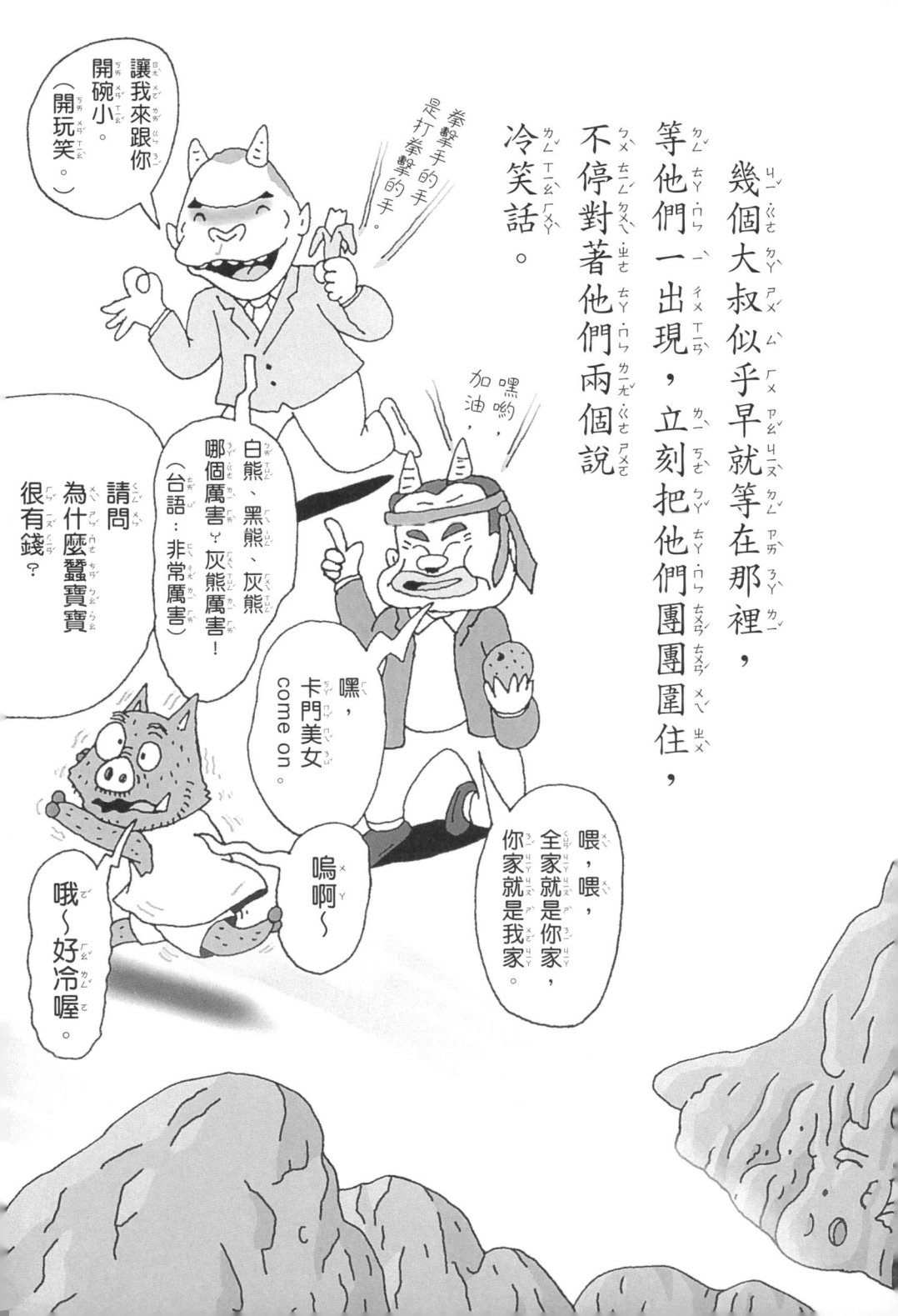

幾個大叔似乎早就等在那裡，等他們一出現，立刻把他們團團圍住，不停對著他們兩個說冷笑話。

讓我來跟你開碗小。（開玩笑。）

是打拳擊的手拳擊手的手

加油喲

嘿喲

白熊、黑熊、灰熊哪個厲害丫灰熊厲害！（台語：非常厲害）

請問為什麼蠶寶寶很有錢？

嘿，卡門美女come on。

嗚啊～

喂，喂，全家就是你家，你家就是我家。

哦～好冷喔。

那些冷笑話真的不是普通的冷，而是冷到極點，大叔的冷笑話所到之處，都立刻結冰了。

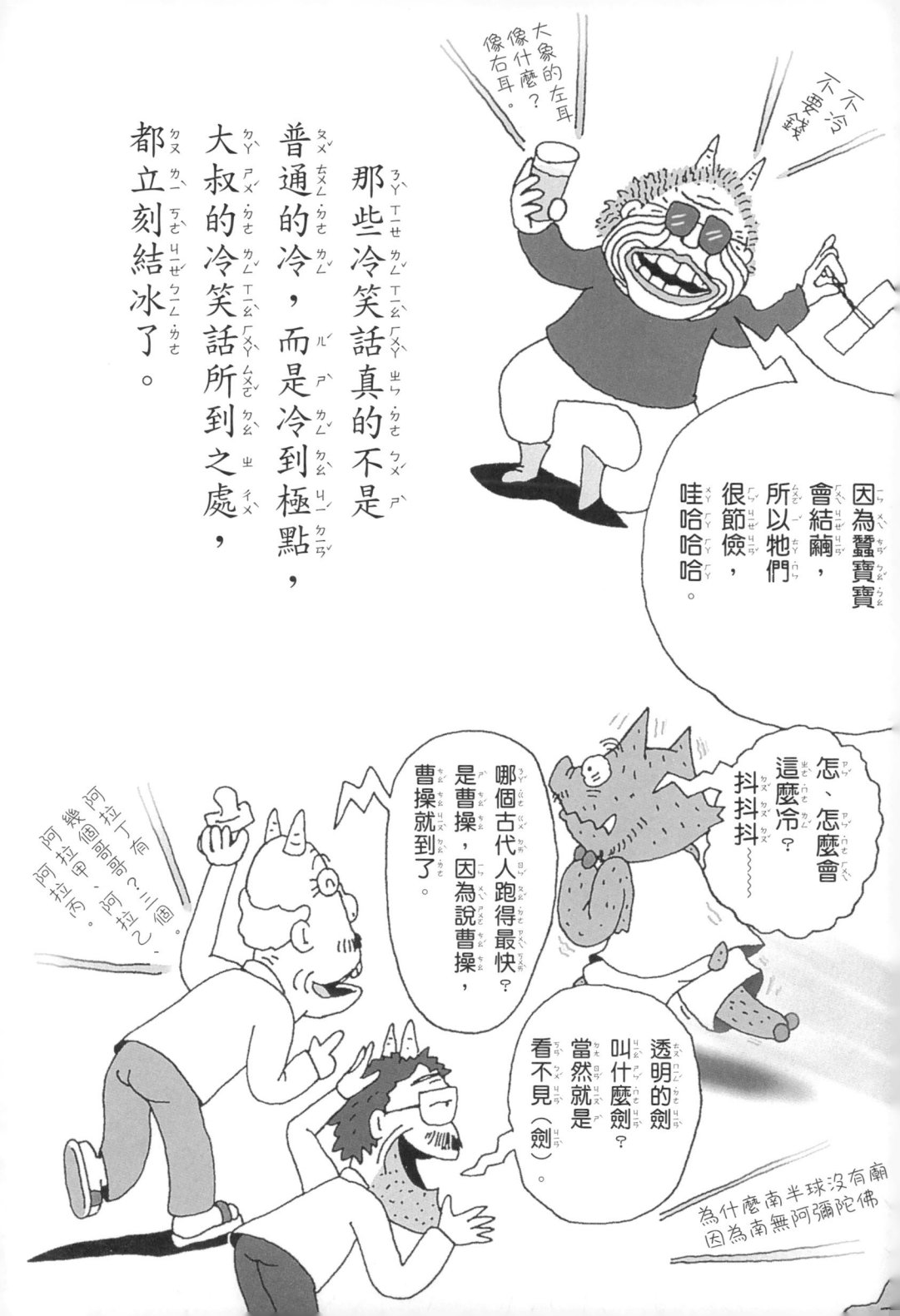

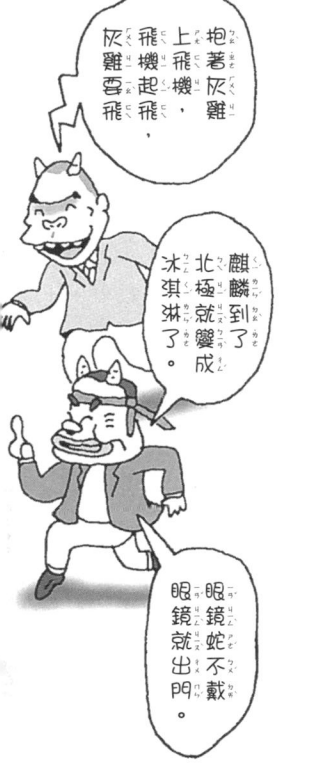

抱著灰雞上飛機，飛機起飛，灰雞要飛

麒麟到了北極就變成冰淇淋了。

眼鏡蛇不戴眼鏡就出門。

伊豬豬和魯豬豬終於冷得

全身都結了冰，

凍在原地，動彈不得。

地獄考驗規定，

三個人之中，

只要有一個人沒有成功，

就不算通過考驗。

佐羅力只能看著

伊豬豬和魯豬豬，

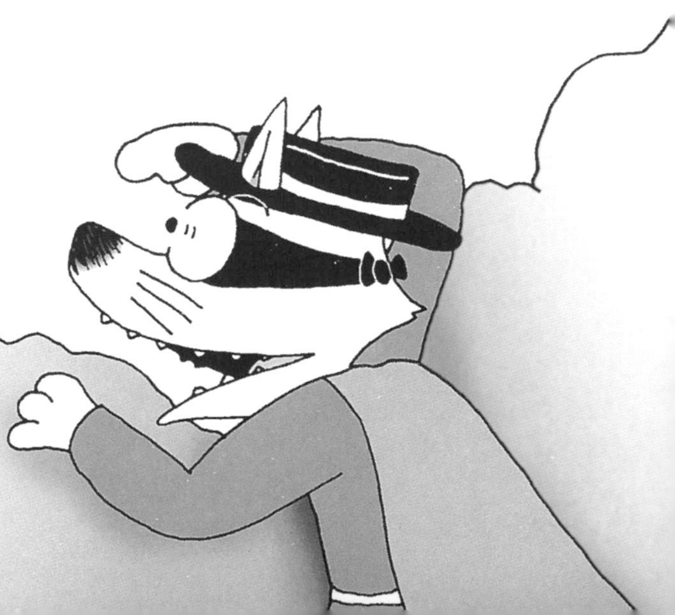

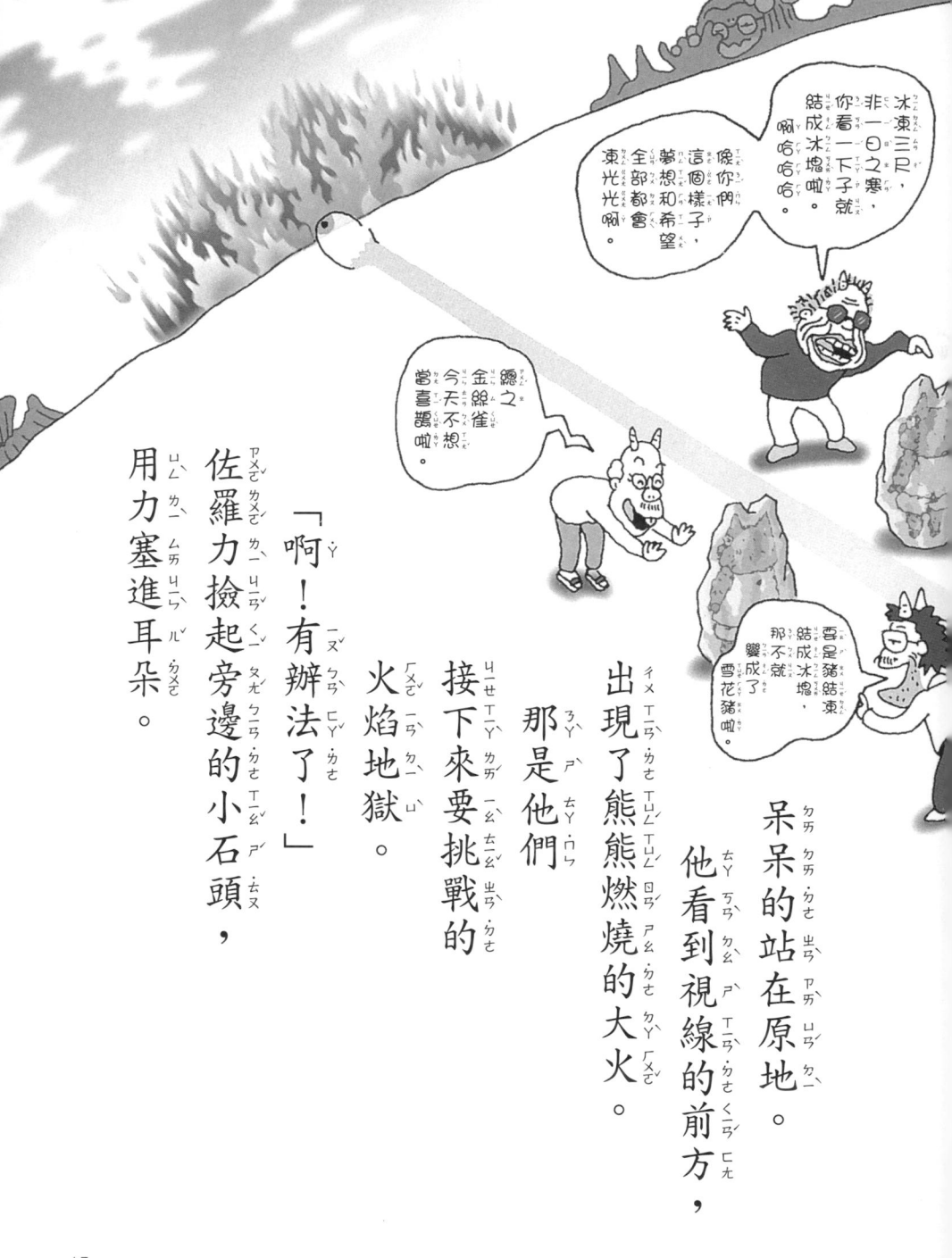

呆呆的站在原地。

他看到視線的前方，

出現了熊熊燃燒的大火。

那是他們

接下來要挑戰的

火焰地獄。

「啊！有辦法了！」

佐羅力撿起旁邊的小石頭，

用力塞進耳朵。

佐羅力衝到伊豬豬和魯豬豬身旁，那幾個大叔當然立刻圍了上來，對著他發動一個接著一個的冷笑話攻勢。

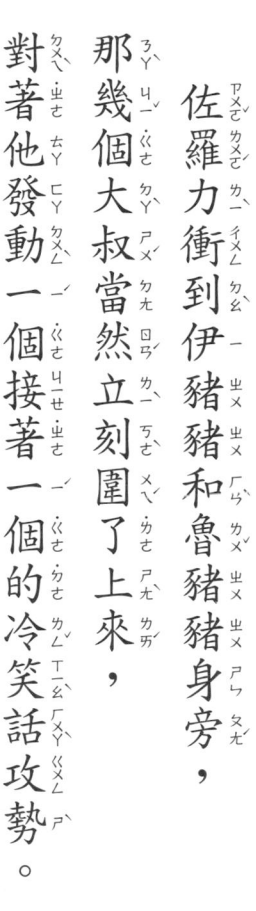

抱緊就好，不是要你去報警。

我只是鑰匙掉了，可沒要死掉了。

為什麼大象皮膚不好？因為象皮差（橡皮擦）

我不姓胡，但很幸福。

你有沒有事交代？我沒有塑膠袋。

我想吃魚酥，不想寫遺書。

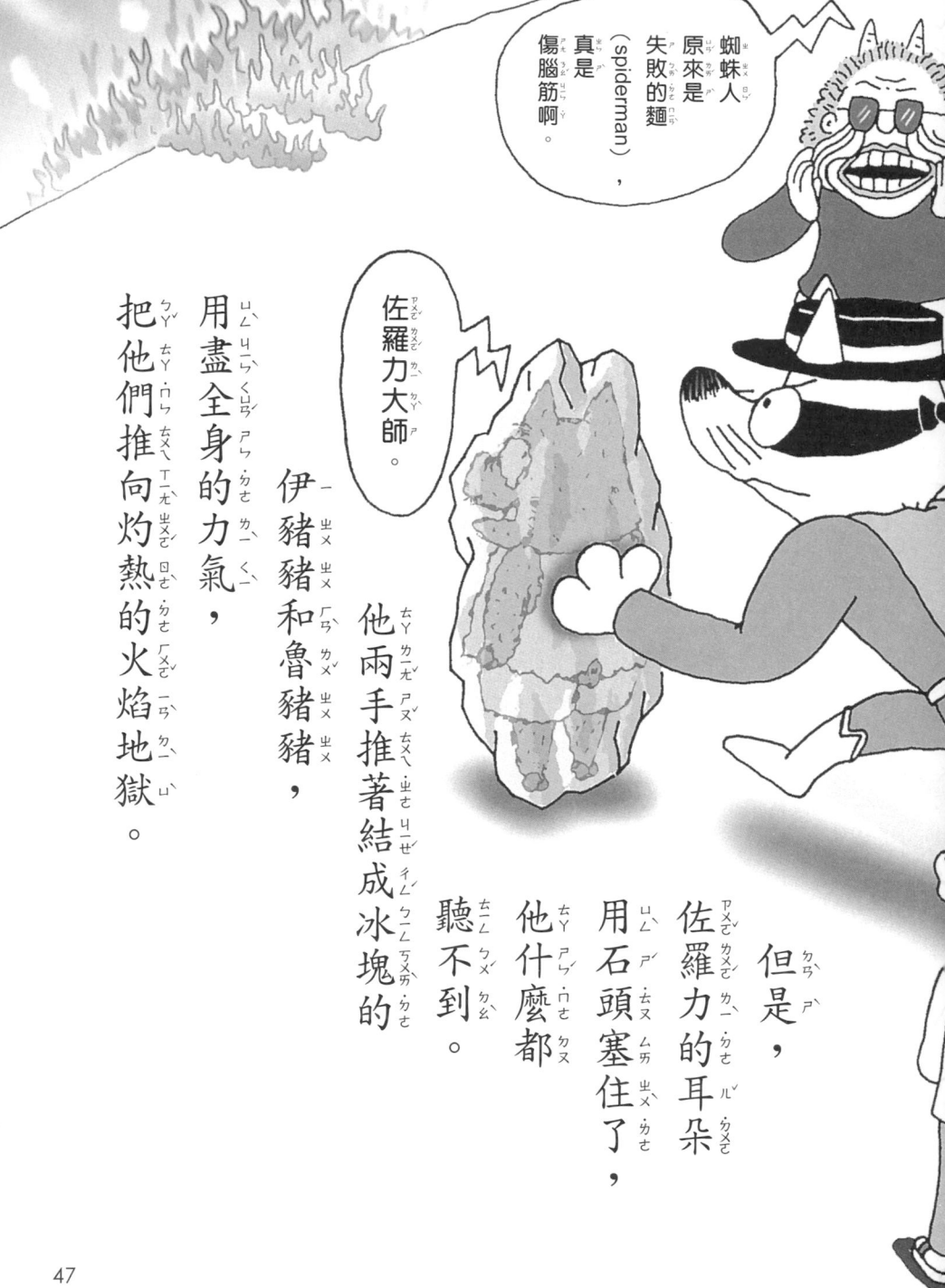

蜘蛛人（spiderman），原來是失敗的麵（失敗的麵），真是傷腦筋啊。

佐羅力大師。

把他們推向灼熱的火焰地獄。

用盡全身的力氣，

伊豬豬和魯豬豬，

他兩手推著結成冰塊的

但是，

佐羅力的耳朵

用石頭塞住了，

他什麼都

聽不到。

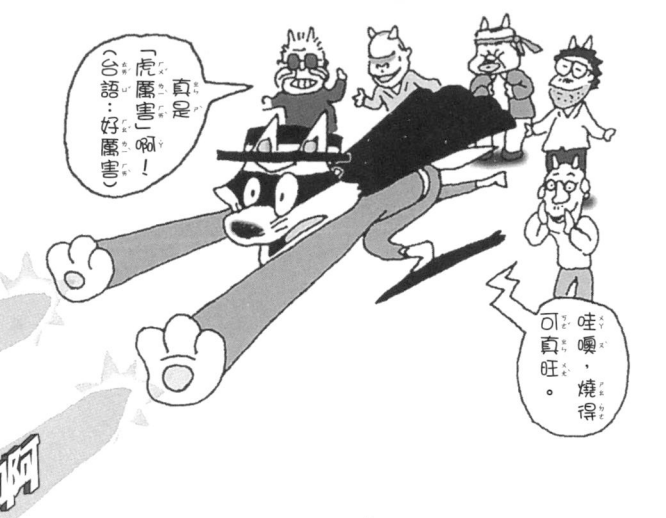

咻啊（ㄒㄧㄡ ˙ㄚ）—— 咻啊（ㄒㄧㄡ ˙ㄚ）——

結成冰塊的伊豬豬和魯豬豬

一路在地上滑行，

直直的滑進火焰地獄。

雖然火焰熊熊燃燒，

但是他們兩個人

結成了冰塊，

完全不覺得熱。

48

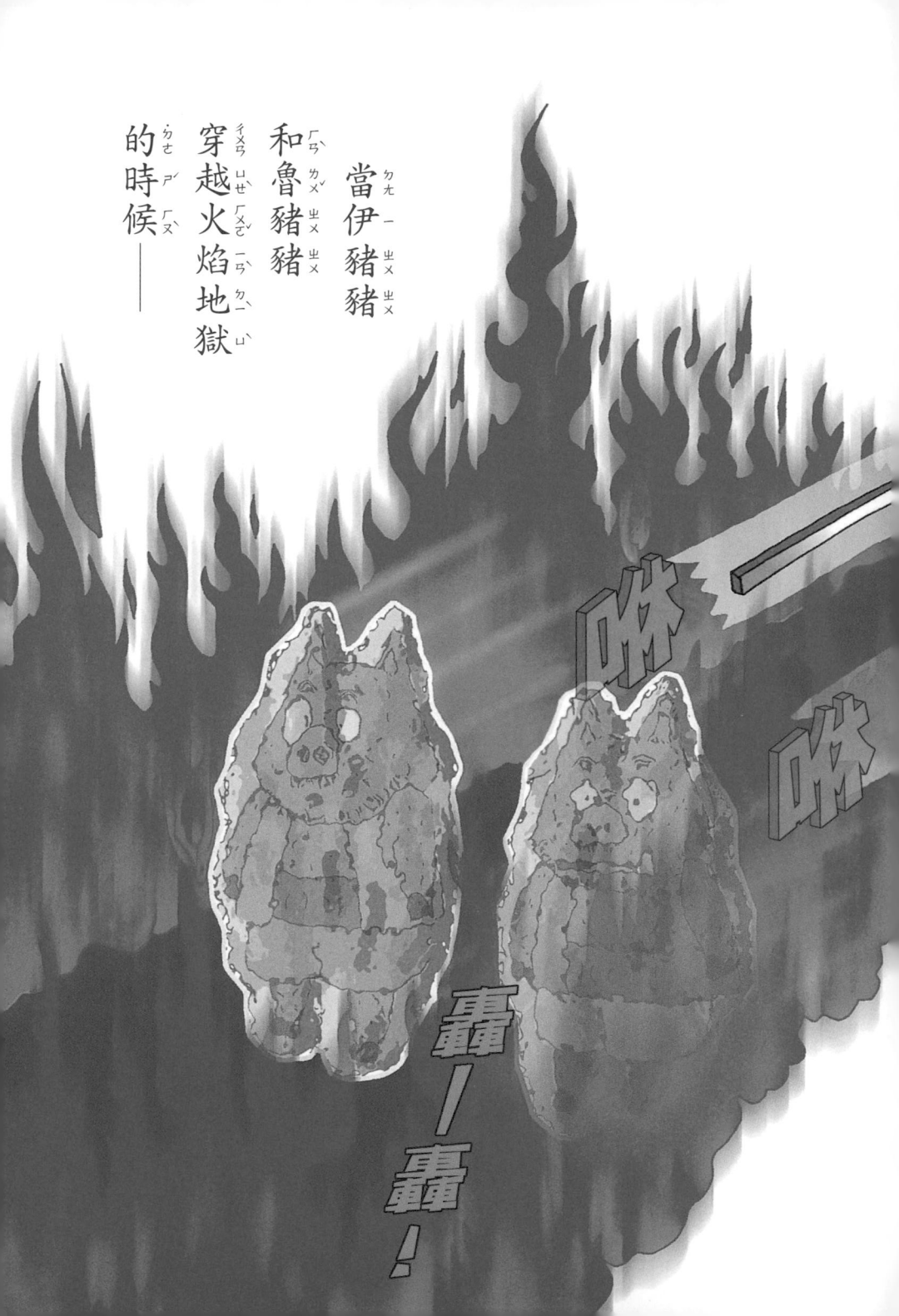

當伊豬豬
和魯豬豬
穿越火焰地獄
的時候──

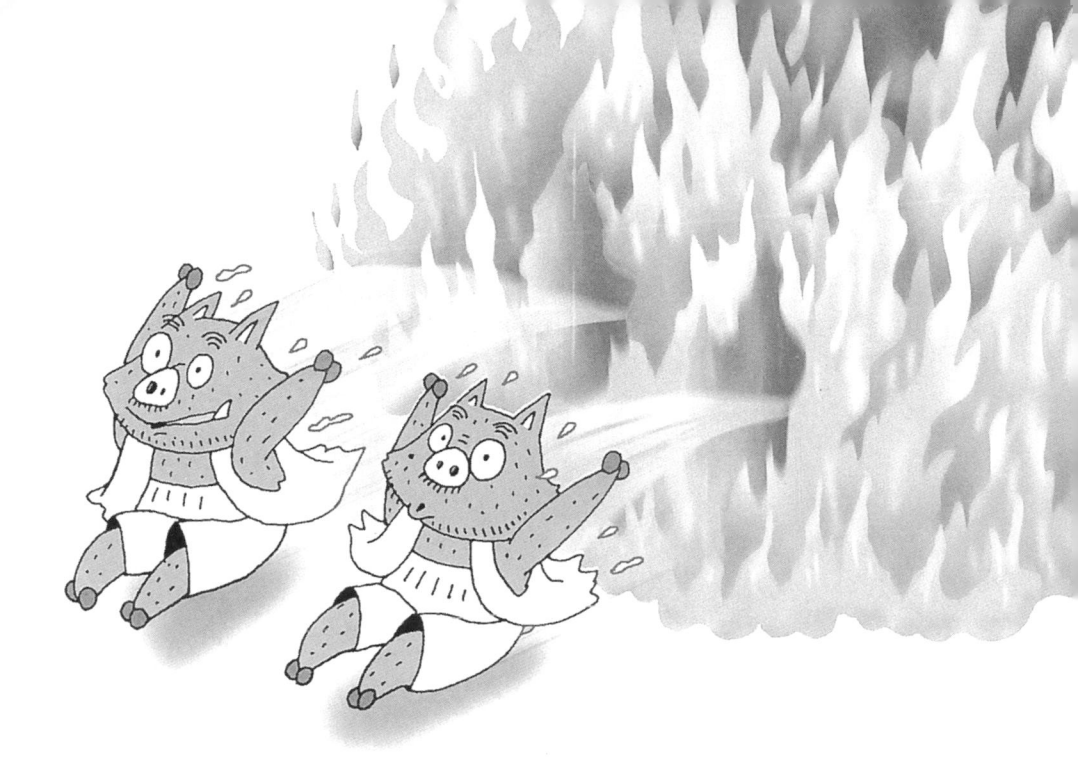

他們身上結的冰塊剛剛好都燒光了，又恢復成原來的樣子。

「耶！我們不知不覺已經通過了六個地獄的考驗。」

「但是，佐羅力大師怎麼辦？我們要趕快回去，把他救出來。」

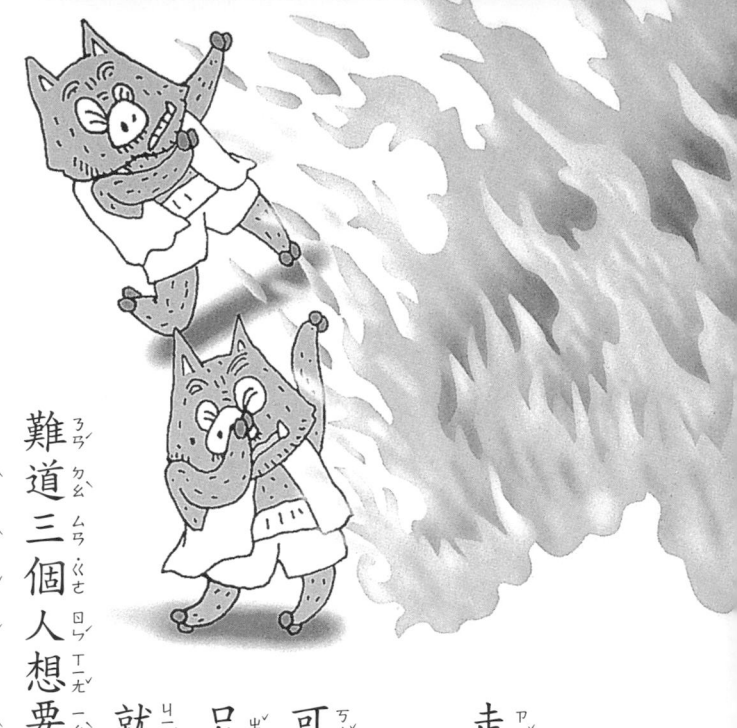

伊豬豬和魯豬豬打算
走回火焰地獄。

「燙死了、燙死了！」

可是，他們身上已經沒有冰塊了，

只要靠近火焰一步，

就會燙得受不了。

難道三個人想要一起通過七個地獄的考驗，

真的是不可能的任務嗎？

伊豬豬和魯豬豬垂頭喪氣的站在原地。

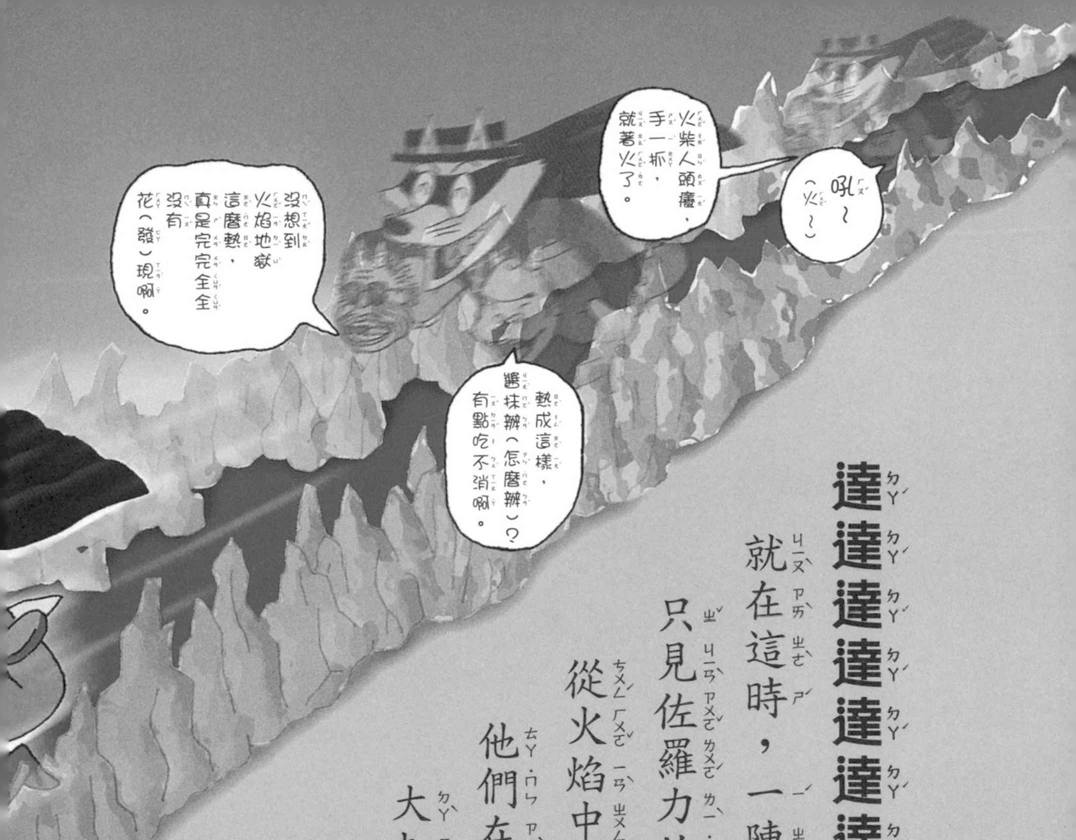

吼～
(火～)

火柴人頭癢，
手一抓，
就著火了。

沒想到
火焰地獄
這麼熱，
真是完完全全
沒有
花（譁）現啊。

熱成這樣，
還怎辦（怎麼辦）？
有點吃不消啊。

達達達達達達達達達達

就在這時，一陣「達達達達」的聲音傳來，

只見佐羅力的兩隻手各抱了一個大叔，

從火焰中衝了出來。

他們在火焰中前進時，

大叔每說一個冷笑話，

火焰地獄兩側的火焰

立刻接二連三

結起冰塊。

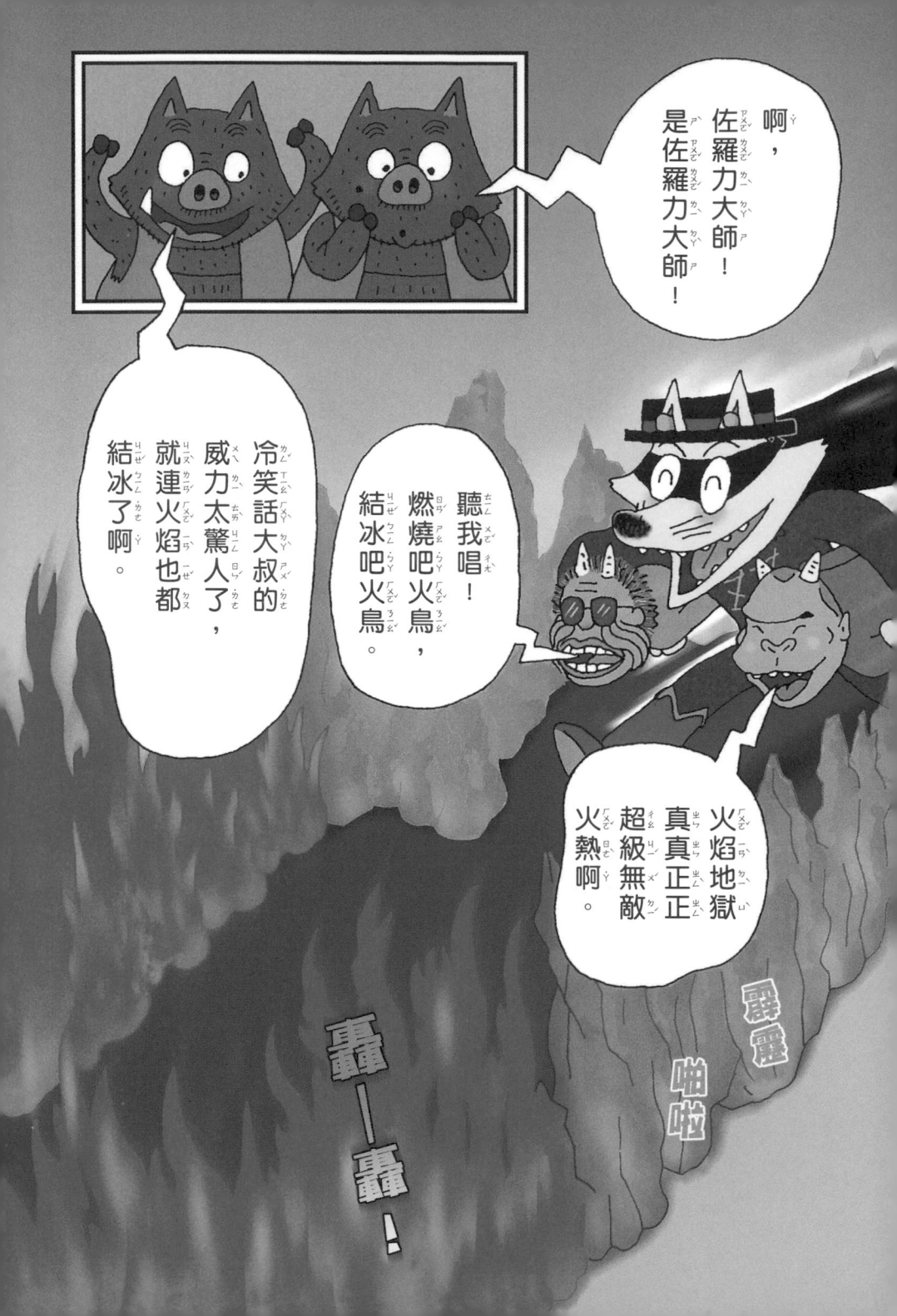

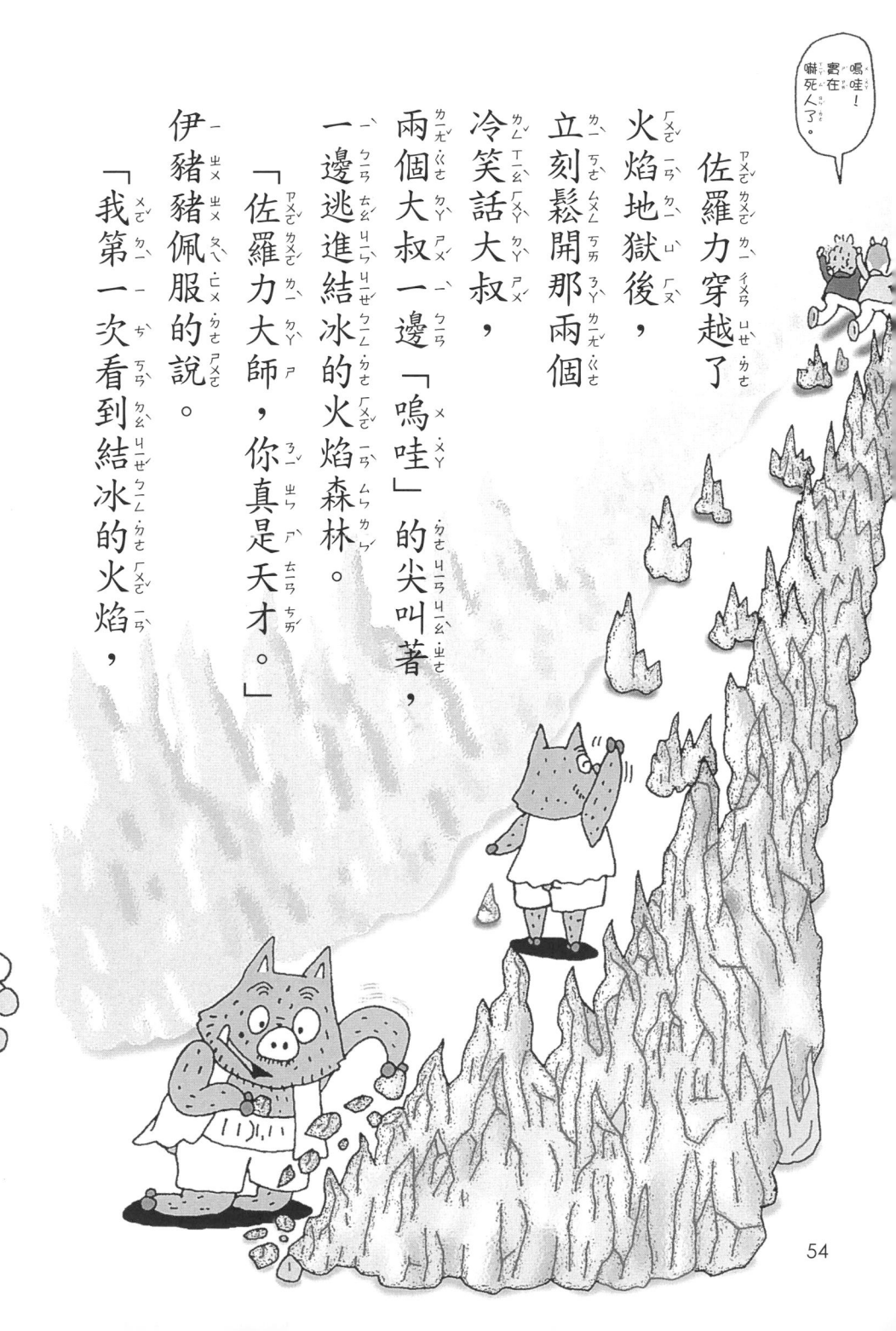

嗚哇！實在嚇死人了。

佐羅力穿越了
火焰地獄後，
立刻鬆開那兩個
冷笑話大叔，
兩個大叔一邊「嗚哇」的尖叫著，
一邊逃進結冰的火焰森林。

「佐羅力大師，你真是天才。」
伊豬豬佩服的說。

「我第一次看到結冰的火焰，

54

因為太難得一見了，我要帶回去留作紀念。」

魯豬豬把結冰的火焰敲了五塊下來，塞進腹帶裡。

「還剩下一個地獄，一定要加油。

只要通過最後一個地獄的考驗，我們就可以聽媽媽的話繼續活下去了。」

佐羅力握緊拳頭說，這時……

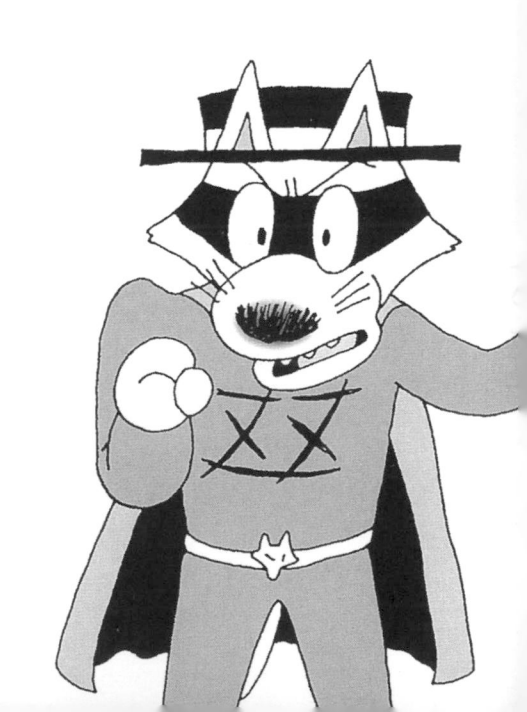

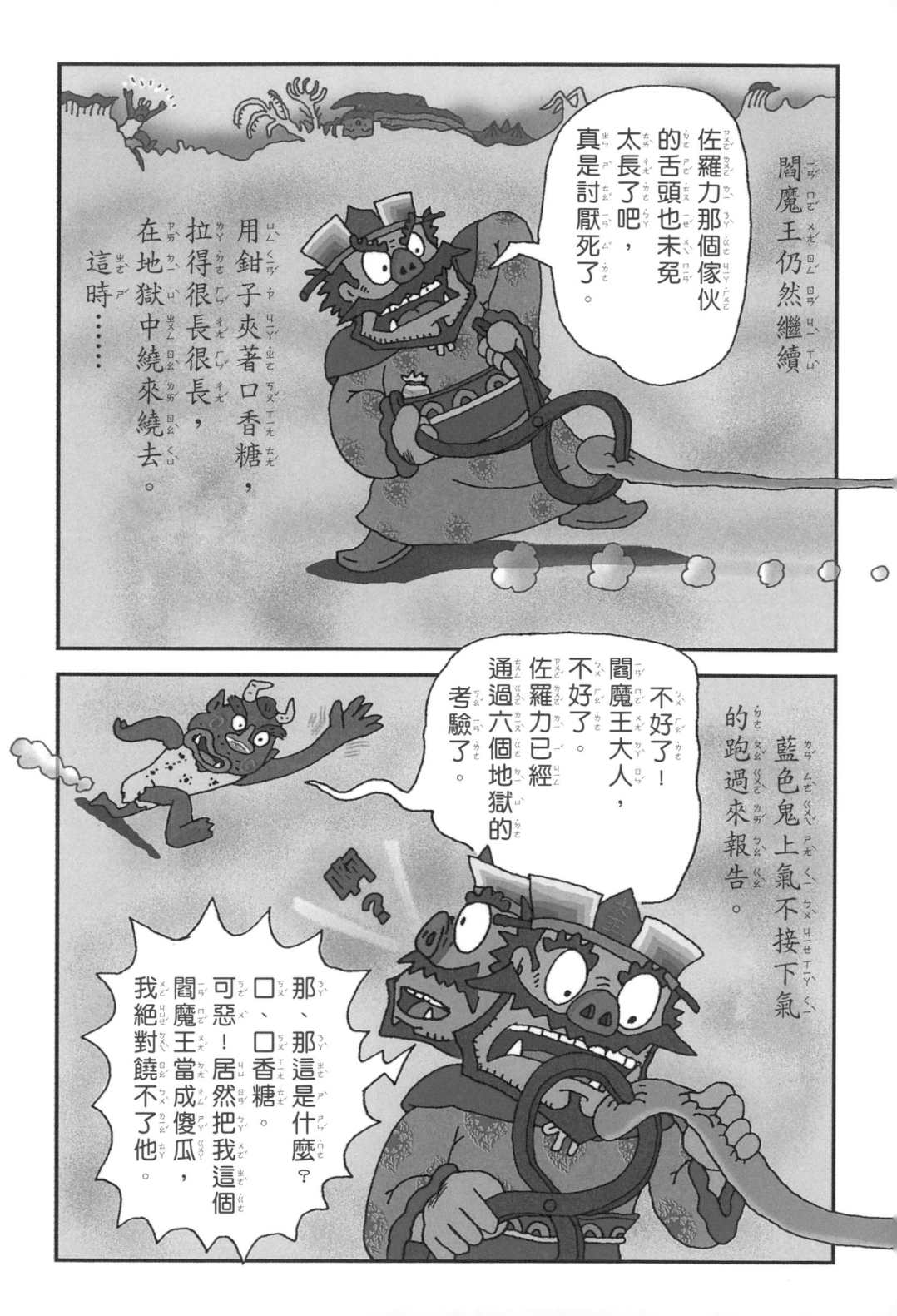

閻魔王仍然繼續

佐羅力那個傢伙的舌頭也未免太長了吧，真是討厭死了。

用鉗子夾著口香糖，拉得很長很長，在地獄中繞來繞去。

這時……

藍色鬼上氣不接下氣的跑過來報告。

不好了！閻魔王大人，不好了。佐羅力已經通過六個地獄的考驗了。

那、那這是什麼？口、口香糖。可惡！居然把我這個閻魔王當成傻瓜，我絕對饒不了他。

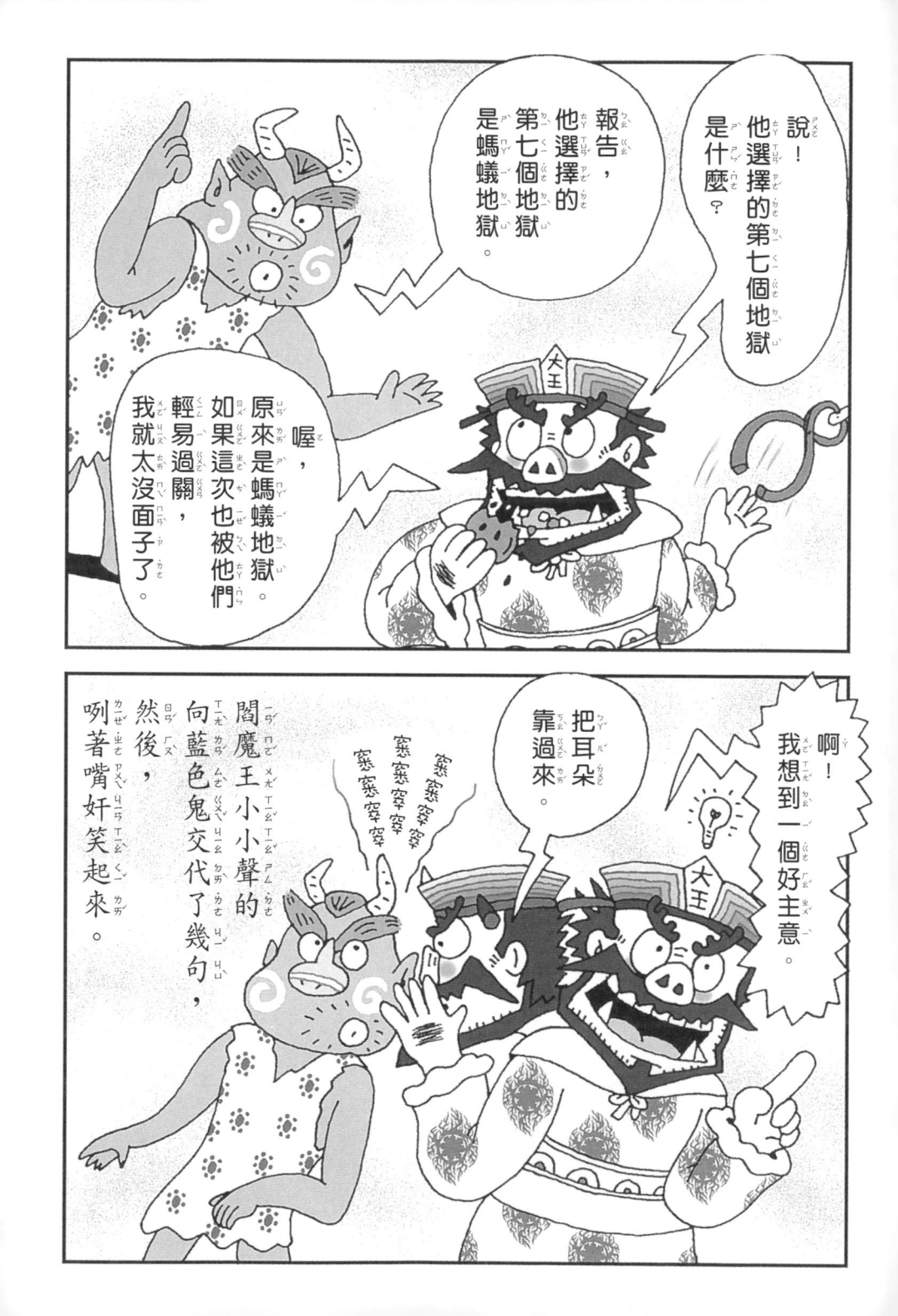

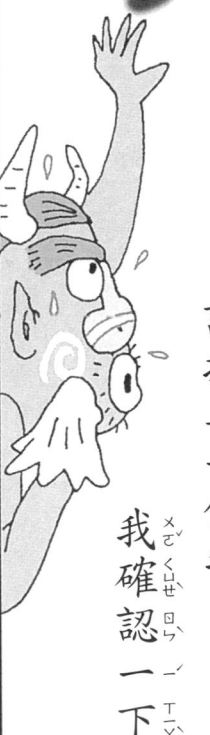

佐羅力三人來到螞蟻地獄的時候，剛才那個藍色鬼氣喘吁吁的跑過來，問他們說：

「你們的下一個地獄是什麼？」

「就是這個螞蟻地獄。

只要通過這個地獄，我們就可以重生了。」

佐羅力挺著胸膛回答。

「請把單子借我，我確認一下。」

藍色鬼接過那張寫了七個地獄名字的紙，立刻轉過身，背對佐羅力他們。

「哇哈哈哈，佐羅力，你搞錯了，這不是螞蟻地獄，你自己張大眼睛看清楚。」

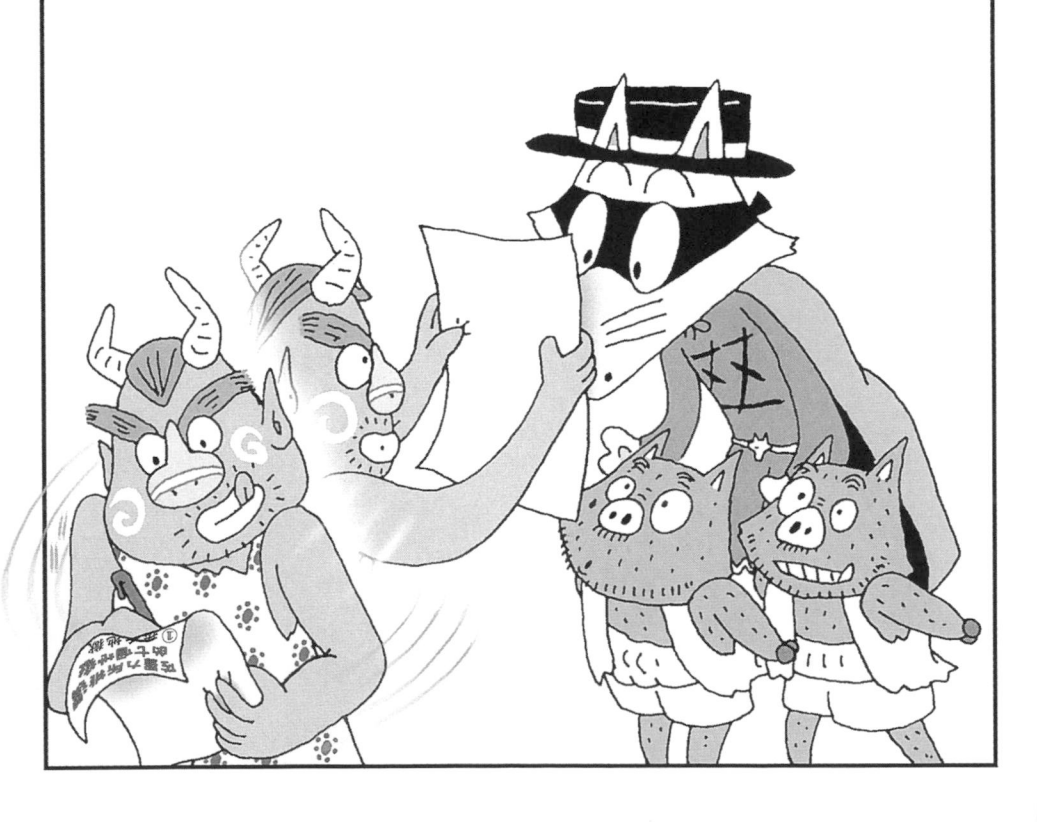

⑥ 火焰地獄

⑦ <ruby>不止是<rt></rt></ruby>螞蟻地獄

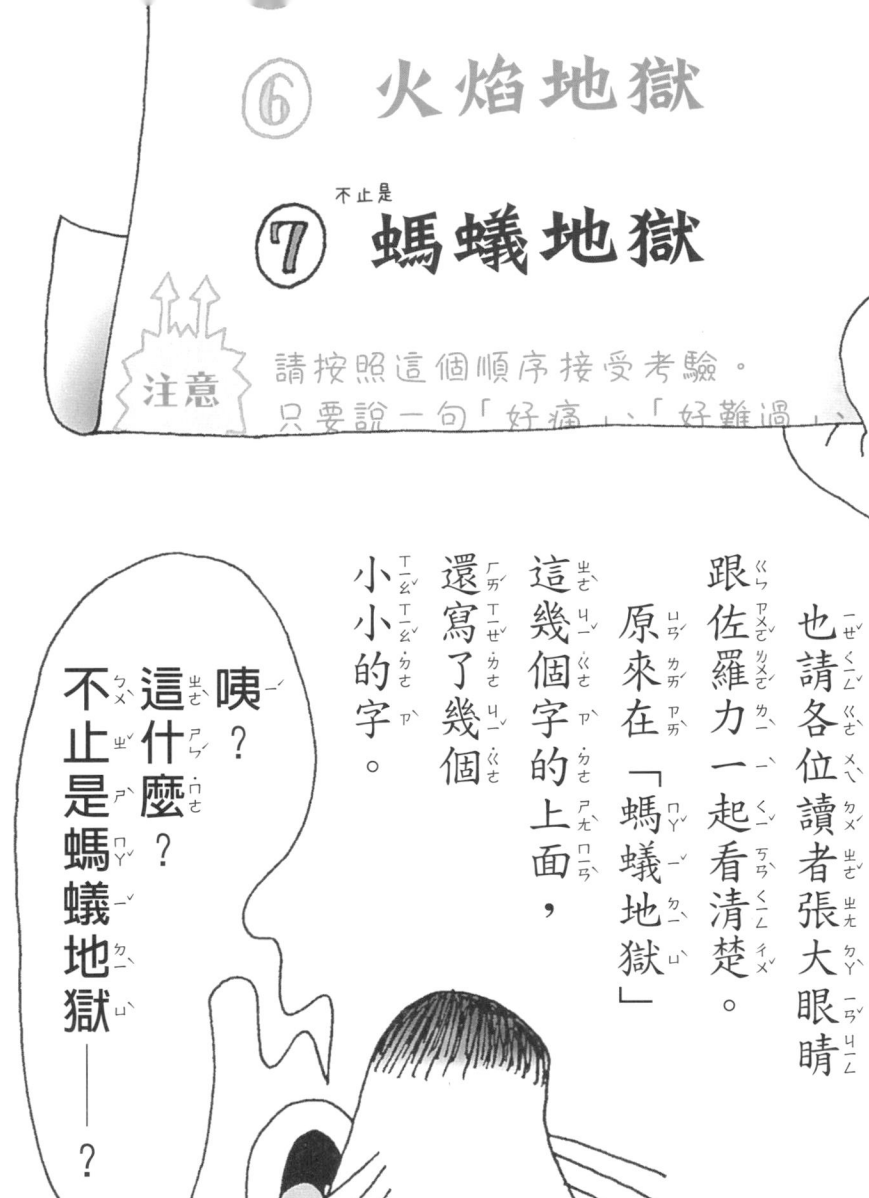

注意 請按照這個順序接受考驗。
只要說一句「好痛」、「好難過」，

原來在「螞蟻地獄」
跟佐羅力一起看清楚。
也請各位讀者張大眼睛
這幾個字的上面，
還寫了幾個
小小的字。

咦？
這什麼？
不止是螞蟻地獄——？

「這麼重要的字，如果不看清楚就會很傷腦筋唷。

來吧，這個『不止是螞蟻地獄』還要繼續往裡面走才行，請加快腳步跟上來。」

魔鬼催促著他們往前。

「真奇怪啊，我們根本沒有選擇這個地獄啊。」

三個人都偏著頭想不通，很不甘願的跟著往裡面走。

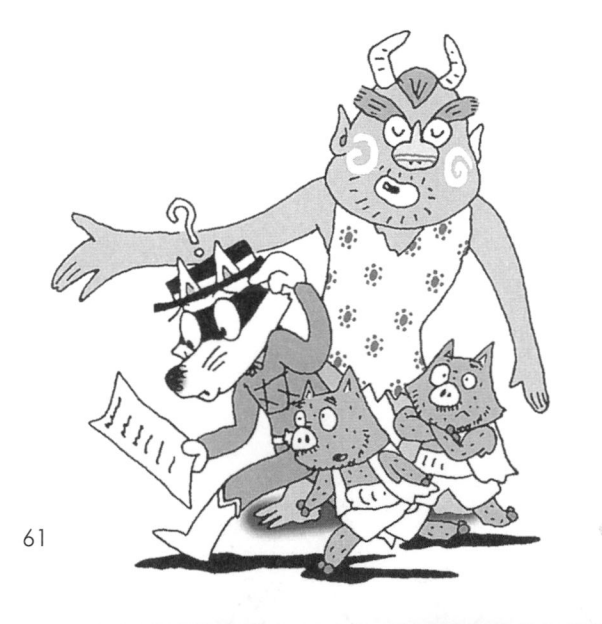

61

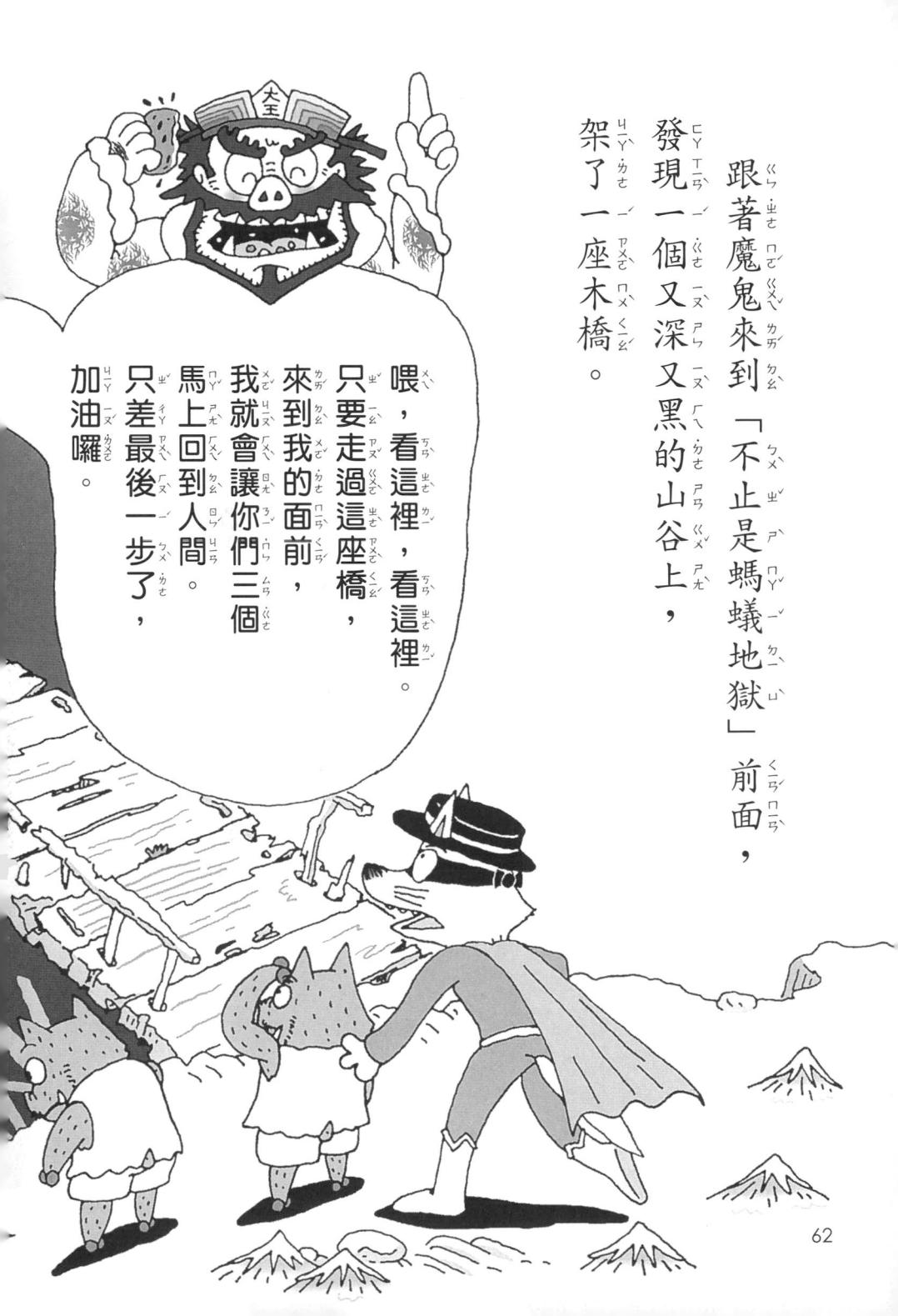

跟著魔鬼來到「不止是螞蟻地獄」前面，發現一個又深又黑的山谷上，架了一座木橋。

喂，看這裡，看這裡。

只要走過這座橋，來到我的面前，我就會讓你們三個馬上回到人間。

只差最後一步了，加油囉。

62

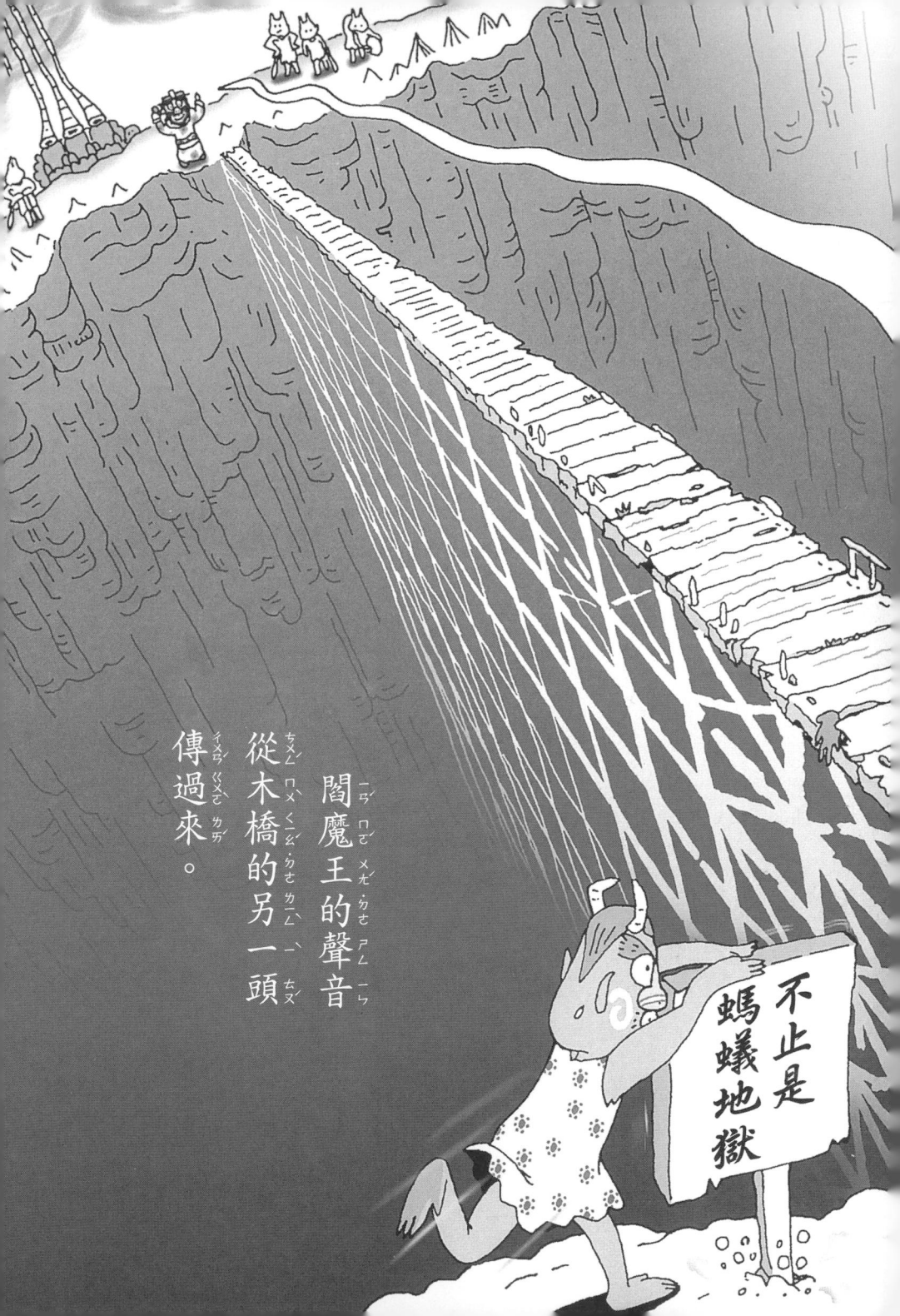

閻魔王的聲音
從木橋的另一頭
傳過來。

不止是螞蟻地獄

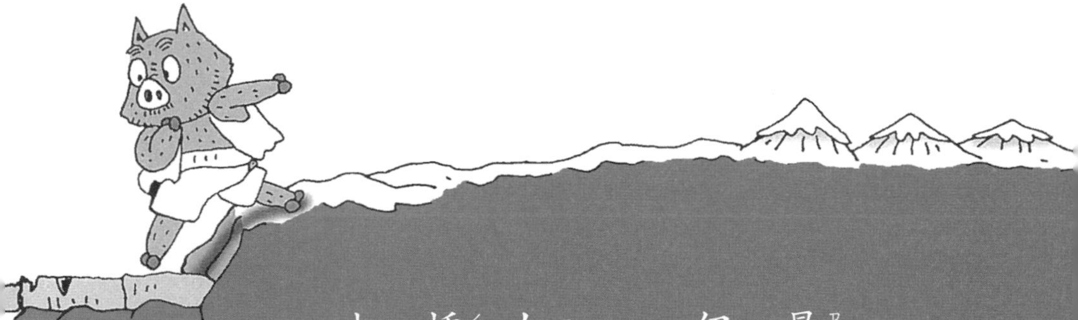

「什麼嘛，只是要走過這座橋而已嗎？

最後的地獄似乎有點太簡單了。」

伊豬豬說。

「不對，不對，這裡可是地獄。

如果掉下去，恐怕就很難再爬上來了。

橋上沒有欄杆，橋面上還長了會滑腳的青苔，

走起來可要小心啊。」

佐羅力小心翼翼的向橋面

64

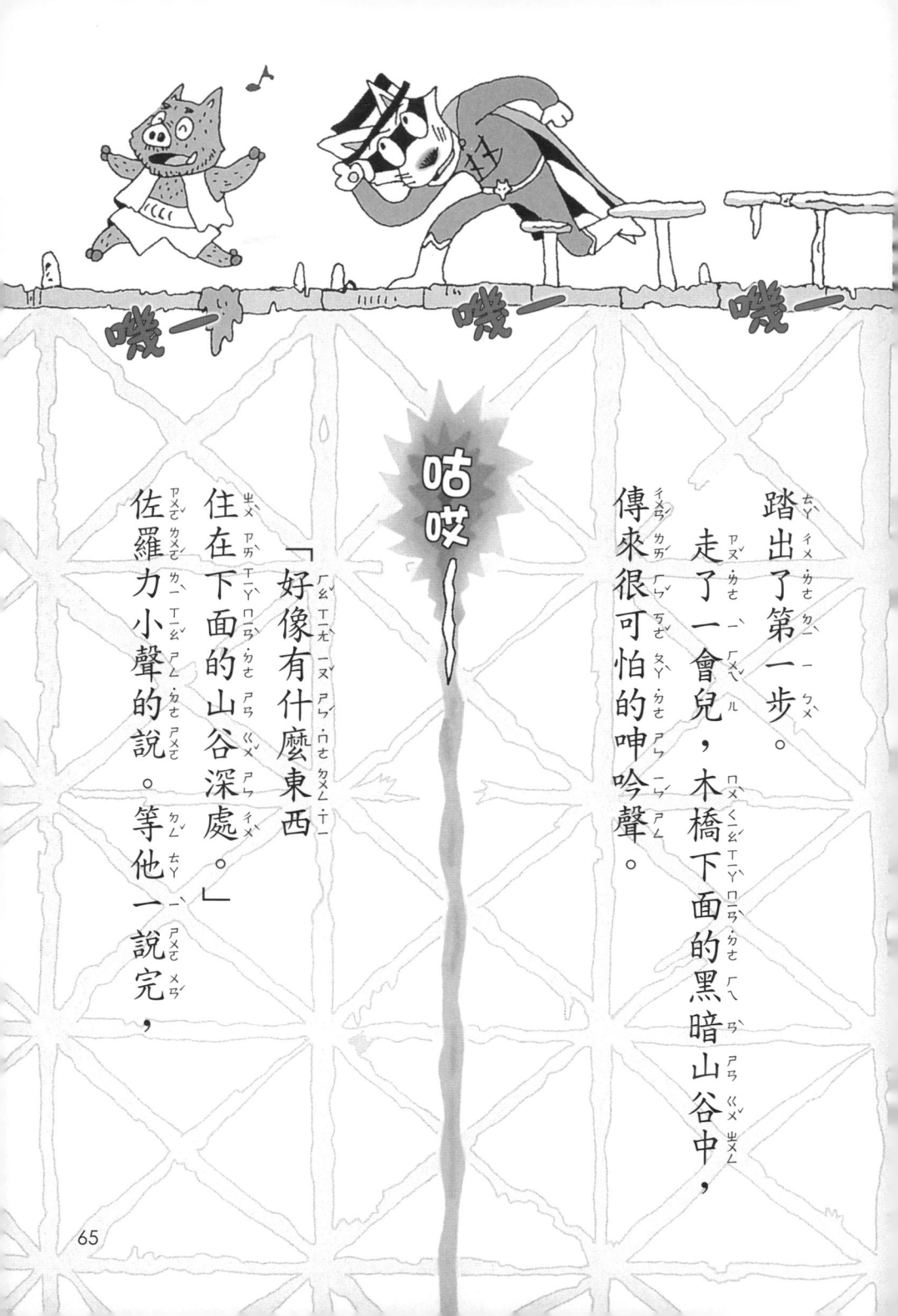

咚一　　　　　　咿一　　　　　咿一

咕哎一

踏出了第一步。

走了一會兒，木橋下面的黑暗山谷中，

傳來很可怕的呻吟聲。

「好像有什麼東西

住在下面的山谷深處。」

佐羅力小聲的說。等他一說完，

就聽到嘰嚕嘰嚕的聲音，一塊板子從天而降。

來自地獄的貼心小提醒①

☆你猜對了。

這個山谷中住了一個很可怕、很可怕的怪獸，而且牠已經餓很久了。

如果不小心掉進山谷，被怪獸吃下肚子，就會變成怪獸身體的一部分。

在下一個倒楣的亡者掉下去之前，就得餓著肚子，在山谷裡等上好幾十年。

喂，我聽到了很可怕的聲音。

呼呼呼呼

66

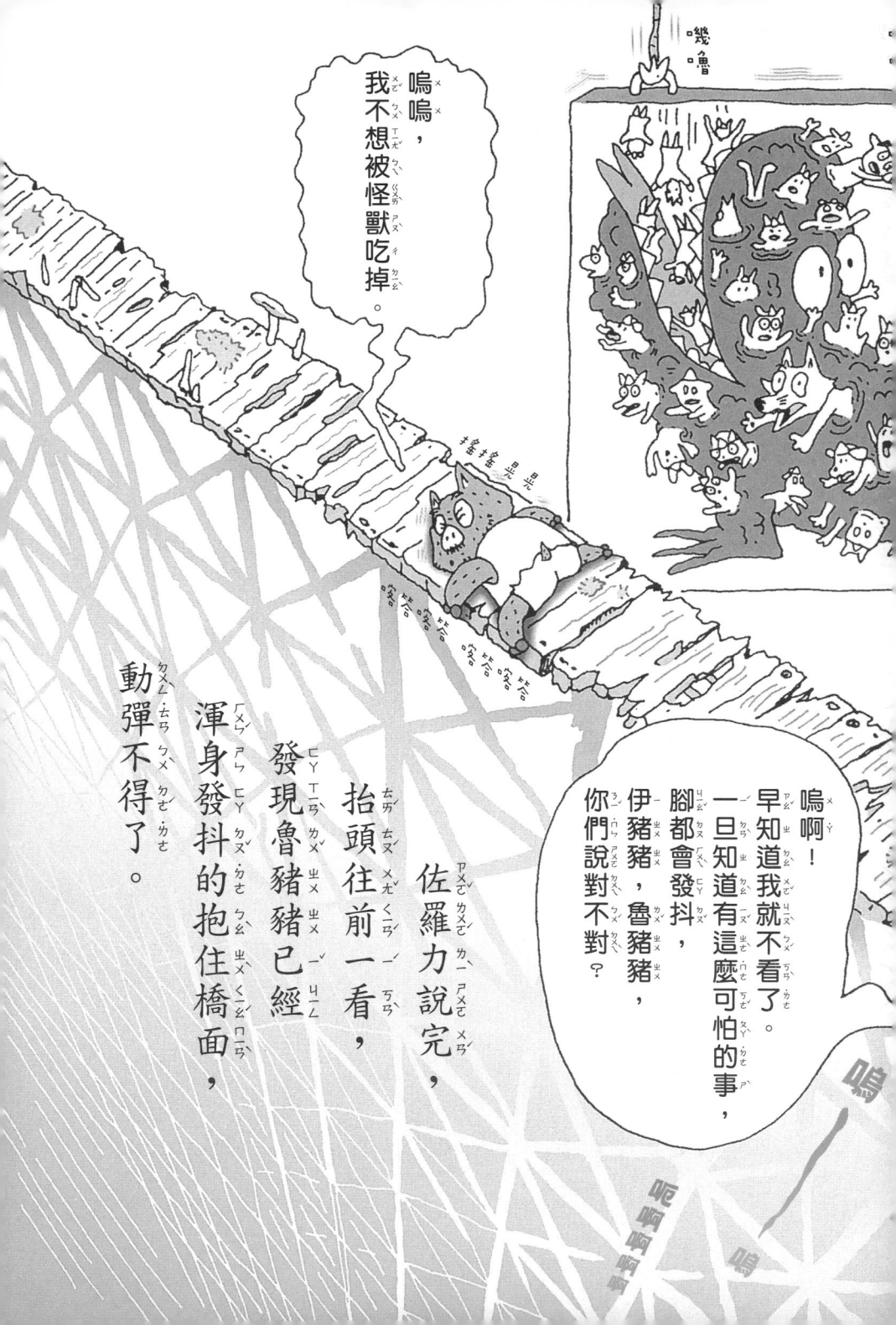

嗚嗚，我不想被怪獸吃掉。

幾魯

嗚啊！早知道我就不看了。一旦知道有這麼可怕的事，腳都會發抖，伊豬豬，魯豬豬，你們說對不對？

佐羅力說完，抬頭往前一看，發現魯豬豬已經渾身發抖的抱住橋面，動彈不得了。

嗚

呃嗚嗚嗚

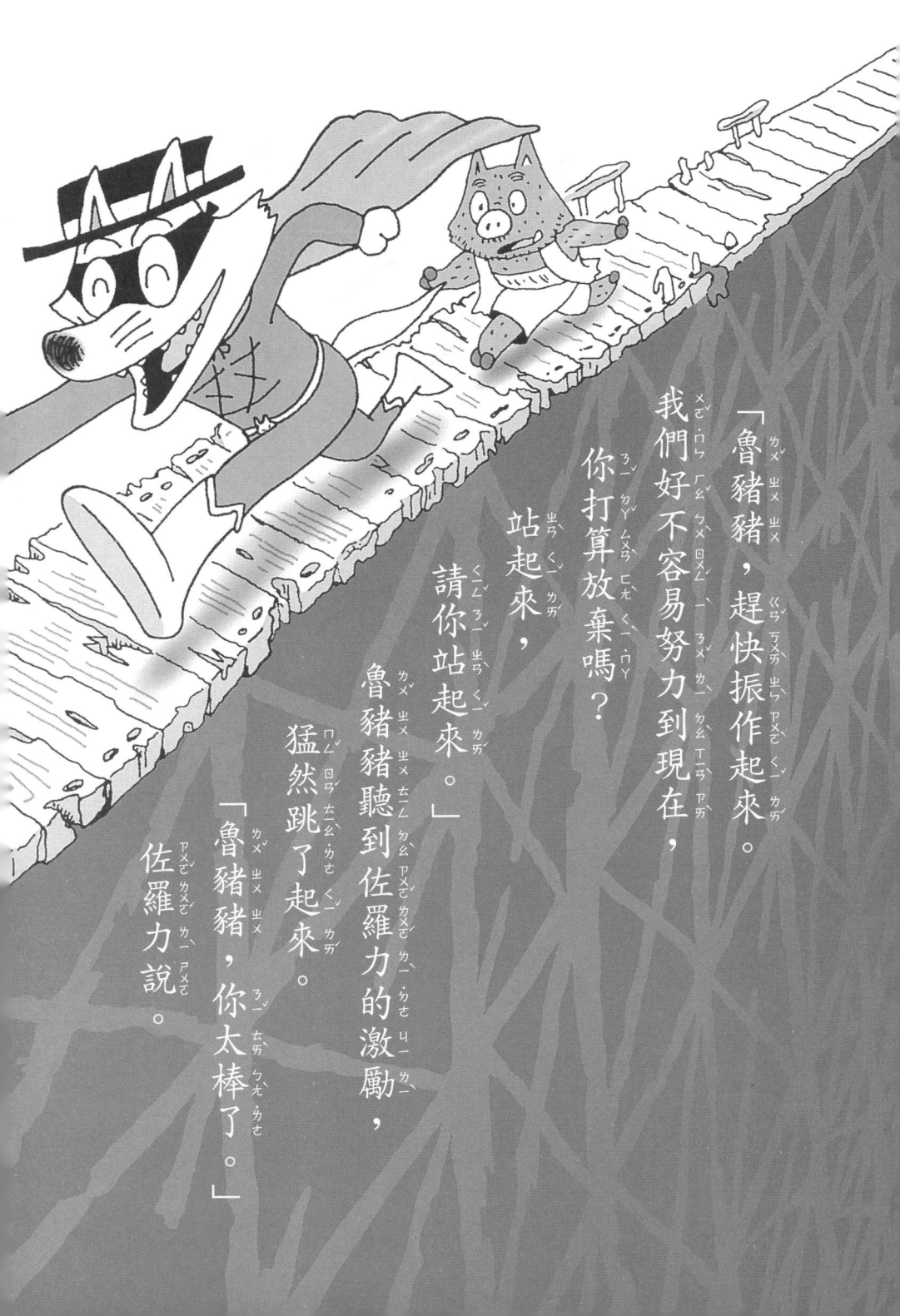

「魯豬豬，趕快振作起來。

我們好不容易努力到現在，

你打算放棄嗎？

站起來，請你站起來。」

魯豬豬聽到佐羅力的激勵，

猛然跳了起來。

「魯豬豬，你太棒了。」

佐羅力說。

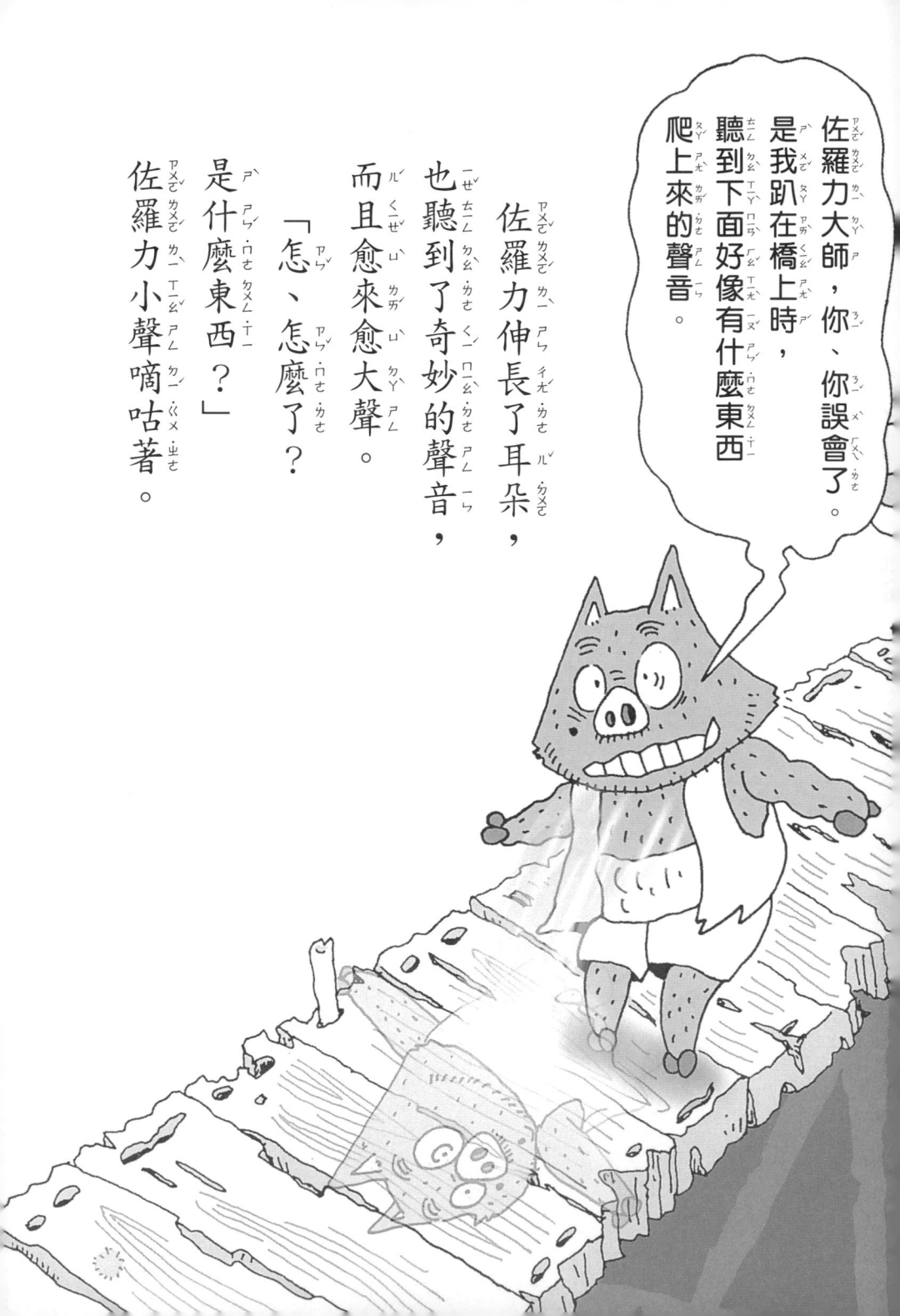

佐羅力大師，你、你誤會了。

是我趴在橋上時，

聽到下面好像有什麼東西

爬上來的聲音。

佐羅力伸長了耳朵，

也聽到了奇妙的聲音，

而且愈來愈大聲。

「怎、怎麼了？

是什麼東西？」

佐羅力小聲嘀咕著。

又有一塊牌子從天而降，出現在他們面前。

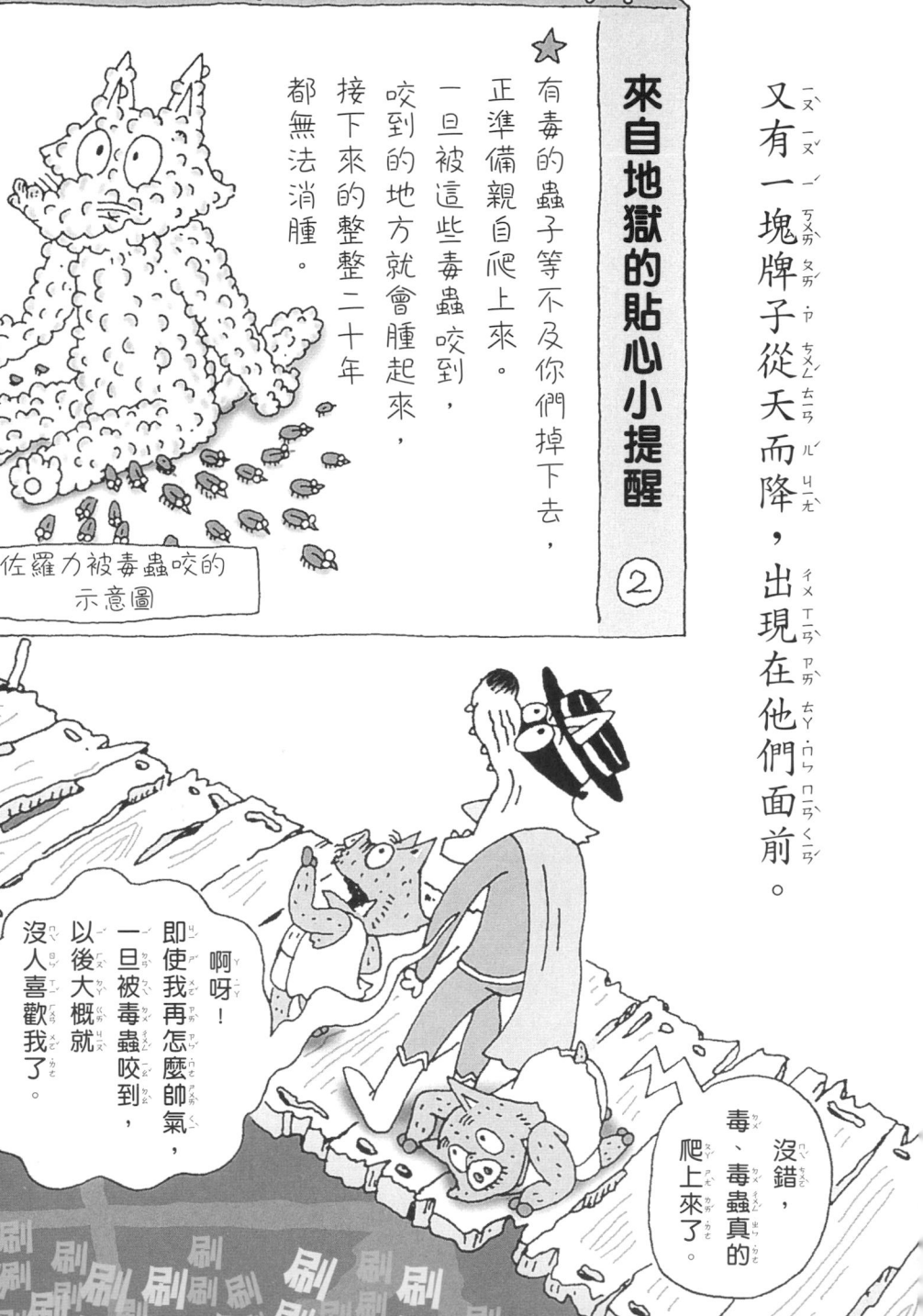

來自地獄的貼心小提醒 ②

★ 有毒的蟲子等不及你們掉下去，正準備親自爬上來。一旦被這些毒蟲咬到，咬到的地方就會腫起來，接下來的整整二十年都無法消腫。

佐羅力被毒蟲咬的
示意圖

啊呀！
即使我再怎麼帥氣，一旦被毒蟲咬到，以後大概就沒人喜歡我了。

沒錯，毒、毒蟲真的爬上來了。

幾
嚕

刷

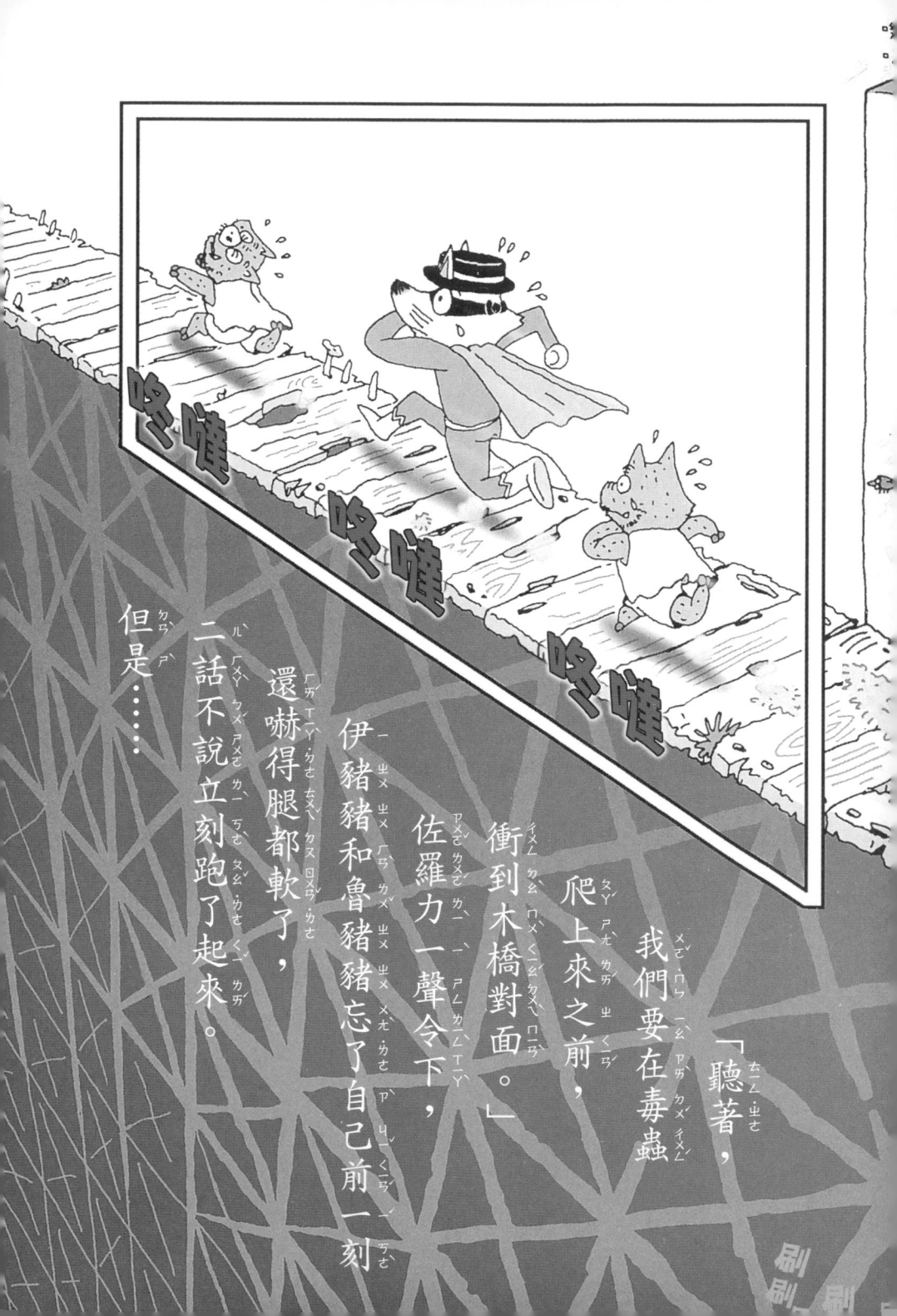

「聽著，

我們要在毒蟲

爬上來之前，

衝到木橋對面。」

佐羅力一聲令下，

伊豬豬和魯豬豬忘了自己前一刻

還嚇得腿都軟了，

二話不說立刻跑了起來。

但是……

咚噔

咚噔

咚噔

刷刷刷

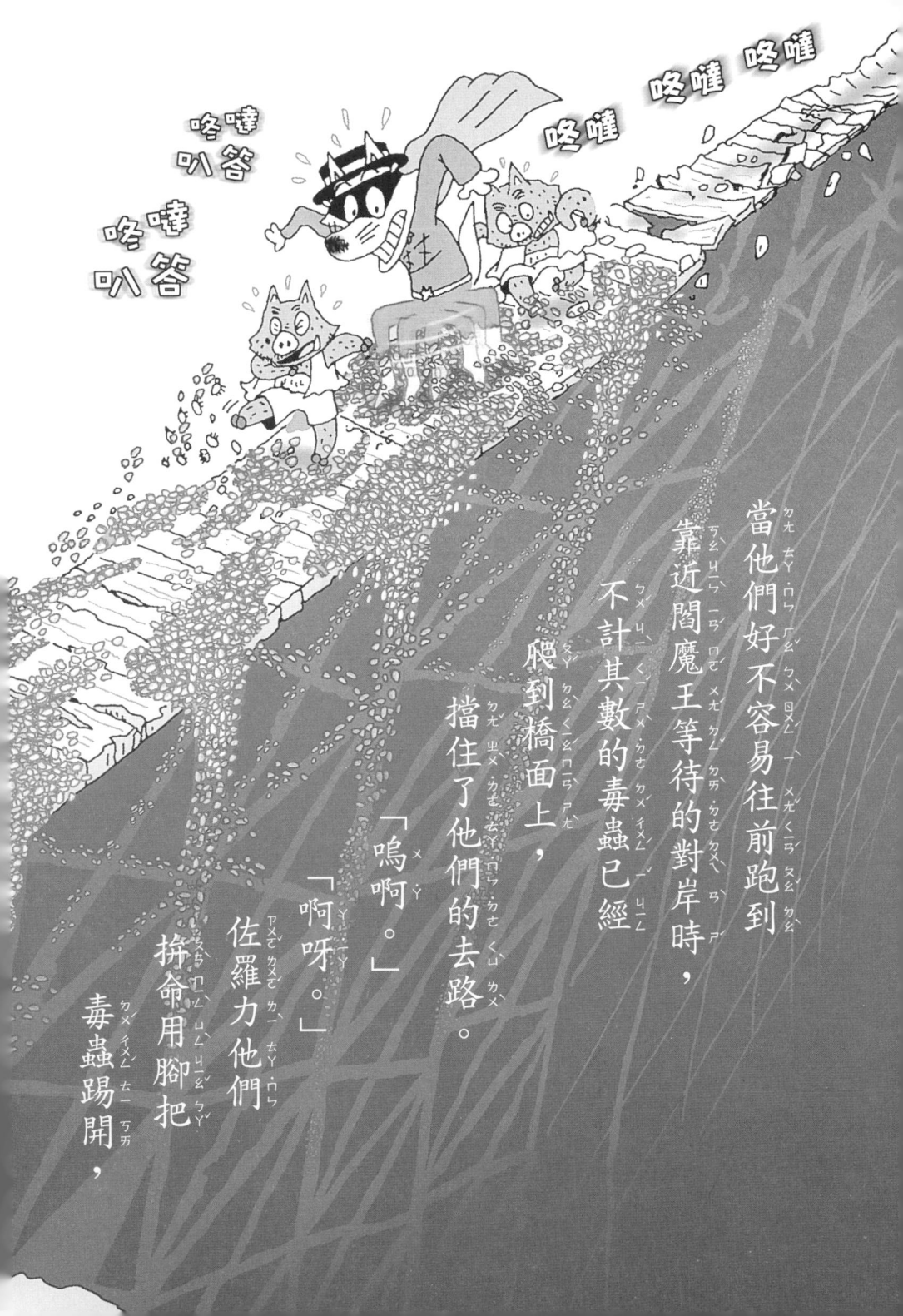

咚嗒 咚嗒 咚嗒

咚嗒
叭答

咚嗒
叭答

當他們好不容易往前跑到

靠近閻魔王等待的對岸時，

不計其數的毒蟲已經

爬到橋面上，

擋住了他們的去路。

「啊呀。」

「嗚啊。」

佐羅力他們

拚命用腳把

毒蟲踢開，

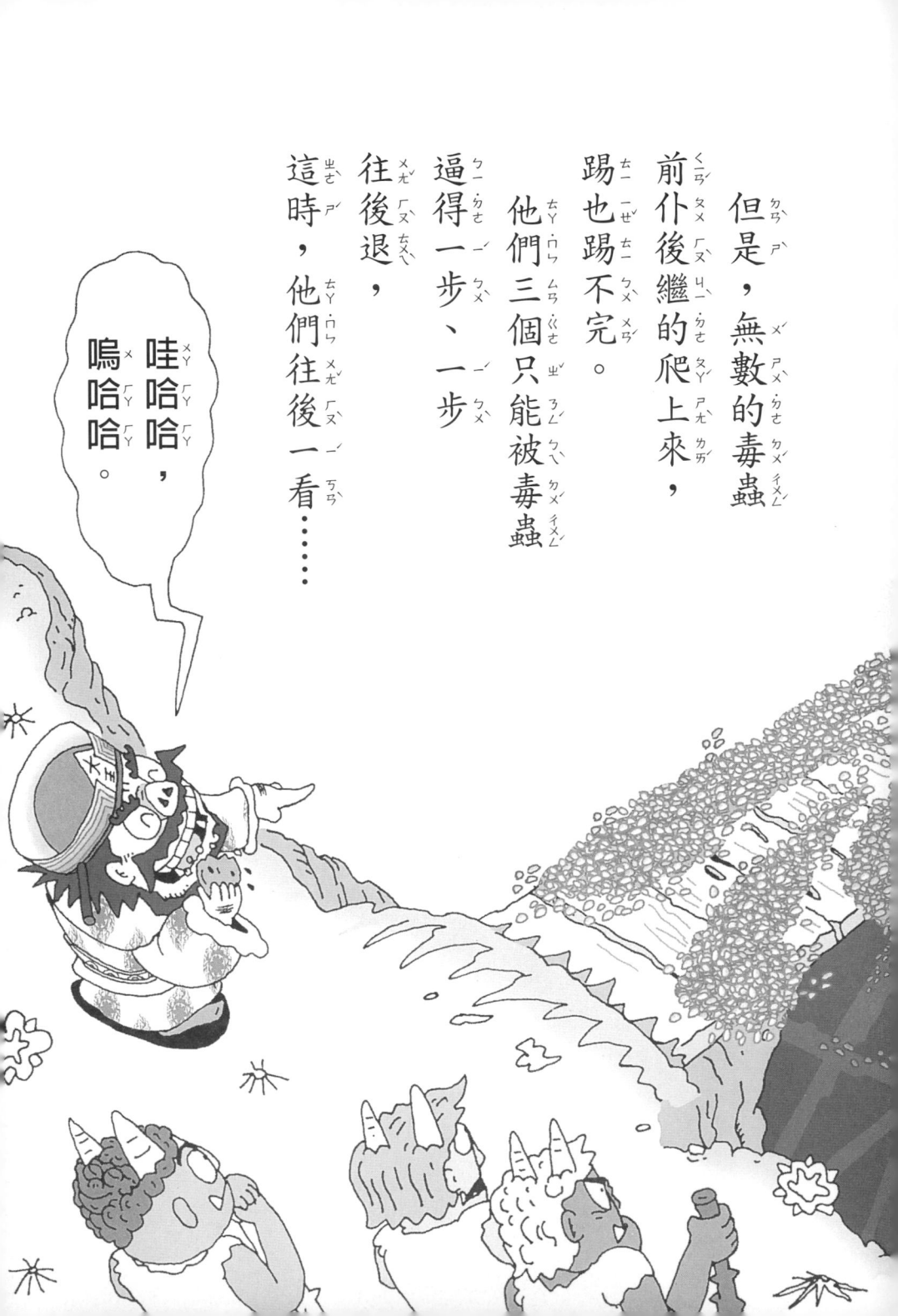

但是，無數的毒蟲前仆後繼的爬上來，踢也踢不完。

他們三個只能被毒蟲逼得一步、一步往後退，

這時，他們往後一看……

哇哈哈，嗚哈哈哈。

發現後面已經無路可退了。

「為、為什麼！」

佐羅力大驚失色，臉色發白。

「這座橋年久失修，

早就快不行了，

你們三個人剛才

這麼用力跑過來，

橋當然會斷掉。

你們已經沒有退路了，

沒什麼好猶豫了，趕快過來我這裡吧。」

閻魔王得意洋洋的露出奸笑。

但是，佐羅力滿頭大汗的忙著把毒蟲踢開，根本沒辦法向前走一步。

就在這時，

「燙死了，燙死了。」

魯豬豬突然大叫起來。

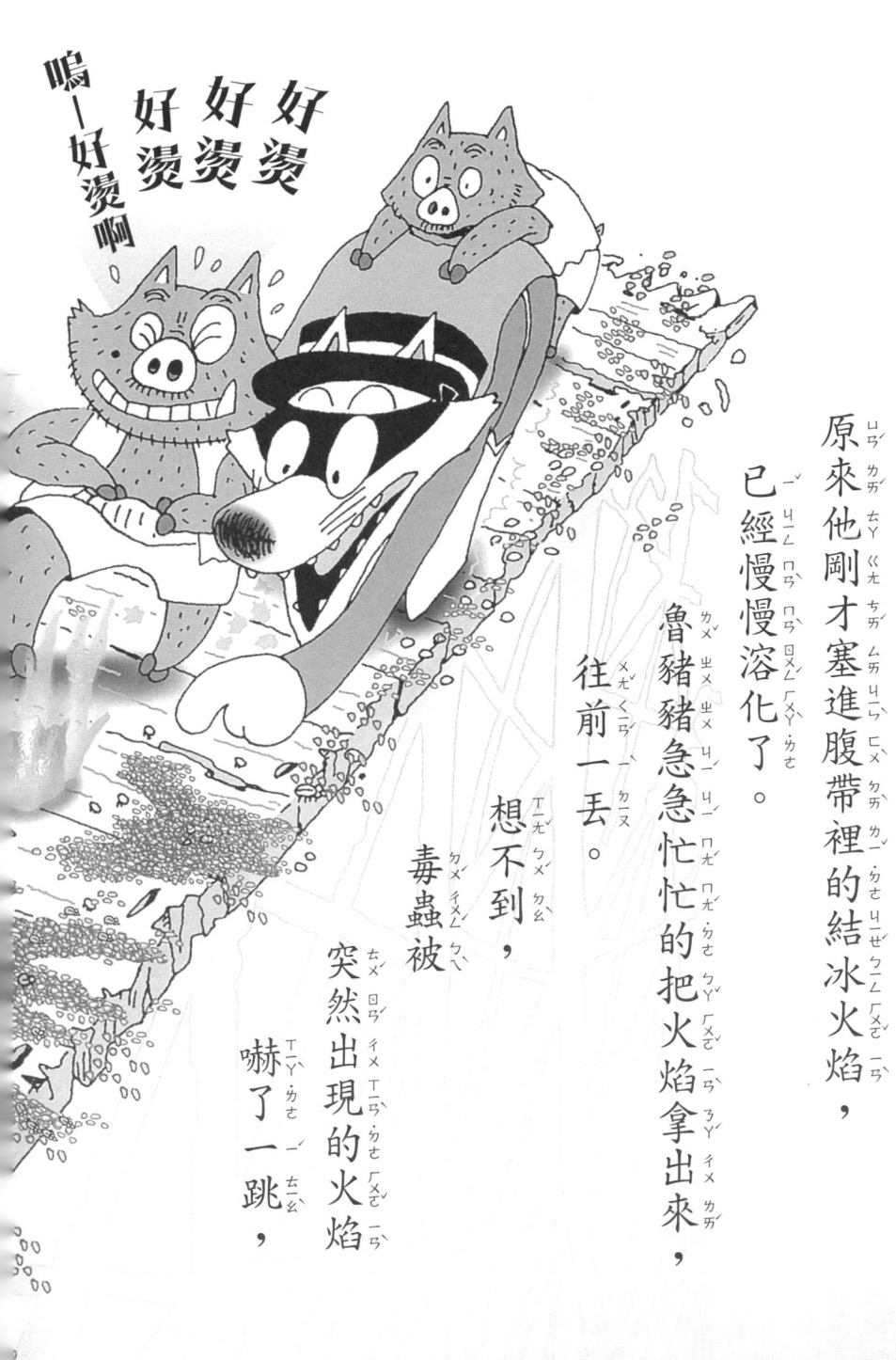

好燙

好燙

好燙

嗚—好燙啊

原來他剛才塞進腹帶裡的結冰火焰，

已經慢慢溶化了。

魯豬豬急急忙忙的把火焰拿出來，

往前一丟。

想不到，

毒蟲被

突然出現的火焰

嚇了一跳，

紛紛掉頭逃跑了。

就這樣，

佐羅力三人的面前

出現了一條路。

「魯豬豬，你太棒了，

我們終於通過

第七個地獄的考驗了！」

正當佐羅力他們準備向前

踏出一步時，

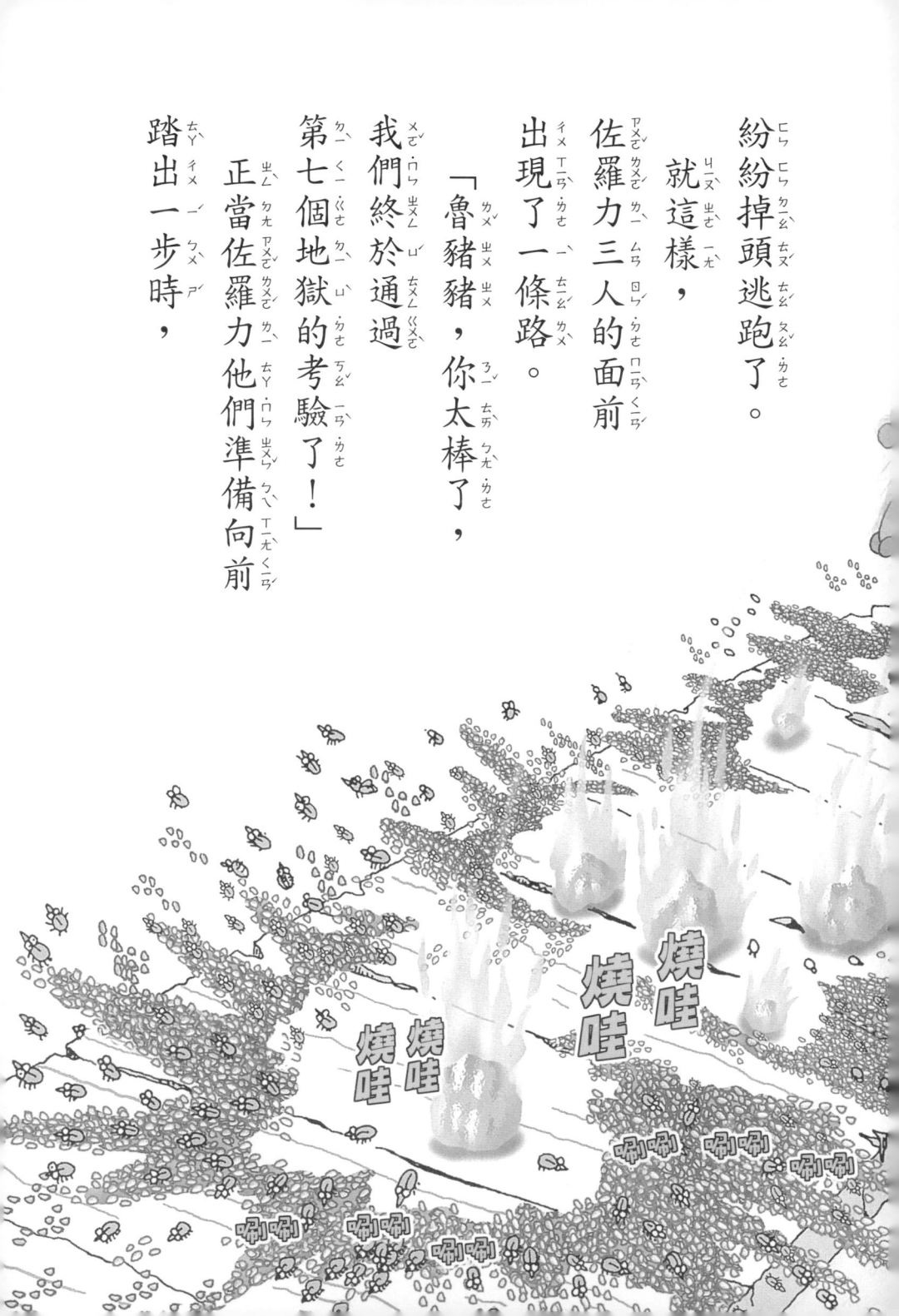

燒哇

燒哇

燒哇

燒哇

唰唰 唰唰 唰唰

唰唰 唰唰 唰唰

沒想到，火焰很快就燒著了他們腳下的木橋。

可能是木橋太乾燥了，火一下子全部燒了起來。

轉眼間，木橋就被火焰包圍了，連同站在橋上的佐羅力他們，一起掉向山谷。

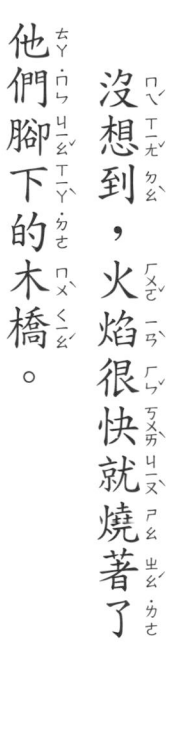

嗚哇——

嗚啊！

轟轟轟隆隆隆隆

別急，請等一下！

哇哈哈哈哈。

各位讀者，事情就是這樣，這次的故事就是〈怪傑佐羅力〉。

在山谷下被毒蟲咬得面目全非，被怪獸吞下肚，帶著醜陋的樣子活了好幾百年，如果你不想遭遇這麼可怕的事，千萬要記住，不可以做壞事，不做壞事就不會下地獄了。

哇哈哈哈哈。

唔？

大王

大王

轟隆──

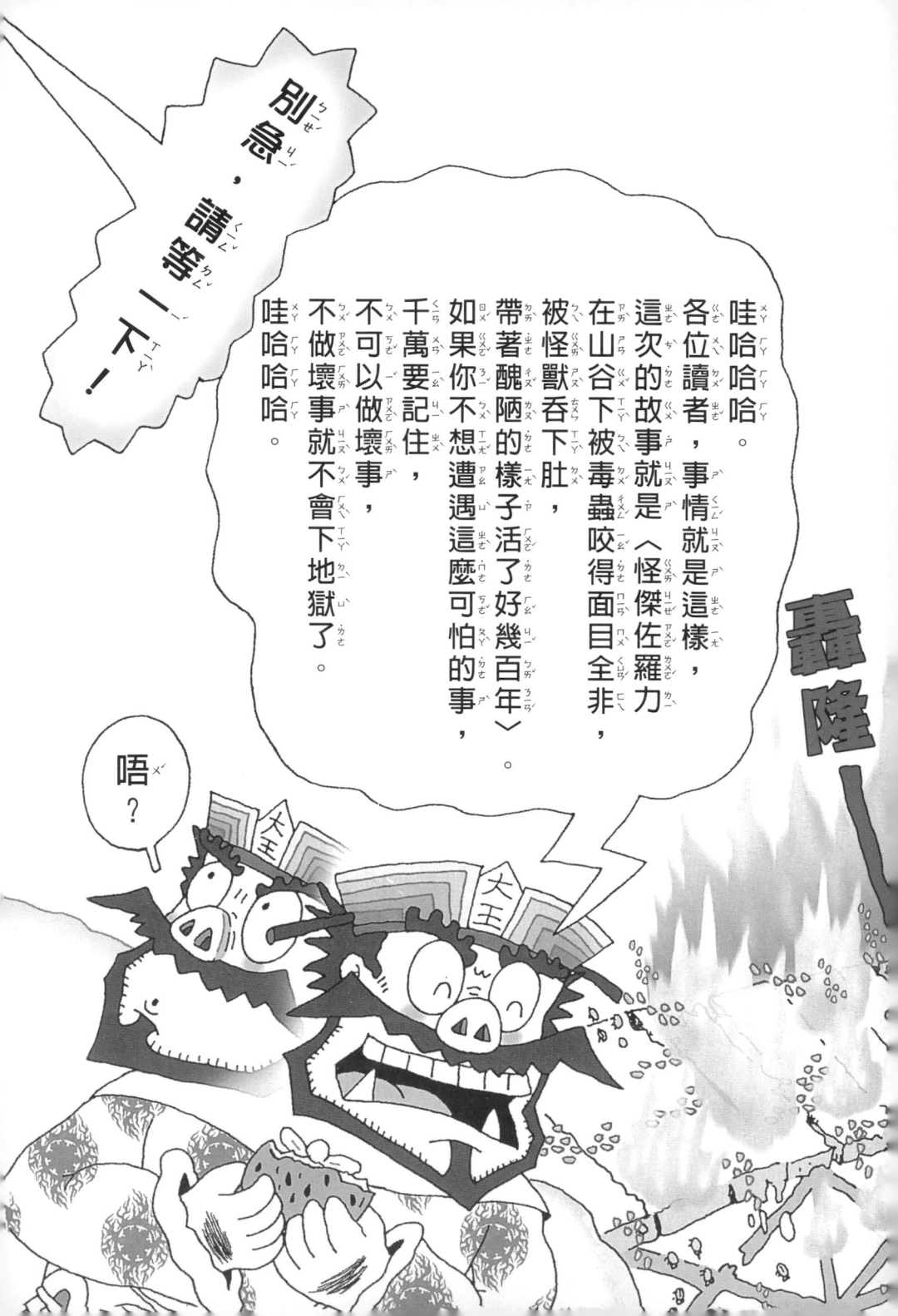

這時，佐羅力媽媽突然出現了，

她用天使的光環把佐羅力三人從山谷下救了起來。

「你在幹什麼？

這裡是地獄，

地獄有地獄的規矩，

天堂的天使怎麼可以

隨隨便便跑來這裡，

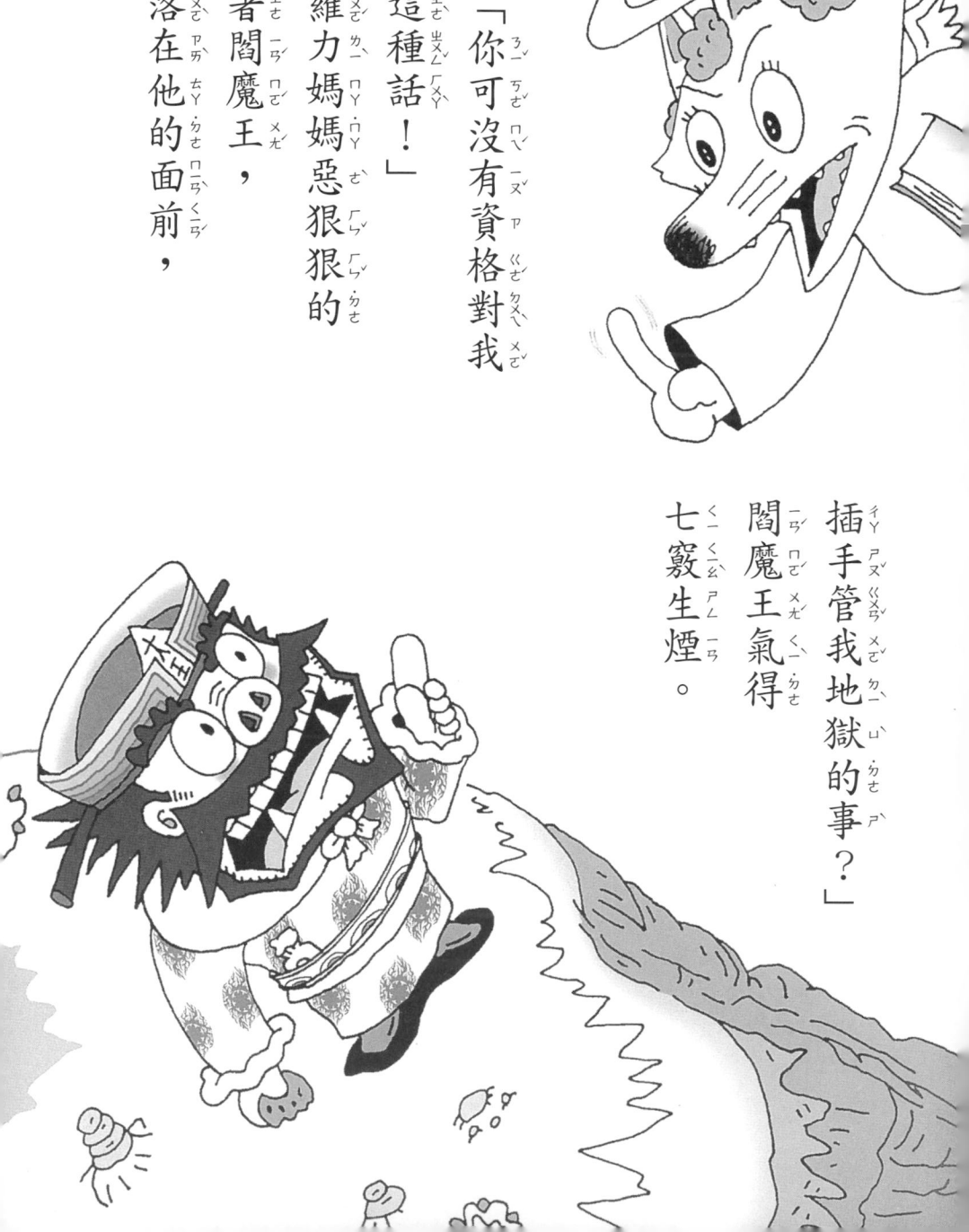

「你可沒有資格對我
說這種話！」

佐羅力媽媽惡狠狠的
瞪著閻魔王，
降落在他的面前，

插手管我地獄的事？」

閻魔王氣得
七竅生煙。

「我就在懷疑，我們家的佐羅力怎麼會這麼早就死了，其中絕對有問題，所以我就去查了這個。」

佐羅力媽媽把手上的《閻魔帳》遞到閻魔王面前。

「哼，那你也看到閻魔帳上有你兒子的名字了吧？

即使母愛的力量再偉大，

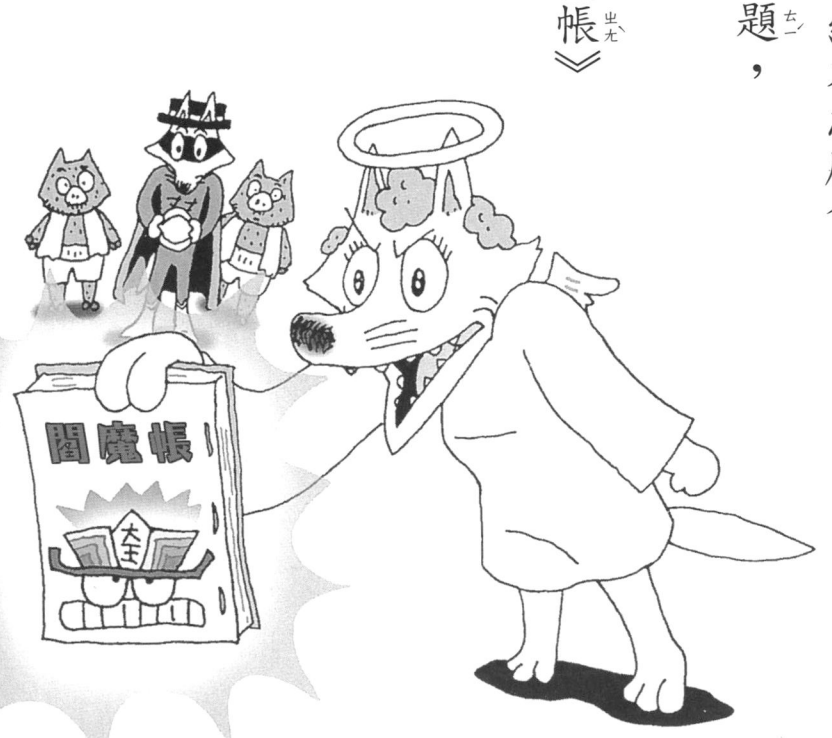

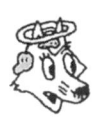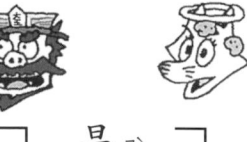

也沒辦法隨隨便便就

改變地獄的規矩。」

閻魔王氣鼓鼓的

對佐羅力媽媽說。

「我問你，你在看這本《閻魔帳》時，

是不是在吃芝麻仙貝？」

「哼，不用你管，我有沒有吃芝麻仙貝，

和你沒關係！」

「你錯了，和我大有關係。你自己看了就知道！」

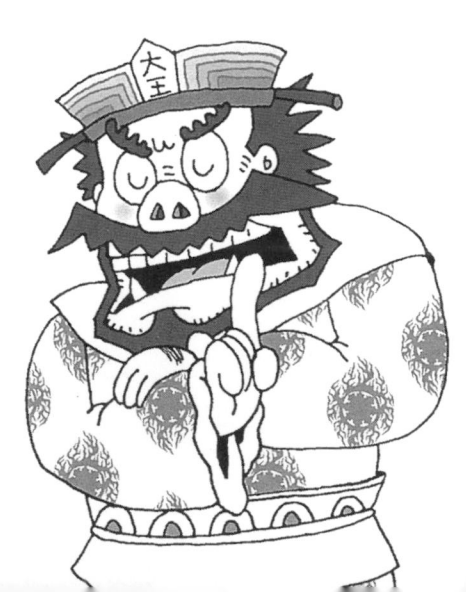

佐羅力媽媽把《閻魔帳》翻到寫著佐羅力名字的那一頁，然後用力拍了一下。

結果發生了什麼事呢？

最上面的那個「佐」字，左邊的人字部首竟然一下子掉了下來。

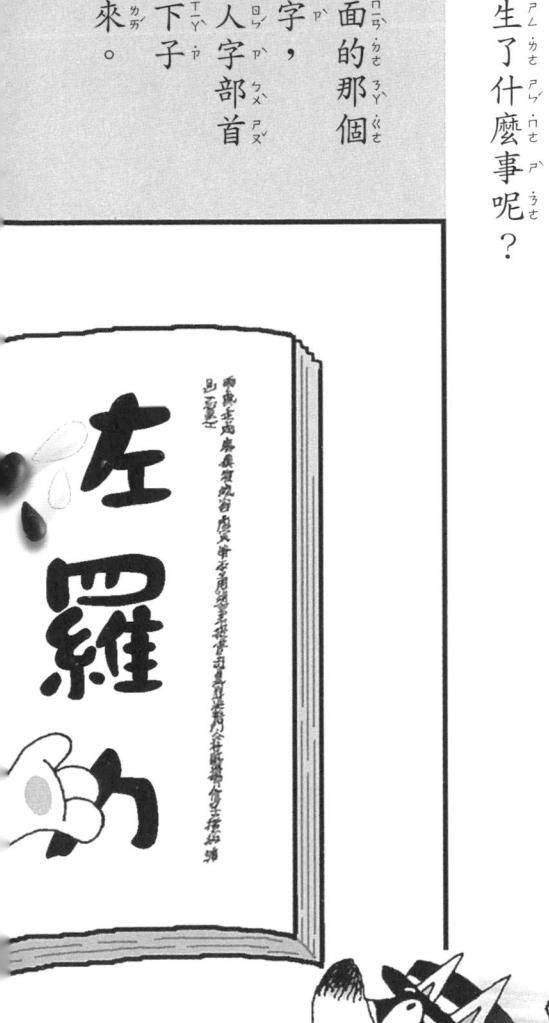

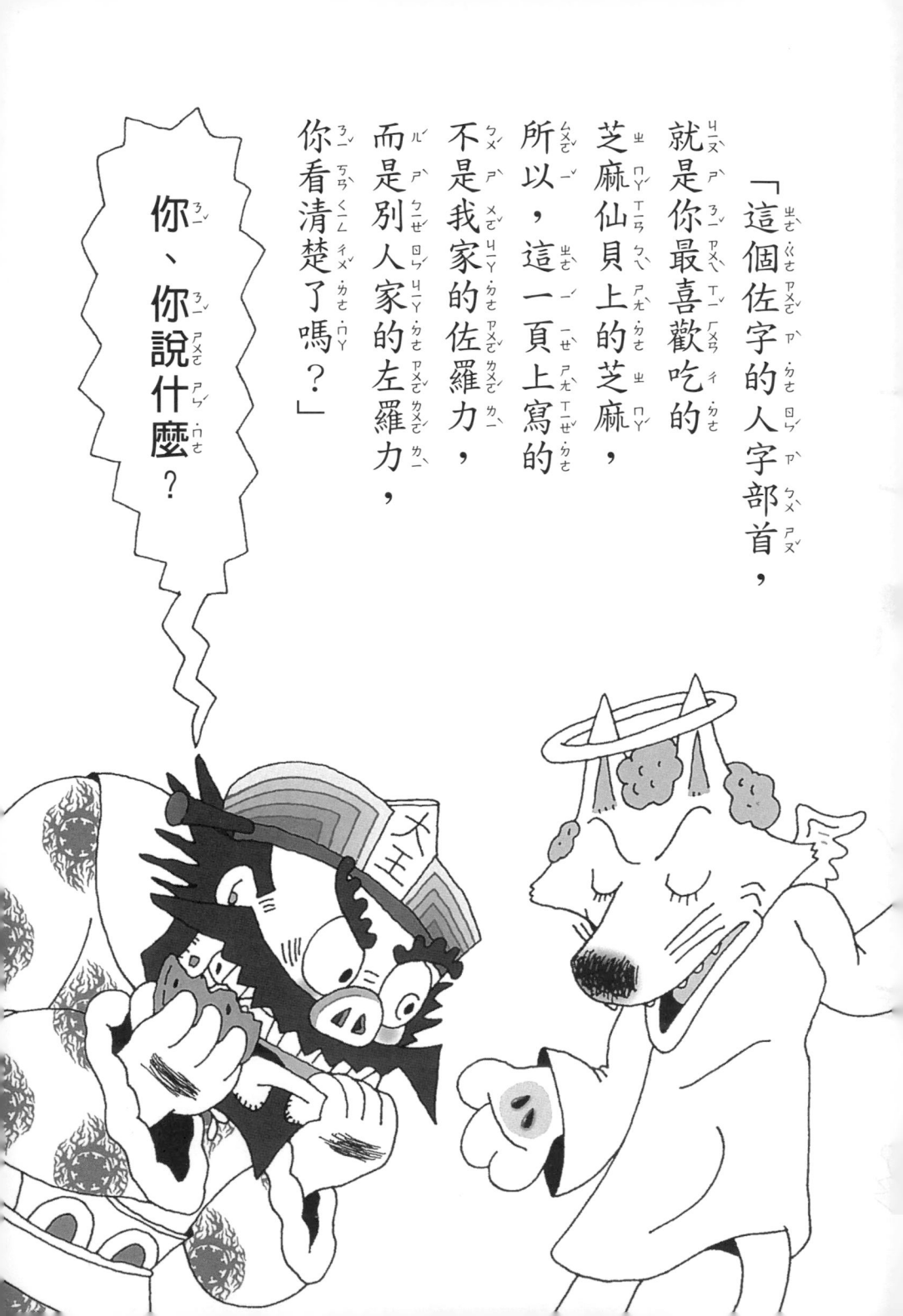

「這個佐字的人字部首，

就是你最喜歡吃的

芝麻仙貝上的芝麻，

所以，這一頁上寫的

不是我家的佐羅力，

而是別人家的左羅力，

你看清楚了嗎？」

你、你說什麼？

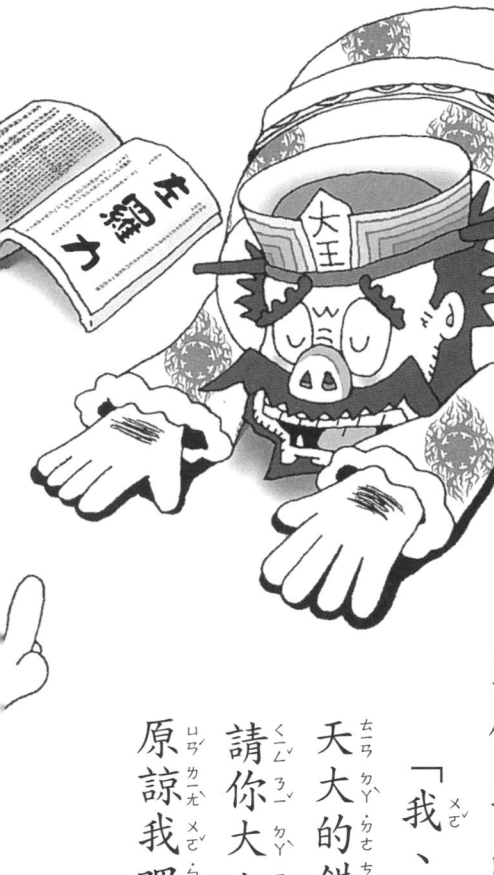

閻魔王從佐羅力媽媽手上搶過《閻魔帳》，仔細看了半天。

「左」字的左側果然還可以清清楚楚的看到芝麻留下的油漬。

「我、我真是犯下了天大的錯誤，請你大人有大量，原諒我吧！」

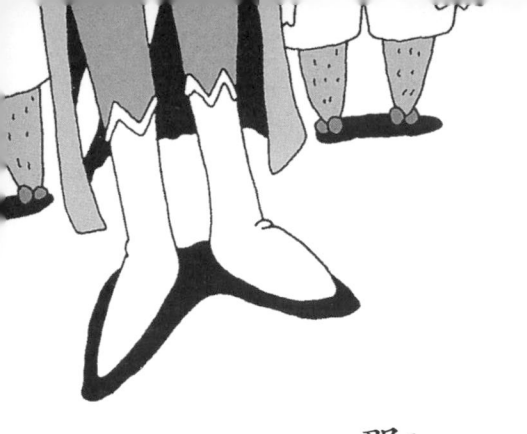

閻魔王原本紅通通的臉，一下子變得鐵青，不停的向佐羅力媽媽道歉。

「既然你知道是自己錯了，那就趕快讓佐羅力他們活下去吧。」

佐羅力媽媽對閻魔王說完，轉頭看著佐羅力他們說：

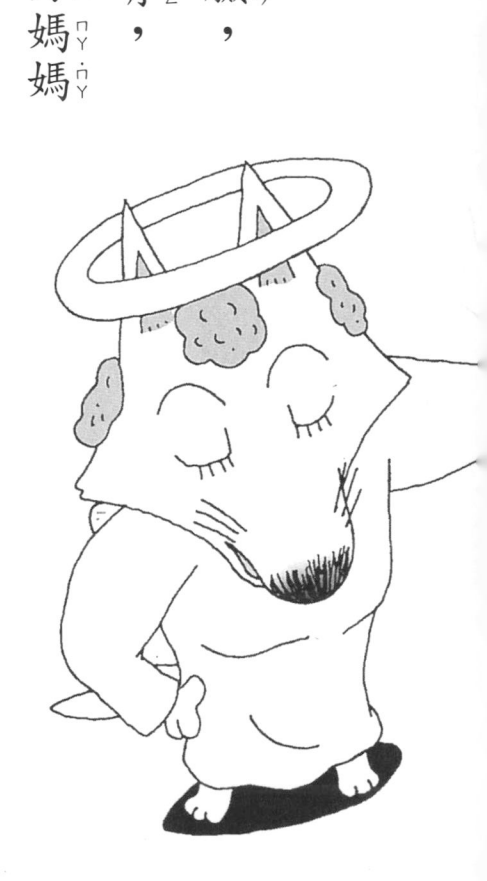

我知道你們為了繼續活下去而努力奮鬥，你們都是優秀的孩子。

佐羅力，等你回到人間之後，一定要努力完成自己的夢想。

我之前也曾經告訴過你，即使努力之後，失敗也沒有關係。

在你度過一個無怨無悔的人生之後，歡迎你來找媽媽。媽媽和你約好囉。

這是媽媽最大的心願。

媽媽說完後，

緊緊的抱住佐羅力很久很久，

還在他的臉上親一下。

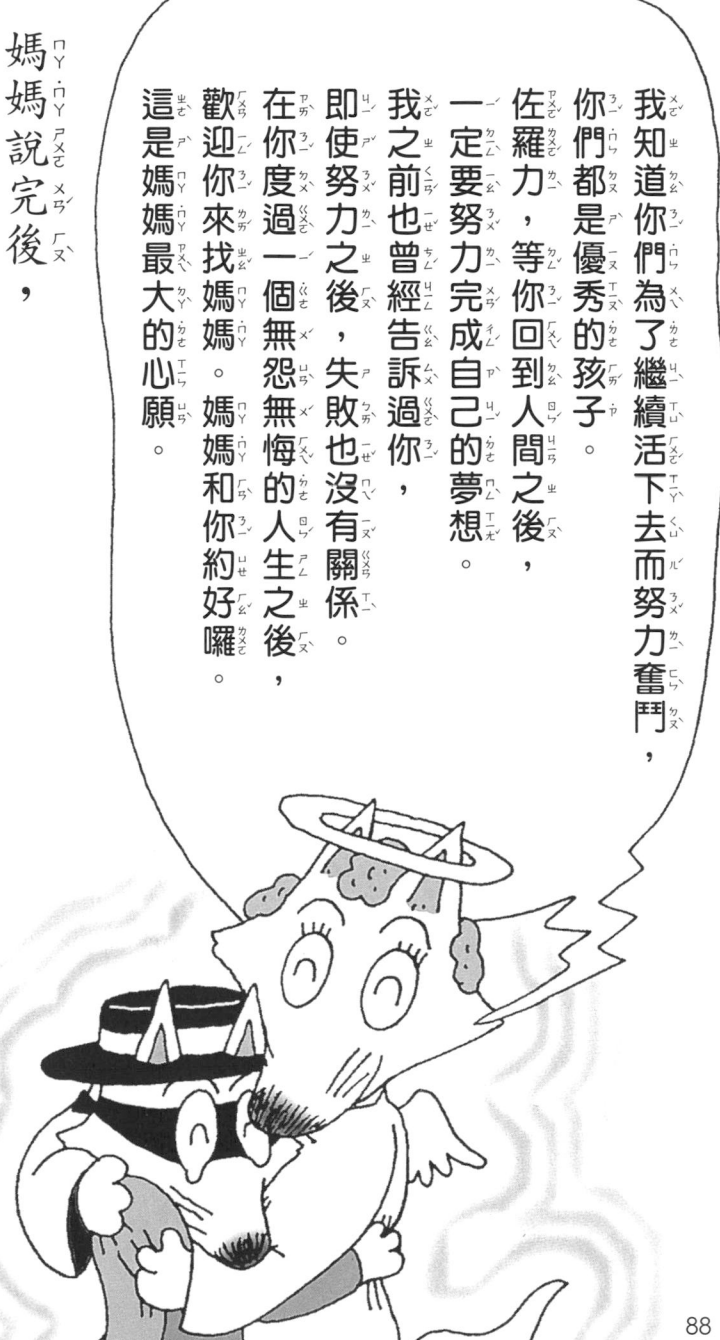

88

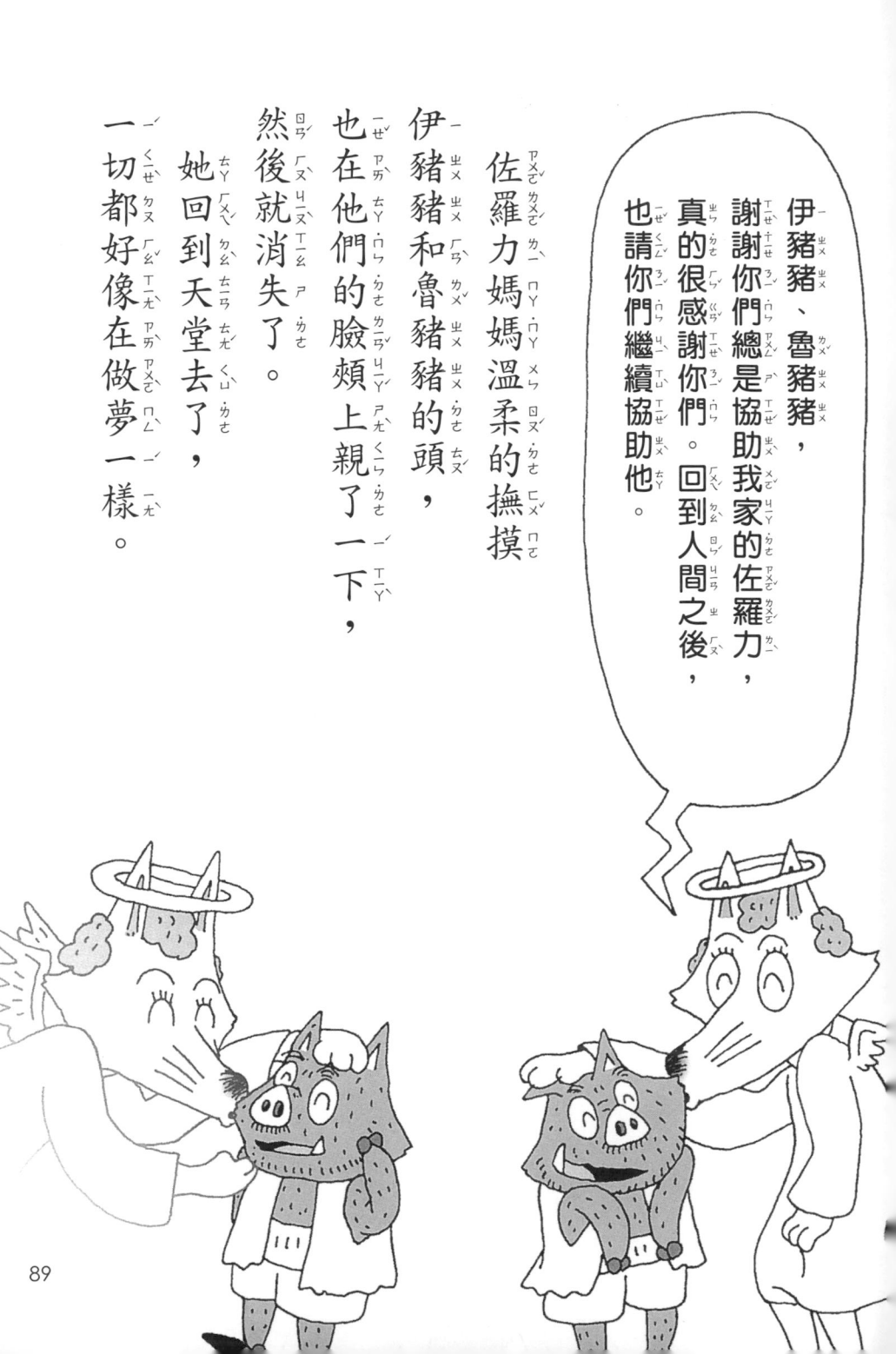

伊豬豬、魯豬豬，謝謝你們總是協助我家的佐羅力，真的很感謝你們。回到人間之後，也請你們繼續協助他。

佐羅力媽媽溫柔的撫摸伊豬豬和魯豬豬的頭，也在他們的臉頰上親了一下，然後就消失了。

她回到天堂去了，一切都好像在做夢一樣。

告別了媽媽之後，

閻魔王讓佐羅力他們坐在回到人間的機器上，

然後，小聲的對他們說：

如果被天上的神明知道我犯了錯，

我恐怕就會丟飯碗，不能再當閻魔王了。

拜託你們，

可不可以請你們回到人間之後，

把那個壓扁你們的章魚燒吃完，

不要留下任何證據？

閻魔王合起雙手，

拜託他們。

90

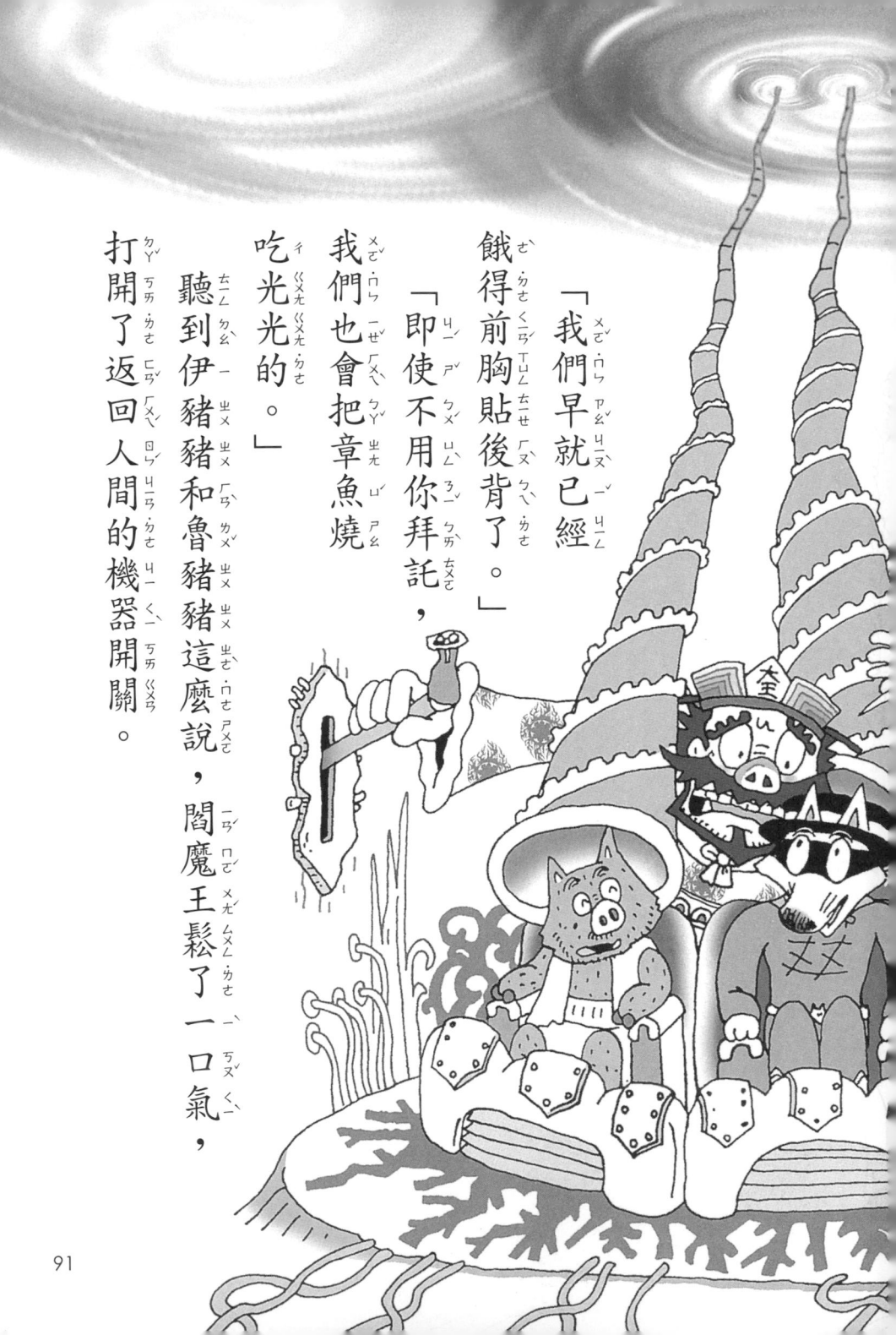

「我們早就已經餓得前胸貼後背了。」

「即使不用你拜託，我們也會把章魚燒吃光光的。」

聽到伊豬豬和魯豬豬這麼說，閻魔王鬆了一口氣，打開了返回人間的機器開關。

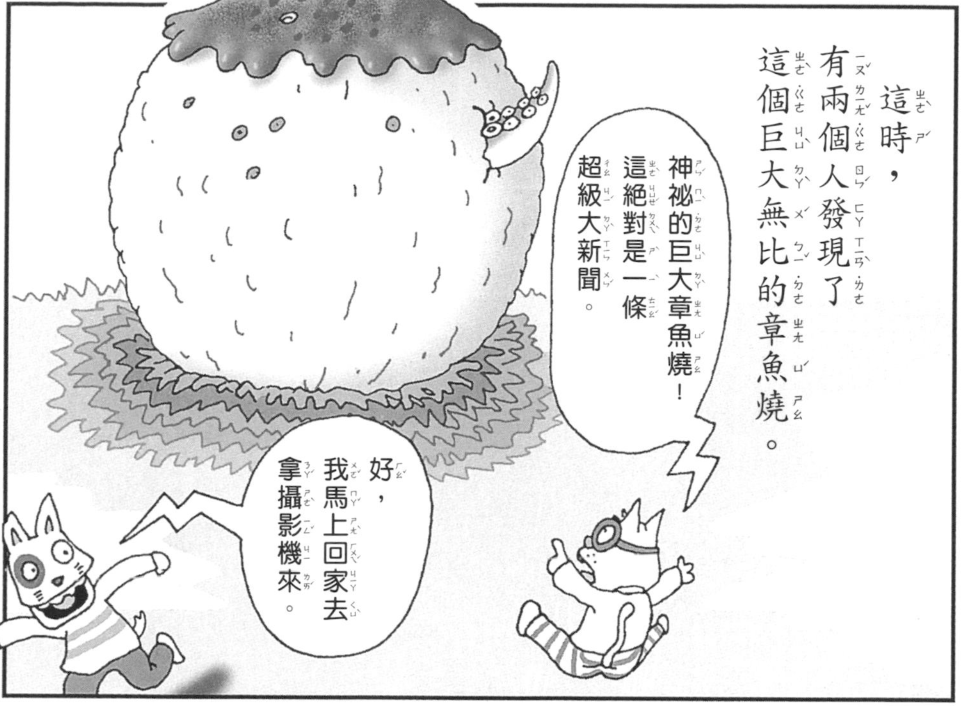

這時，有兩個人發現了這個巨大無比的章魚燒。

神祕的巨大章魚燒！這絕對是一條超級大新聞。

好，我馬上回家去拿攝影機來。

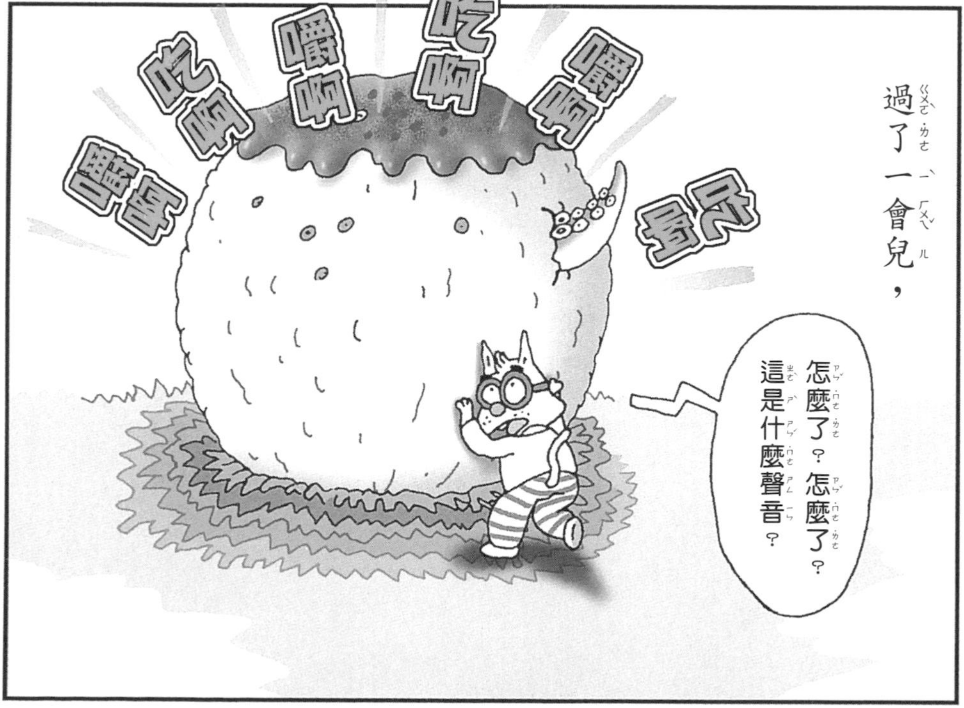

過了一會兒，

吃啊
嚼啊
吃啊
吃啊
嚼啊
轟隆
轟隆

怎麼了？怎麼了？這是什麼聲音？

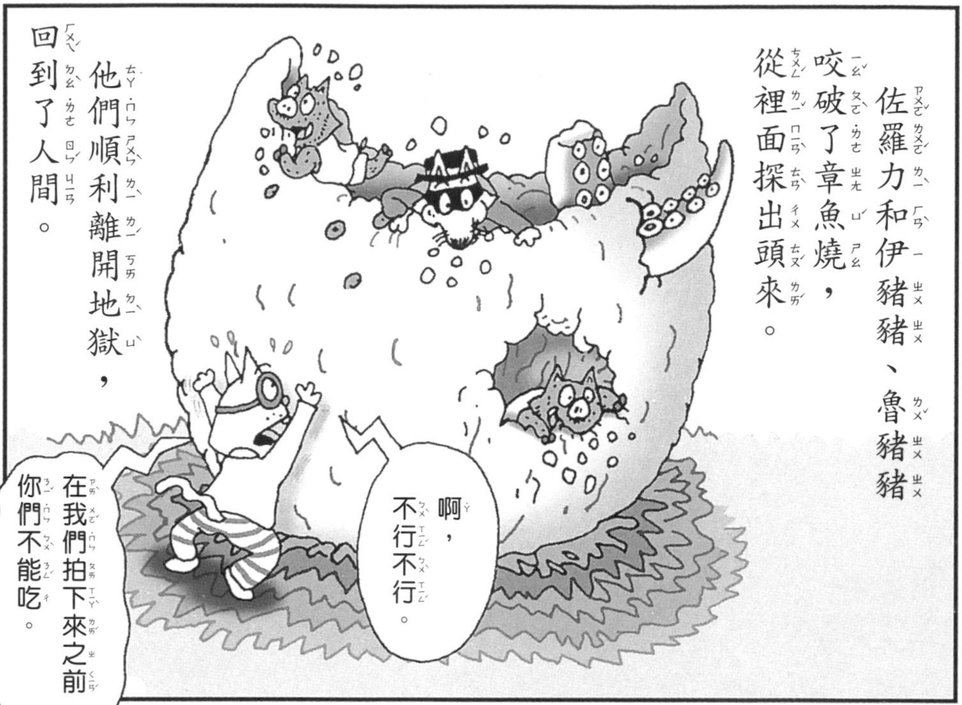

佐羅力和伊豬豬、魯豬豬咬破了章魚燒，從裡面探出頭來。

他們順利離開地獄，回到了人間。

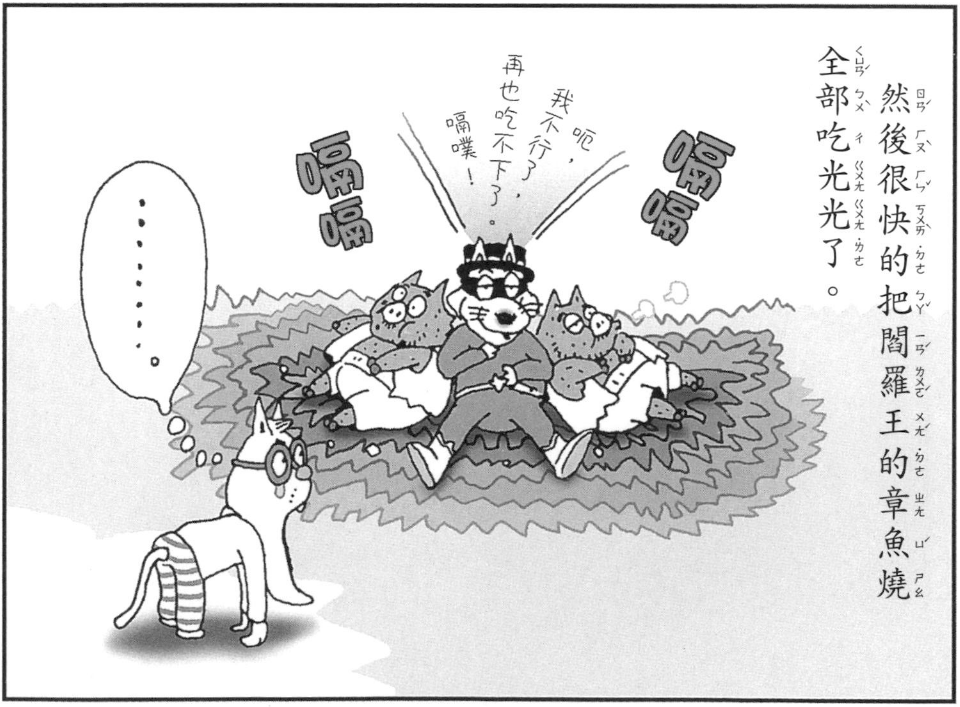

啊，不行不行。

在我們拍下來之前，你們不能吃。

然後很快的把閻羅王的章魚燒全部吃光光了。

呃，我不行了，再也吃不下了。嗝噗！

嗝嗝

嗝嗝

……

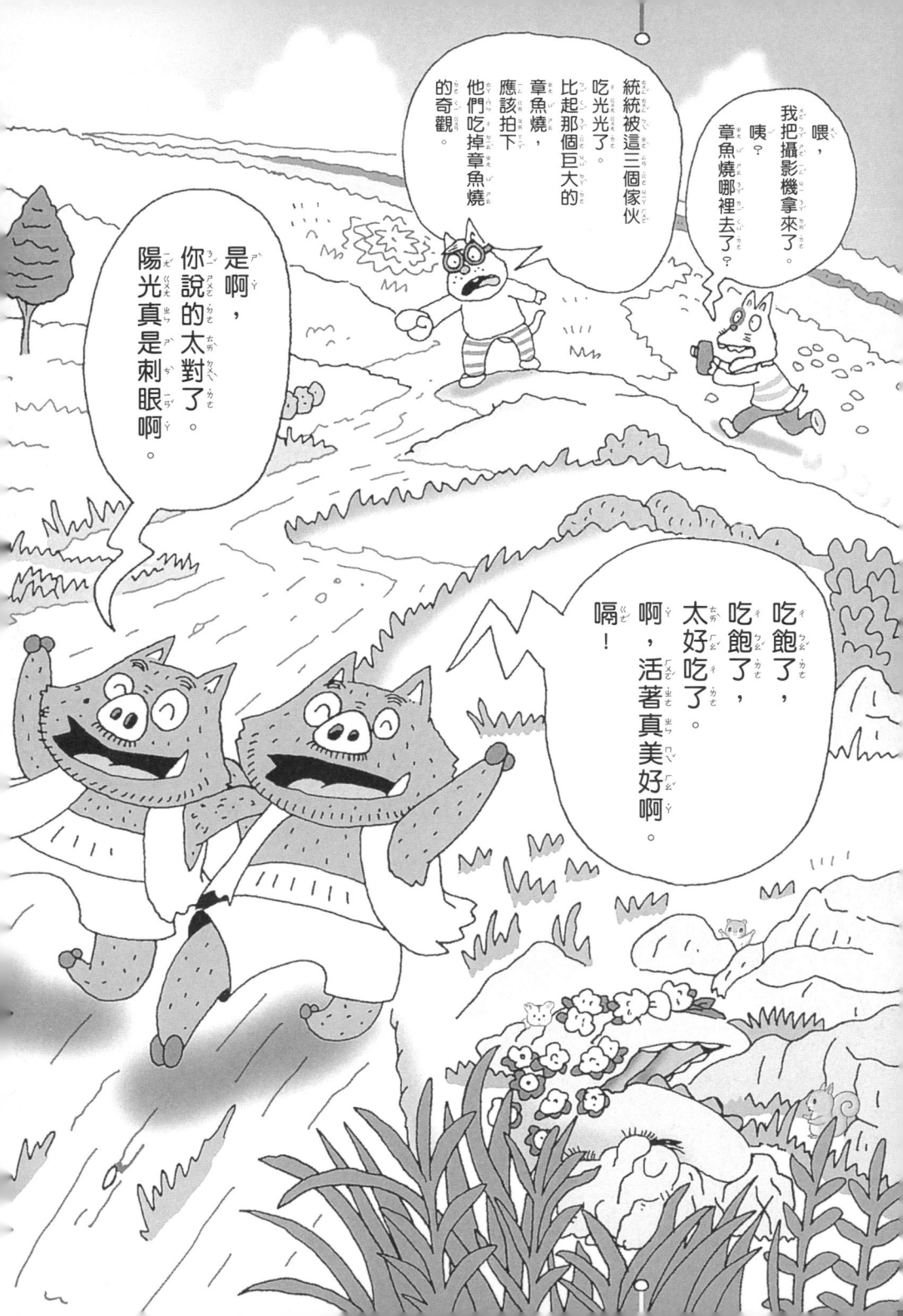

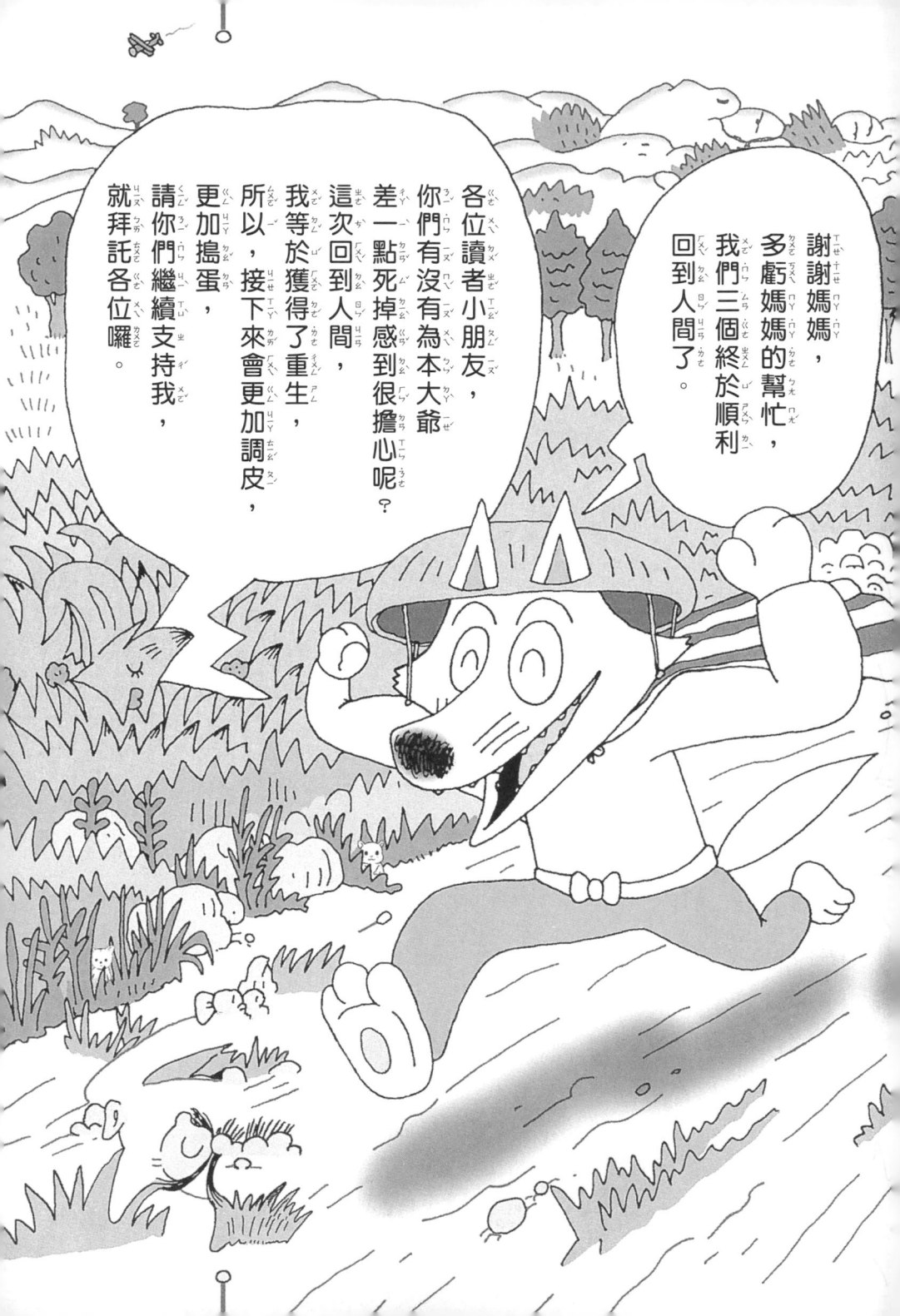

● 作者簡介

原裕 Yutaka Hara

一九五三年出生於日本熊本縣，一九七四年獲得ＫＦＳ創作比賽「講談社兒童圖書獎」，主要作品有《小小的森林》、《手套火箭的宇宙探險》、《寶貝木屐》、《小噗出門買東西》、《我也能變得和爸爸一樣嗎？》、【輕飄飄的巧克力島】系列、【膽小的鬼怪】系列、【菠菜人】系列、【怪傑佐羅力】系列、【鬼怪尤太】系列、【魔法的禮物】系列等。

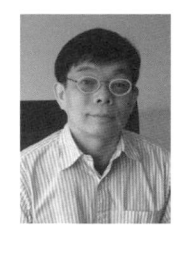

● 譯者簡介

王蘊潔

專職日文譯者，旅日求學期間曾經寄宿日本家庭，深入體會日本文化內涵，從事翻譯工作至今二十餘年。熱愛閱讀，熱愛故事，除了或嚴肅或浪漫、或驚悚或溫馨的小說翻譯，也從翻譯童書的過程中，充分體會童心與幽默樂趣。曾經譯有《白色巨塔》、《博士熱愛的算式》、《哪啊哪啊神去村》等暢銷小說，也譯有【魔女宅急便】系列、【小小火車向前跑】系列、《大家一起來畫畫》、《大家一起做料理》【大家一起玩】系列等童書譯作。

臉書交流專頁：綿羊的譯心譯意。

國家圖書館出版品預行編目資料

怪傑佐羅力之地獄旅行

原裕 文、圖；王蘊潔 譯 --

第一版. -- 台北市：天下雜誌，2014.07

98 面；14.9x21公分. --（怪傑佐羅力系列；29）

譯自：かいけつゾロリのじごくりょこう

ISBN　978-986-241-884-0（精裝）

861.59　　　　　　　　103008428

かいけつゾロリのじごくりょこう

Kaiketsu ZORORI series vol.32

Kaiketsu ZORORI no Jigoku Ryokou

Text & Illustraions © 2002 Yutaka Hara

All rights reserved.

First published in Japan in 2002 by POPLAR Publishing Co., Ltd.

Traditional Chinese translation rights arranged with POPLAR Publishing Co., Ltd.

through Future View Technology Ltd., Taiwan

Traditional Chinese translation rights © 2014 by CommonWealth Education Media and Publishing Co.,Ltd.

怪傑佐羅力系列 29

怪傑佐羅力之地獄旅行

作者｜原裕（Yutaka Hara）

譯者｜王蘊潔

責任編輯｜黃雅妮

特約編輯｜游嘉惠

美術編輯｜蕭雅慧

天下雜誌群創辦人｜殷允芃

董事長兼執行長｜何琦瑜

媒體暨產品事業群

總經理｜游玉雪

副總經理｜林彥傑

總編輯｜林欣靜

行銷總監｜林育菁

副總監｜蔡忠琦

版權主任｜何晨瑋、黃微真

出版者｜親子天下股份有限公司

地址｜台北市 104 建國北路一段 96 號 4 樓

電話｜(02) 2509-2800

傳真｜(02) 2509-2462

網址｜www.parenting.com.tw

讀者服務專線｜(02) 2662-0332

週一～週五：09：00～17：30

讀者服務傳真｜(02) 2662-6048

有聲故事書

客服信箱｜parenting@cw.com.tw

法律顧問｜台英國際商務法律事務所‧羅明通律師

製版印刷｜中原造像股份有限公司

總經銷｜大和圖書有限公司

電話｜(02) 8990-2588

出版日期｜2014 年 7 月第一版第一次印行

2024 年 10 月第一版第十九次印行

書號｜BCKCH066P

ISBN｜978-986-241-884-0（精裝）

定價｜280 元

訂購服務

親子天下 Shopping｜shopping.parenting.com.tw

海外‧大量訂購｜parenting@cw.com.tw

書香花園｜台北市建國北路二段 6 巷 11 號

電話｜(02) 2506-1635

劃撥帳號｜50331356 親子天下股份有限公司

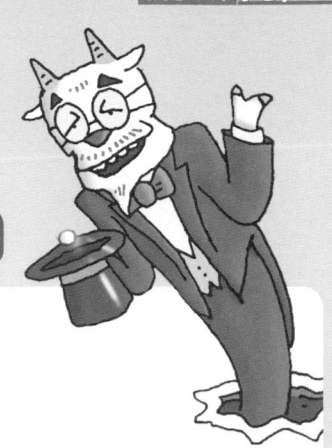

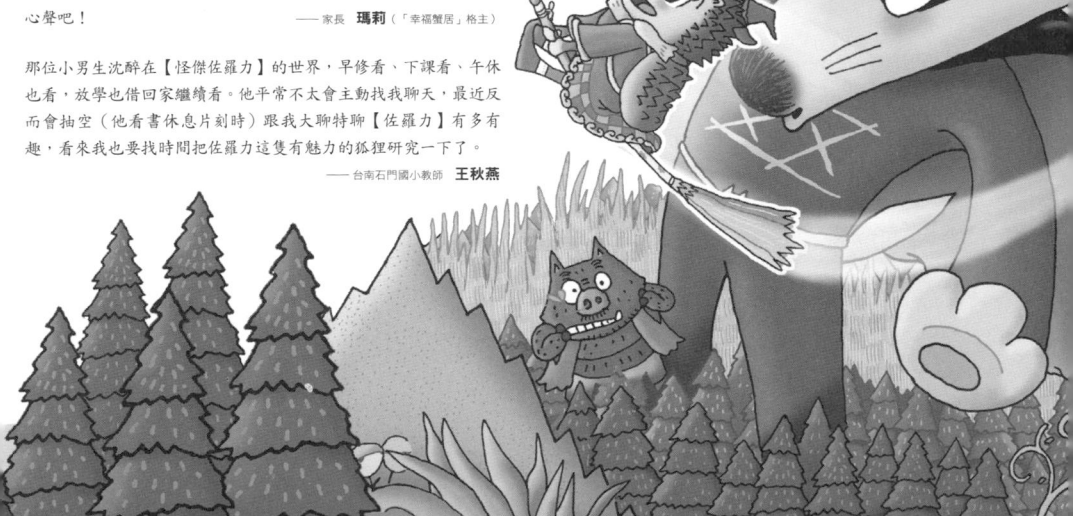

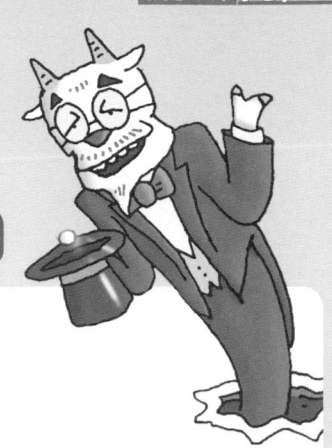

親子天下 天下雜誌

博客來小學讀物年度之最，日本狂銷3,500萬本的經典角色

年日本圖書館小學生借閱率前三名

✿ 風靡所有孩子的佐羅力精神

★絕不放棄！樂觀的佐羅力遭遇任何困難挫折，總是繼續堅持到底
★樂於助人！調皮的佐羅力好打抱不平，成為人人景仰的正義使者
★熱情活潑！幽默的佐羅力和孩子同一國，贏得孩子的認同與友誼
★孝順父母！孝順的佐羅力希望媽媽以他為榮，所以永遠不會變壞

✿ 最適合孩子開始獨立閱讀的書

★字體大，圖文並茂，用字淺顯易懂，適合中低年級孩子自己閱讀
★內容各處暗藏漫畫、謎題、發明，每次閱讀都有新發現
★幽默緊張的情節、趣味好玩的遊戲，讓閱讀經驗充滿互動樂趣

✿ 家長、老師齊聲說讚

【怪傑佐羅力】系列讓三年級的哥哥半夜不想睡覺、愛賴床變成自己凌晨起床偷看書；更好的是，我家文盲已久，讀大班的弟弟，也因本書開始認真閱讀，走入自行閱讀的浩瀚書海！
　　　　　　　　　　── 家長　**小熊媽**（「家在婆娑美麗處：小熊部落」格主）

仔細閱讀過【佐羅力】的故事之後，不難發現，原來這套書不只是讓孩子哈哈笑笑而已，當中微妙的隱喻其實也透過輕鬆歡樂的閱讀，潛移默化地傳遞給小讀者們，果真是一套不可對它存有先入為主觀念的書！「好希望能趕快看到下一集喔！」這就是孩子對佐羅力的最高崇拜與敬意了，我相信這絕對是每個讀過【佐羅力】的孩子，所擁有的共同心聲吧！
　　　　　　　　　　── 家長　**瑪莉**（「幸福蟹居」格主）

那位小男生沈醉在【怪傑佐羅力】的世界，早修看、下課看、午休也看，放學也借回家繼續看。他平常不太會主動找我聊天，最近反而會抽空（他看書休息片刻時）跟我大聊特聊【佐羅力】有多有趣，看來我也要找時間把佐羅力這隻有魅力的狐狸研究一下了。
　　　　　　　　　　── 台南石門國小教師　**王秋燕**

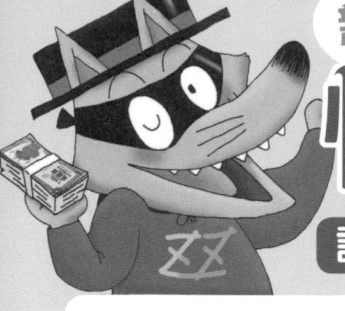
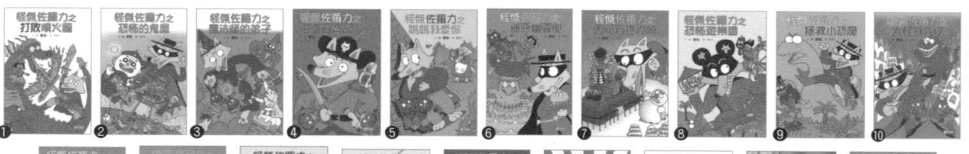
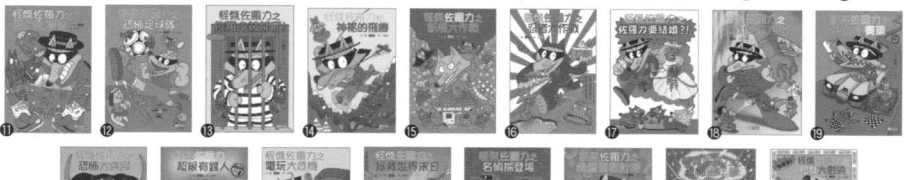

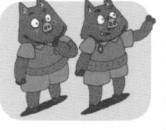
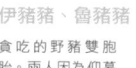
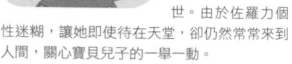

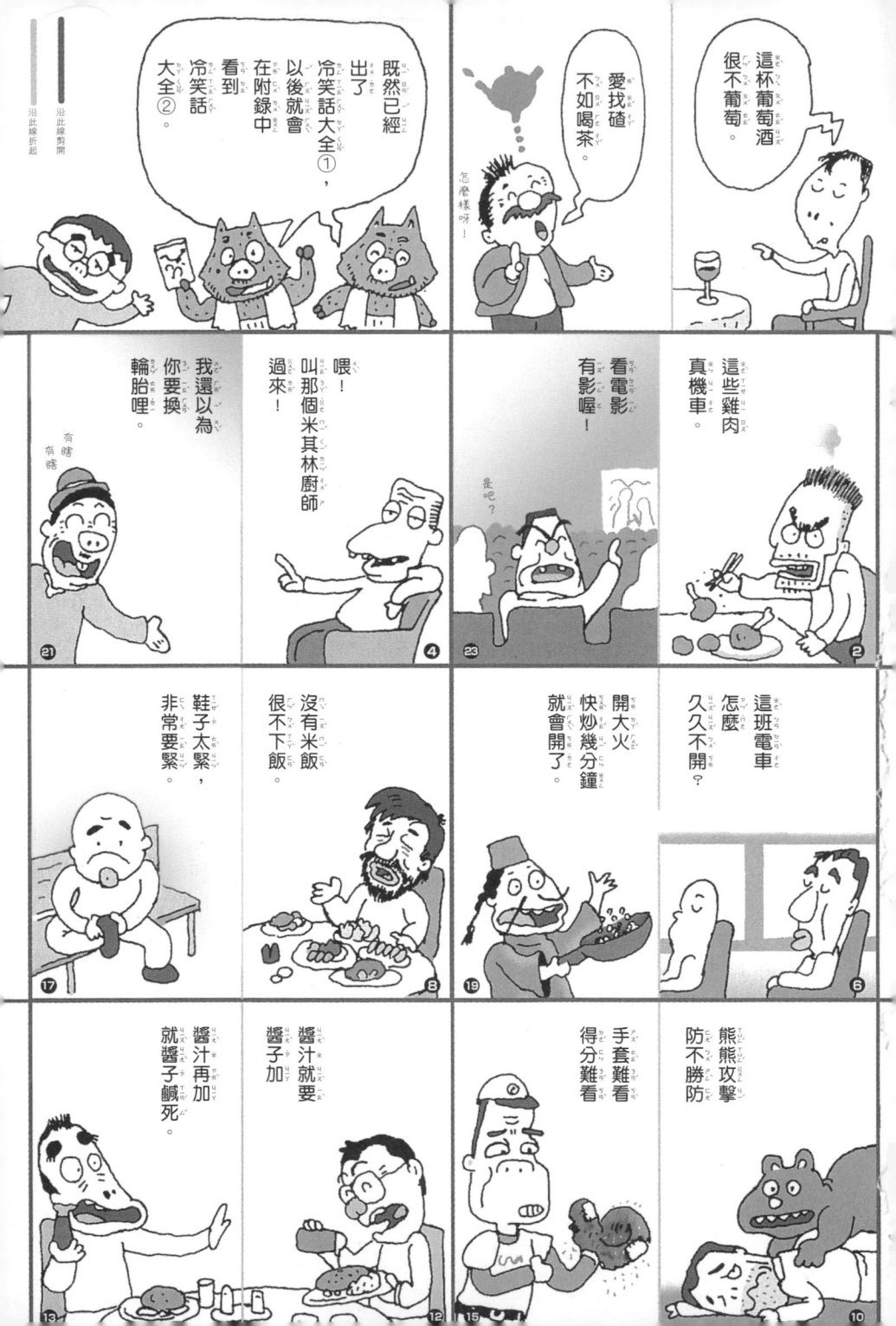

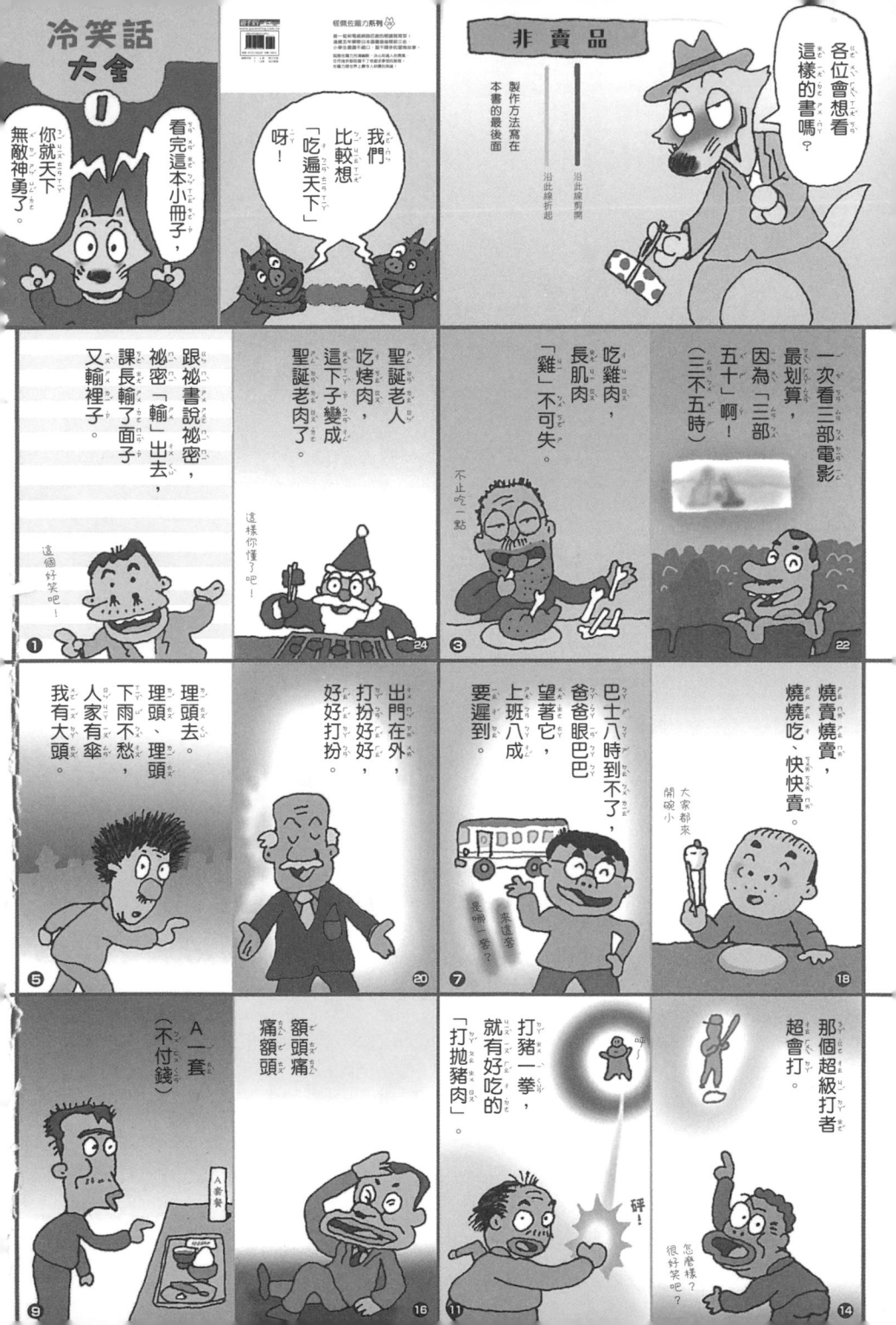

大家來找碴的答案

《怪傑佐羅力之天堂與地獄》
和《怪傑佐羅力之地獄旅行》
兩本書的封底看起來好像一樣，
其實有幾個地方不一樣。
答案如下圖所示。

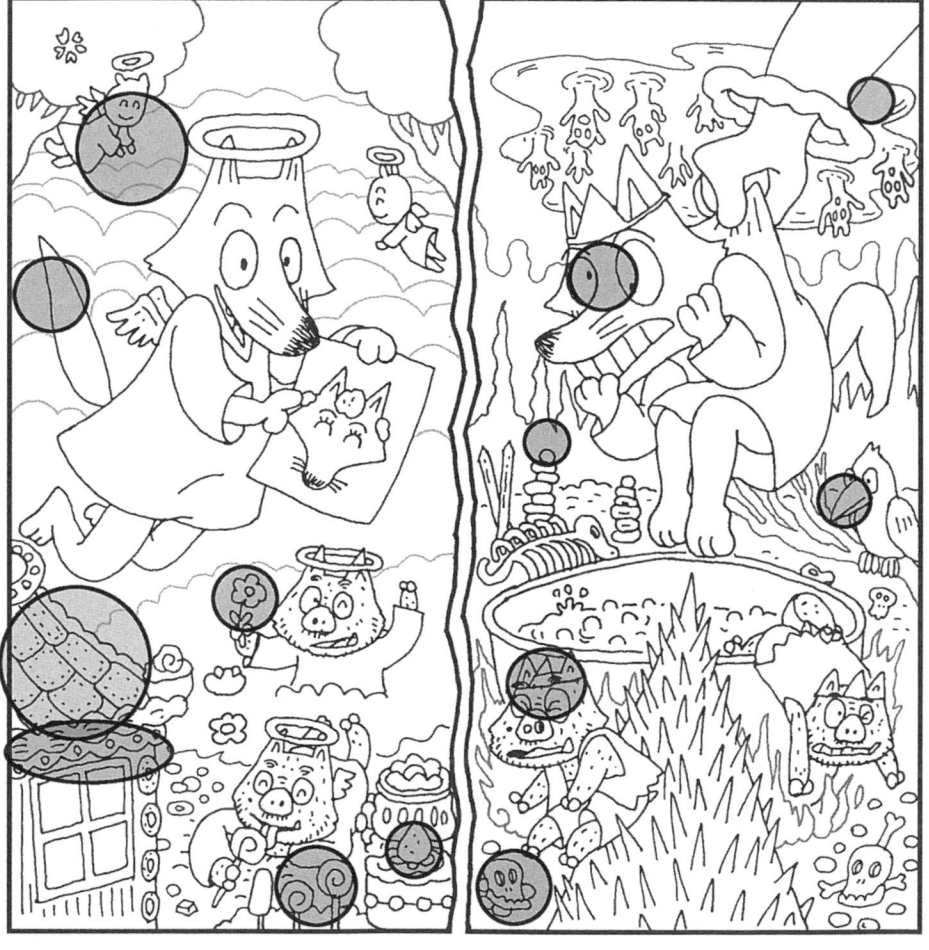

你找到幾個呢？

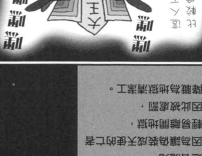

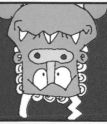

閻羅王
佛教文書
掌管陰間大權

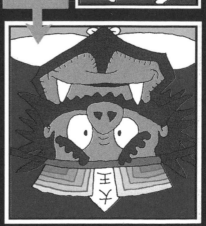

洛陽伽藍記
閻羅王等候接收亡靈死亡不遠的不生。
轉管陰間亦權，
待機為亡魂死亡。

閻羅王是最為家喻戶曉的地獄鬼王，但祂真的是閻羅天子嗎？

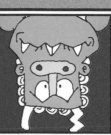

地獄使者

命中註定的疾病
我的病和我有什麼關係？

SOZIALE HYGIENE
Krankheit als Schicksal

命中註定的疾病
我的病和我有什麼關係？
SOZIALE HYGIENE
Krankheit als Schicksal

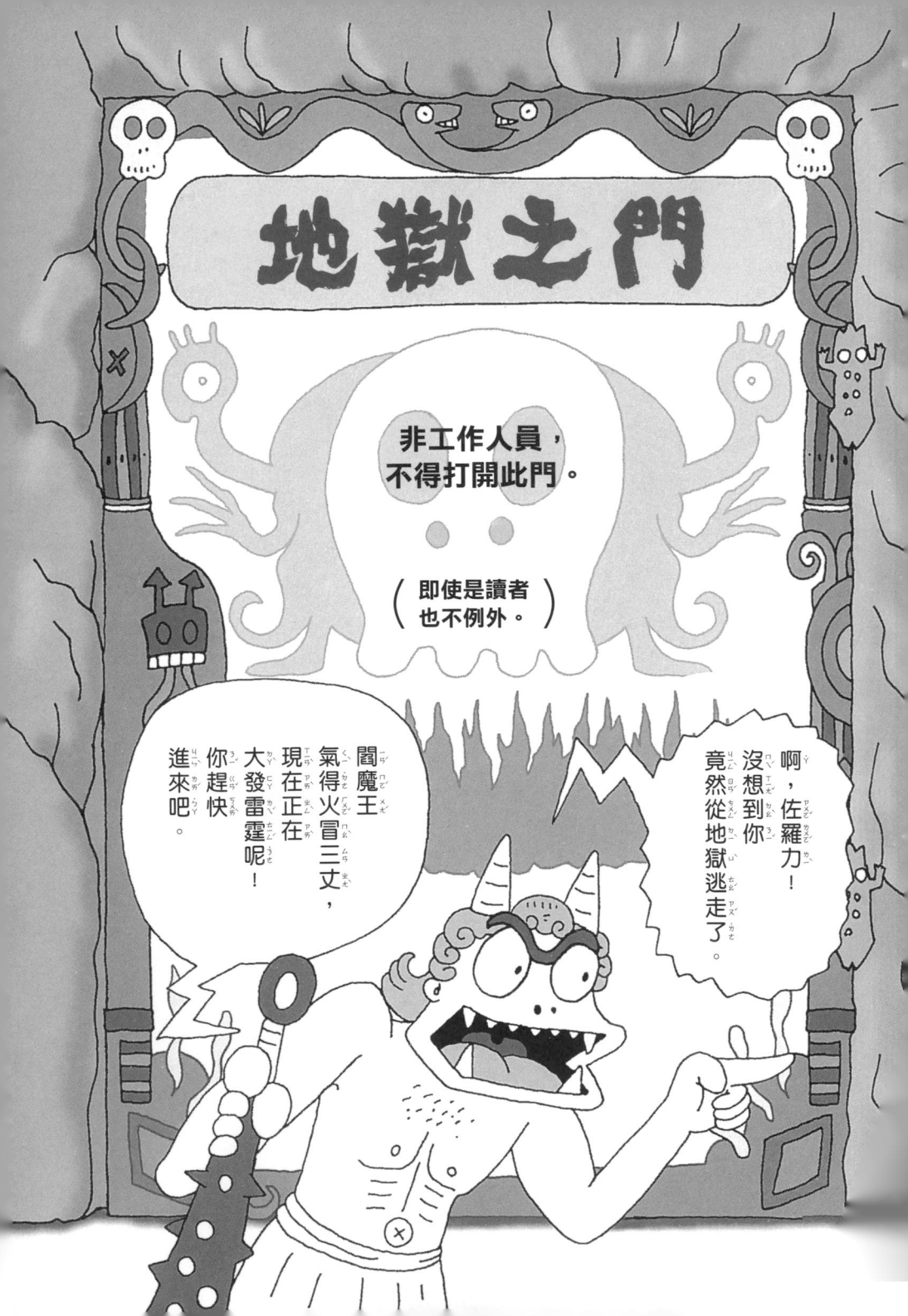

怪傑佐羅力之地獄旅行

文·圖 **原裕** 譯 王蘊潔

在看本書之前

◎ 這一集是《怪傑佐羅力之天堂與地獄》的續集，不過沒看過前面的故事概要，就可以大致瞭解上一集的故事情節，這樣一來，即使只看這本書，也可以看得懂。

但是，還是很希望各位讀者能夠先看過《怪傑佐羅力之天堂與地獄》之後，再來看《怪傑佐羅力之地獄旅行》。

這一集的故事就從佐羅力從天堂回來之後說起了……

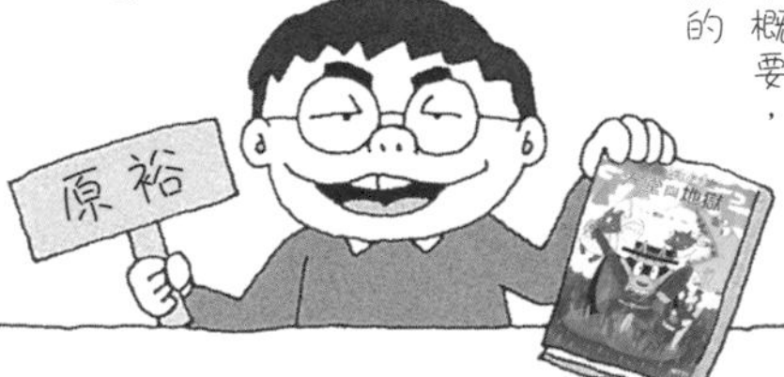

原裕

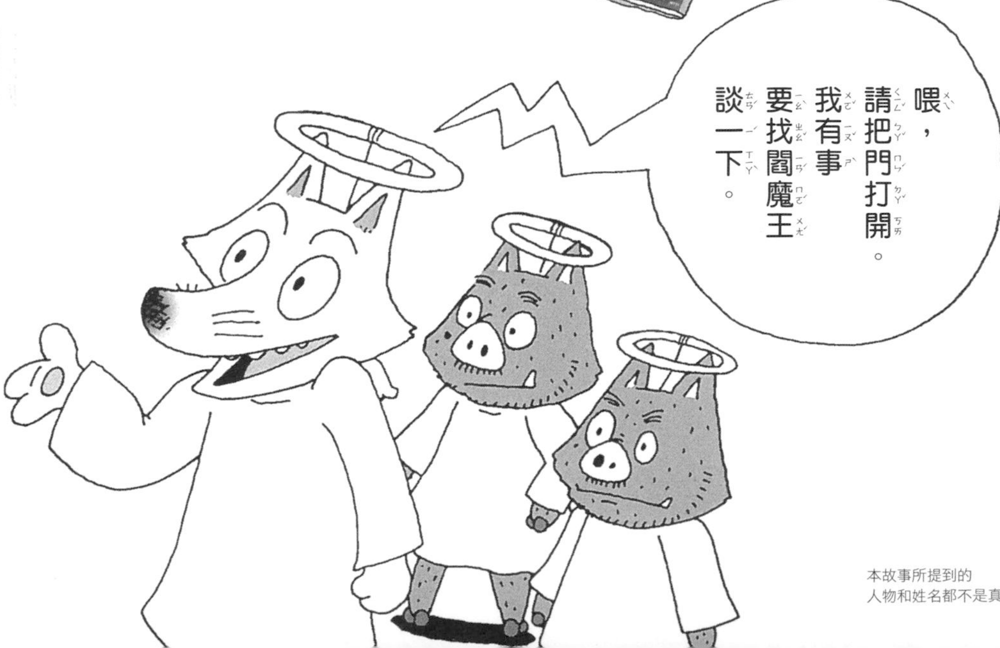

喂，請把門打開。我有事要找閻魔王談一下。

佐羅力終於在天堂見到媽媽。

佐羅力媽媽生氣的説：
「你不可能這麼快就死了，一定是搞錯了，你去拜託閻魔王，請他讓你繼續活下去。」

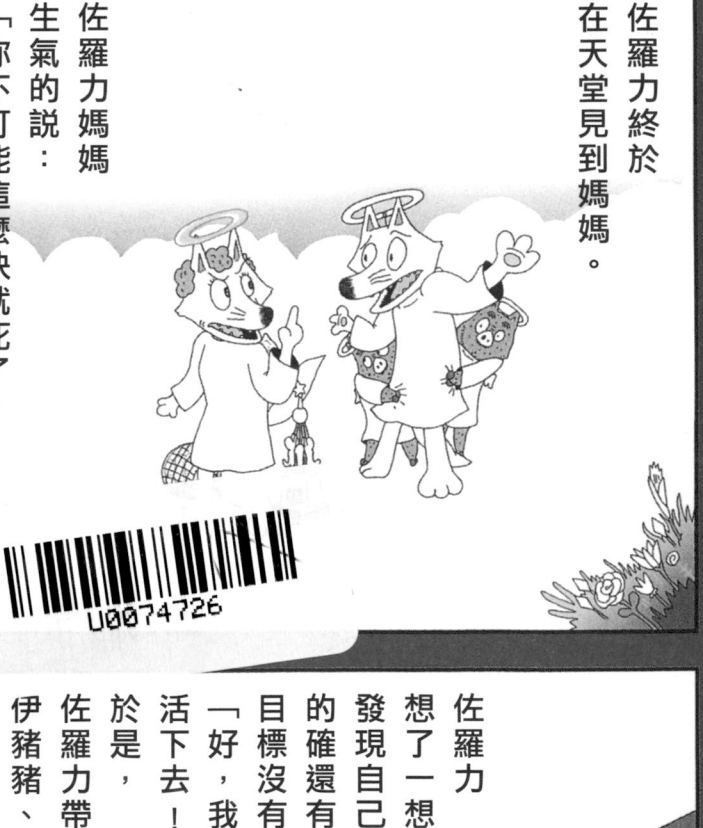

佐羅力想了一想，發現自己的確還有很多目標沒有完成。
「好，我一定要活下去！」
於是，佐羅力帶著伊豬豬、魯豬豬，搭著電扶梯去地獄找閻魔王。

他們的「地獄旅行」終於要開始囉。

U0074726

行萬里路篇

變形金剛篇

能吃真好篇

古今西東篇

以幽默面對災難

這次新冠肺炎的大災難讓所有的人惶惶不安，因為是新病毒，沒有解藥，檢測的試劑不足，死亡率又高，使人益發害怕，誰也不知道自己能否渡過這道難關。有病的人和年長的人屬高危險群，更生活在恐懼之中。

在人類遭遇大災難的時候，誰還需要幽默？有人問懂得幽默的林肯總統，在家庭發生不幸事件，而國家也因內戰而流血的時候，怎麼還能說話幽默？林肯說：「這樣我才能不哭。」甘迺迪總統也說：「有三種東西是真實的：上帝，人類做的蠢事，和笑。前兩個我們沒法瞭解，所以我們應該努力去做第三個。」許多心理學家也都同意，笑是最好的解憂處方。預防病毒感染最重要的是多洗手。而且洗手要花至少20秒鐘，可以用大家熟悉的歌來計算。「祝你生日快樂」和「一閃一閃亮晶晶，滿天都是小星星」的歌聲，就會從以前只有水聲的洗手間傳出來。

歌星奈爾戴蒙（Neil Diamond）為鼓勵大家多洗手，也用〈Sweet Caroline〉的曲調，改編了一首〈洗手歌〉。「手啊……洗手……你不碰我……我不碰你。」

有個年輕人說：「有人告訴我：只要帶口罩和手套就可以去超市買東西，這是撒謊。每個人都還穿著衣服呢！」

為預防病毒感染，政府希望大家不要出門。有的歐洲城市嚴格規定不可外出，不許散步，但是可以出門遛狗。於是有人向鄰居借了狗出去散步。

為了怕禁足不許外出，家中食物和日用品會不夠，所以全城的人都出去購物，結果超市貨架上只剩稀稀落落的一點東西。其中最缺貨的是衛生紙。有個太太到超市買衛生紙，架子上已經空了，她非常失望。走了幾步，看到有位男士的購物車裡滿是衛生紙和洗手液，她越看越氣，就指著這位男士說：「就是因為你們這種人，我們都買不到衛生紙，我已經跑來兩次都沒買到。你也太自私了，怎麼不為別人著想？你買這麼多衛生紙用得完嗎？」那位男士說道：「你講完了嗎？那我可以去把這些貨物上架了。」

有位愛去球場看球賽的先生，因為新冠肺炎球賽取消而失望沮喪。他遵循非必要盡量不出門的原則，就坐在後院曬太陽，玩手機，看花草。忽然見到遠處有兩隻鳥兒打架，他就一動不動，目不轉睛，聚精會神，從頭看到尾。然後他打電話告訴他的朋友，他在家裡的後院看到了一場Cardinal對Bluejay的精彩比賽。

有人相信災難期間治安較差，搶劫案會增多，人們必須設法自衛，所以美國西南部有些城市裡，買槍要排隊。有位九十多歲的老太太，也為自己準備了一把槍。一天，她去店鋪購物，結帳出來時，看見三個年輕人開了她的車門，她大喝一聲，拿出槍來。年輕人就趕快逃走了。她坐進駕駛座後，發現車裡的東西都不是她的，而她的同型車子停在不遠處。她就開車去警察局，向值班警察說明原委。警察哈哈大笑，指著一旁坐著的三個年輕人說：「他們已經來報案了。」大家一起哈哈大笑，放過了這位老太太。

新冠肺炎的傳染力特別強，所以各級政府機構都勸大家保持社交距離（social distancing），不要近距離接觸，連握手也應避

免。有位太太打電話給她的朋友說：「我們都知道要保持社交距離，可是我先生怎麼也教不會，我每到哪一間房間，他就會跟著過來。」

每天打開電視，就會看到新冠肺炎傳到地球上某個角落，又有多少人掛了的新聞。如果你星期一三五念聖經，二四六念佛經，祈求神佛保佑，神經還是繃得很緊。此刻，要鬆弛神經只有靠幽默。有人說：在憂慮，惶恐，甚至絕望的時候，只要有幽默，就有希望。有兩則故事可以做為這句話的註腳：

在很久前的中國，有個讀書人進京趕考，半途遇到土匪，搶了錢還準備滅口，在土匪舉起刀來的那一刻，讀書人喊叫：「不好了！不好了！」土匪問：「什麼不好了？」「人家叫我陳矮子，你把我頭砍了下來，那我不就更矮了嗎？」土匪笑得將刀拋到一邊，不殺他了。

飽學的紀曉嵐，被清廷徵召，參與編纂《古今圖書集成》的大計畫。工作十分辛苦，尤其在夏天，氣候炎熱，那時還沒有冷氣。紀曉嵐就脫光上身的衣服，圖個涼快。忽然聽到有人報說：「聖上駕到！」他來不及穿衣服，就趕快躲到桌子底下。躲了一段時間以後，他猜乾隆皇帝應該是已經離開了，就問道：「老頭子走了吧！」他探頭出來，發現乾隆皇帝還在看他寫的東西，曉得自己闖了大禍。只好光了上身，從桌下爬出來，笑著說：「天氣太熱，恕臣無禮。老頭子一辭，『老』是指經驗豐富，老成持重。『頭』是指聖上為萬民之首，『子』尤其是尊稱，像孔子孟子。臣並無絲毫不敬之心。」乾隆皇帝聽了哈哈一笑，沒有處罰他。可是他的同事們都已經為他捏了一把冷汗了。

　　現在新冠肺炎的瘟神已經征服全世界，大家只能乾著急，躲在家裡，無法可施。希望幽默能使這個瘟神早日鳴金收兵，說不定幽默還可以幫助芸芸眾生來鬆弛緊張的神經，增強免疫力，安全渡過這道難關。

　　　　　　　　　　（原刊《世界日報》副刊，2020年4月26日）

孝道的現代詮釋

　　孝道是兩千多年來中國的傳統美德，在二十世紀前，也是一個人立足於社會的必備條件。特殊的孝行還可以留名青史，光宗耀祖。在現代社會中，孝道的重要性已大不如前。提倡孝道似乎是食古不化，尤其民間流傳的二十四孝故事中頗多愚行，史書中記載的「孝感動天」的事蹟，讀來有如神話。

　　事實上，在今天孝道仍舊是非常重要的。先從教育的角度來看。教育兒女的方法是多方面的。學校教育之外，家庭教育是為至要，而家庭教育中，身教重於言教，父母的所作所為都是兒女的榜樣。平日父母就要謹言慎行，重誠信，守諾言。家中如有年老的祖父母，孫兒女耳濡目染的就是父母如何對待祖父母。如果父母的任一方對祖父母缺乏耐心和愛心，說些嫌棄，挑剔，粗暴，甚至刻薄的話，兒女很快就學會了。十年或二十年後，兒女也以同樣的態度對待父母。國人常以「眼前報」來解釋這種現象，好像真的應驗了宿報。仔細分析，不難發現也是身教立竿見影的效果。

　　從飲水思源的角度來看，子女不應忘記父母的養育之恩。平常有朋友助你一臂之力，你就應當心存感激，何況父母從子女出生，餵奶瓶，換尿布，到栽培成人，的確是一段漫長的道路，把子女拉拔長大不是容易的事。在父母年老需要幫助的時候，子女能撒手不管嗎？

　　從遺傳學的角度來看，孝道更是十二萬分重要。我們全身都

帶著父母的遺傳基因，流著父母的血液。有時候連容貌、聲音，舉止都像極了。有人研究罪犯的家族，竟發現他數代族人中犯罪的很多。不少的疾病也有遺傳傾向，三種常見的就是糖尿病，心臟病和乳癌。也有一些病痛是年老力衰者常患的。一個關心年老父母的子女，雖不是時時刻刻陪伴在身旁，也會知道父母的病痛，熟悉他們的症狀，也瞭解治療的過程，更知道如何有效地處理困難的情況，而這些病症卻都是自己很可能患的。在照顧父母的過程裡，無形中給自己上了極為需要的醫學課，學到了預防的方法，及時避免吃不該多吃的食物，避免做不該做的事。也許三代父祖都患的病自己卻逃得過。除了獲得孝順的喜樂外，因懂得防範疾病於未然，竟使自己身體健康，延年益壽。所種福田，一輩子受用不盡。這不真的是「孝感動天」嗎？

　　脾氣暴躁的父母常有性急的子女。一個善於觀察父母言行的，或是能體諒父母難處的人，不難發現父母的缺點，以及這種缺點所帶來的痛苦。如果有自知之明，瞭解父母的缺點也是自己的短處，及早謀求補救，怡情養性，培植耐力，在處世與工作上都能受益匪淺，使自己不斷改進，在事業上達到成功的境界。冥冥之中，若有福報。這不真的是「孝感動天」嗎？

（原刊《中央日報》，1996年6月8日）

由孝道的詮釋到老人問題

　　拙作〈孝道的現代詮釋〉一文刊出後，陸續看到和聽到不同
的回應。大部分都同意筆者的意見，也有人提出不同的看法。例
如1996年7月13日《中央日報》刊出田廣先生的〈「論孝道現代
詮釋」的詮釋〉一文即是。

　　拙意認為孝道和老人政治不能混為一談。提倡孝道並不主張
由老人來統治國家，剝奪年輕人從政的機會。當然用人唯才，大
家的機會均等，也不能排除老年人的機會。一個厭惡老人政治的
人，是不是就該對自己的父母不敬重，回家咒罵自己的父母呢？
可見孝道和老人政治應該區別清楚。

　　報上時常看到老人被子孫虐待的消息。根據前陽明大學胡幼
慧教授的統計，臺灣老年婦女的自殺率是傳統老年婦女的三至五
倍，是歐美老年婦女的五至七倍，已經是世界第一位。這意謂什
麼呢？一方面表示今天的臺灣孝道式微，另一方面表示老人問題
在臺灣未受重視。

　　常聽說中國孝道式微的原因之一是西方個人主義的抬頭。
可是不知孝道為何物的西方國家中，老人的自殺率還沒臺灣來得
高，這是值得重視的社會問題，也是相關的政府機構和民間團體
應該籌劃對策的項目。

　　一般老人自殺的動機是不願意沒有尊嚴地活著。即使生理健
康，但在心理絕望的情況下，還是選擇走上死路。

　　不講孝道的西方已有一門學問叫老人學。不僅研究老人的生

理，各種可能患的病痛，也研究老人的心理。而且這門學問日益受到重視。臺灣要應付社會轉型期的老人問題，勢必要到不講孝道的西方國家去取經不可。

當然在將西方理論應用到臺灣來的時候，首先必須考慮國情。現代的孝道要排除傳統的「多子多福」的孝順觀念，也要排除「無後為大」和「男尊女卑」的信念。尤有進者，把國家的問題歸咎於傳統道德也是不健全的偏見。孝道並不見得阻礙個人的成長與發展。中國近代的偉大人物多半懂得對父母盡孝。雖然在二十世紀的中國已經不再「求忠臣於孝子之門」，但弘揚現代孝道，表揚現代孝行楷模，仍有其必要。這樣做可以幫忙解決老人問題，讓老人們樂享餘年。大家都不要忘記：自己也總有一天要做老人的。

轉世在美國

　　美國人相信輪迴轉世的還真不少，三十多年來，我個人遇到過的已經不計其數了。

　　在我所居住的這個不小的城市裡，有個中美友誼促進會性質的組織，會員中有不少美國老太太，對中國文化和歷史興趣濃厚。她們中不少人曾到中港臺遊歷，回來以後，好奇心和求知慾又添加了一倍，遂懇請研究中國文史的專家教授去她們的集會做演講。我也在受邀之列，每次演講完後，看到老太太們熱烈發問，氣氛好不踴躍，我感到她們比混學分的年輕一代更珍視學習機會。

　　來聽演講的，有的也許是純粹好奇。但也有不少老太太們堅信自己前世曾是中國人，還就此一問題和我嚴肅地討論。我說，如果真有轉世的話，那麼一個人前世曾是中國人的可能性的確不低。按或然率來計算，全世界四分之一的人口是華人。老太太們在其無數次的前世中，很可能做過中國人。何況中國有四、五千年的歷史，美國歷史只有兩百多年。在美國立國之前，飄蕩於舊大陸的靈魂，往生東亞，做做中國人也不錯。教學相長，為了要回答這類問題，我將探討前世今生的書好好地瀏覽了一遍，凱斯（Edgar Cayce）和墨迪（Raymond Moody）的那些學問也略識一二。

　　在學校裡，多年前，有位祕書芭芭拉，體型是屬於航空母艦一級的。她為了減肥試過許多方法，都沒奏效。在聊天時她告訴

我說，最後她決定求助靈媒，看前世，找病根，結果很有幫助，一下消瘦不少。她發現自己前世做過公爵夫人，做過修女，但有一世是餓死的。她在今世拼命找補，潛意識多食益善，終究造成肥胖症。明瞭了這層因緣以後，她時時告訴自己，這一世不會餓死，不必多吃啦。

美國胖子的比率很高，每年全民花費在減肥上的錢是個天文數字。連總統和第一夫人都出來呼籲大家正視肥胖問題，以增進全民健康。人們只要去「包肥」（buffet）的餐廳吃飯，就可看到許多顧客都是體重有問題的。有一天，我在超級市場等待結帳時，見前面一位胖子買了許多吃了會胖的美食，都是我們這種粗茶淡飯之輩敬而遠之的。我見他付帳時拿出幾張食物券，這才知道他原來是領救濟的。美國連領救濟的人都吃得這麼好，難怪胖子舉國泱泱了。我不禁要問：莫非全世界餓死的人都早已聞香乘風投胎到美國來了？？

我教過一個美國學生，名叫卡爾柯蒙。他在學了兩門中國歷史課程以後，拿著商朝銅器的書籍和照片，沒找別人幫忙，居然就在自己家的後院棚裡燒出一模一樣的青銅器，送給教授們每人一個。記得五十年前，臺北故宮博物院還曾設立過一個實驗室，由專家學者們研究商朝人如何鑄造青銅器。我不禁要問：難道卡爾前世曾是商朝鑄銅器的中國人？

我校的李察威金森（Richard Wilkinson）教授，在研究埃及考古方面卓有名聲。在他參與發掘陵墓的計畫中，發現了一個埃及公主的木乃伊。威金森教授為此一發現做過多次演講，很受歡迎。一次演講完畢，一位老太太前來發問：「教授，你是否相信我就是這位埃及公主的轉世？」威金森教授答道：「我真不知道

該怎麼回答你的問題，昨天我演講完後，也有一個人來問我同樣
的問題。」

（原刊《世界日報》副刊，2013年4月1日）

轉世的自由

現年七十九歲的達賴喇嘛十四世，最近向德國記者宣布，他將不再轉世為達賴喇嘛，又說密教的傳承不靠一個人。消息在歐洲上報以後，中國官方已經二度聲明，警告達賴不得如此，聲明這樣做違反藏傳佛教的傳統。想不到政府居然干涉別人轉世的自由！

達賴以前早就說過，做了許多世的男生，他想來世做女生，好像沒有人反對。觀世音菩薩也是以女相渡化眾生。女性的達賴喇嘛雖然打破密教傳統，但卻是很自然的一件事。本來嘛，轉世各憑自己修練得來的本事，達賴似乎已經修得壽自在，生自在的品位，又傳授轉世的密法，他自己要轉世做什麼樣的人，干卿底事？

達賴是全世界許多人的精神導師。多年前，在他還沒添加諾貝爾和平獎封號之前，他來圖桑演講，我女兒要去聽，已經買了票，邀我一起去。演講那天，我們提早出門，往圖桑最大的，能容納兩千多人的表演中心出發，可是到了離目的地一二里處就開始塞車，等找到遠處的停車位，隨大家陸續進場，演講早已開始了。後來觀眾發問時，他的回答閃爍著智慧的火花，得到大家的共鳴。我們沒有更早趕赴會場，顯然低估了達賴在美國人中的魅力，號召力和吸引力。

這樣的魅力是孔夫子生前在神州大陸所未能享受到的。孔子一度流浪陳蔡之間，差點餓死。今天的達賴全世界走透透，到處

有人搶著供養，並向他行五體投地的大禮，他們所表現的是由衷的欽佩。連圖桑這種不算大的城市，粉絲竟多到途為之塞。「聖之時者也」的孔子在今天也沒法和他抗衡。達賴所受到的尊崇是「以德服人」的最好的例子。蒙古的成吉思汗征服亞歐大陸，所向披靡，是「以力服人」的一個例子。

　　據說早就有幾位喇嘛投胎做洋人了。有位德高望重的喇嘛臨終說，他未來的母親是瑪莉亞，大家就去南美各國尋尋覓覓，耗財費時，毫無收穫，最後在西班牙找到了轉世的靈童。如果達賴轉世去做女生，不再轉世做男性的達賴喇嘛，使達賴的傳承制度到此為止，那就會省了大家許多麻煩。

　　如果我能有能力做轉世的選擇，也要考慮一下要不要做大陸的中國人。中國政府竟會干涉別人轉世的自由，而且貪官污吏又那麼多。若是不幸碰到一位一言堂的領導人，他要全國人去抓麻雀，全國人就去抓麻雀；他要全國人去後院煉鋼，全國人就去後院煉鋼；他要知識分子去勞動改造，知識分子就去勞動改造；他要全國人只生一胎，全國人就只能生一胎。中國大陸沒有言論的自由，沒有遷移的自由，沒有生育的自由，現在好像又添了一項──干涉別人轉世的自由。

　　如果我轉世能有選擇的話，還是生在一個民主的國家比較好，那裡雖然吵吵鬧鬧，耳根不得清靜，但領導人如果做得不好，幾年後看我的那一票！

（原刊《世界日報》副刊2014年11月20日）

文言文的趣事

　　我系有個年輕的研究生班傑明，他留著一頭嬉痞式的長髮，這個月初剛寫完他的碩士論文。他研究的題目是越國，用的史料是《吳越春秋》，《史記》，《漢書》等，全是文言文的。可是他學中文的歷史並不長久。他認為文言文比白話文容易學，在他看來，文言文的語法更接近英文的語法。他上中文課學的是白話文，文言文多半靠自脩。他抱著一本辭典，學來得心應手。

　　班傑明立志要用英文寫一部越國史的書。大家都知道越王勾踐臥薪嘗膽，美女西施閉花羞月，卻不知道喜歡紋身的越國人來自何方，也不知道在越國發生了什麼事。我相信他的願望很快就會實現。

　　許多洋學生都覺得中文難學，他卻說文言文比白話文容易學，他的中文老師也許會覺得他胡說亂道。我剛寫了〈轉世在美國〉一文，對他學文言文如魚得水，非常好奇。再見面的時候，他更滔滔不絕地發表他的感想。他認為學中文必須從學白話文開始是很不公平的事，這就好像規定學拉丁文必須先學法文一樣。但是沒有一個學校有這樣的規定，要學拉丁文就直接學拉丁文，他說得似乎很有道理。我也同意，如果對學習文言文有天才的年輕人，應該可以直升文言班。

　　我說上一代漢學家裡也有偏好文言文的。他聽了眼睛發亮，願聞其詳。我先說起歐洲的漢學家高本漢，他研究古漢語，成就非凡。再說到我校亞利桑那大學，在上一世紀中葉，創立東方研

究系的賀凱（Charles O. Hucker）教授，他研究明代典章制度，寫有中國歷史的著作多種，都是我們這一行的必讀書。他解讀歷代官銜的專書，更是西方治中國史者必用的參考書。

當年賀凱在芝加哥大學攻讀中國歷史的博士學位，他在寫博士論文的時候，決定去臺北做研究工作。那個年代，飛機票奇貴，學生們多半乘船，坐船就只能到基隆。賀凱下船後，要設法去臺北，就找碼頭上的人打聽。他說：「吾欲至臺北。」

聽的人一頭霧水，就問旁邊的一位先生：「伊供西米（他說什麼）？」

旁邊圍攏過來不少人。這年頭，洋人在臺灣還算是稀有動物，大家都好奇這洋人要幹什麼，可是連能聽得懂國語的也聽不懂他說什麼。一群人中竟沒人知道：

「古人稱吾，今人叫我；古人曰欲，今人叫要；古人謂至，今人叫到。」

最後找到一位會說洋涇濱英語的先生，終於暸解他要到臺北去。

上世紀末，賀凱教授由密西根大學退休，重回圖桑定居，我有機會向他請益，問起這個有趣的故事，他說確實有那麼一回事。賀凱教授專心著述，平日省吃儉用。去世後，將遺產悉數捐設賀凱獎學金，鼓勵在我校學習中國歷史文化的年輕學子，功德無量。會燒商朝青銅器的學生卡爾柯曼，就曾拿過賀凱獎學金。

禮多人會怪

　　離開自己的家鄉到國外去，無論是短期的旅行，還是長期的居留，都必須「入境問俗」。這是行前一定要做的功課，以免惹禍上身，脫身不得。

　　最明顯的例子就是教訓孩子。中國父母大都望子成龍，望女成鳳。對不守規矩的孩子打打屁股，打打手心。「打在兒身，痛在娘心。」希望他們疼痛一下就會記得要聽話。這個責打的教育方法實行了兩千多年。大家都深信「省了棍子，害了孩子」。

　　美國實行愛的教育，禁止體罰。對於兒童福利尤其注重，甚至立法保護。所以有人說，美國是兒童的天堂。不只一次，我們在報上看到中國來的父親，在家教訓小孩，門窗沒關好，把小孩打罵了一頓以後，警察來敲門，原來是鄰居報警了。屁股紅腫的小孩送去醫院驗傷。父親被捉將官裡，變成「虐待兒童（child abuse）」的現行犯，坐在牢裡，等候發落。

　　多年前，一個美國十多歲的青年，在新加坡的公共處所牆上塗鴉（graffiti），被逮個正著，處分是杖責。美國各地報紙上紛紛譴責，認為處分過重，既不人道，又很野蠻。新加坡政府不予理會。這美國青年也沒做入境問俗的功課，在新加坡，連不沖馬桶，嚼口香糖都是違法，要受處分的。

　　中國人送禮也有兩千年的歷史了。人人都知道「禮多人不怪」。過年過節給親朋好友，尤其長輩上司送禮，好像是應該做的事。中國人講尊師重道，送禮也不忘老師，還有人供的祖先牌

位上還寫著：「天地君親師」呢！美國的師生關係似乎不一樣，老師還得讓學生打分數來評估的。聖誕節的送禮季節，有的學生也會送老師一點自製的餅乾蛋糕，但很少送昂貴的大禮。

我們學校裡有一個老師們竊竊私議的案件。有位教授向校方告發說，有個學生成績不及格，他的父親來向他行賄。原來是個中國來的學生，剛進美國的大學，生活不習慣，語言也困難，考試分數低。他是父母一胎化政策下的獨生子，平日寵愛有加，父親聽說他心情煩惱，健康不佳，因為不放心，就百忙中從中國飛來一看究竟。他希望教授能多多照顧他的孩子，於是帶了禮物去見教授，他相信雖然語言不通，但「禮多人不怪」。沒想到教授臉色難看，似有怒氣。更想不到教授會去向學校告發他行賄，鬧出一個要大家討論該如何處置的案件來。

禮多人要怪。如果他只送餅乾蛋糕，也許不會招惹麻煩。現在他這樣做，反而陷愛子於困境。這就是沒有「入境問俗」的後果啊！

（原刊《世界日報》副刊，2018年11月7日）

東西表演文化的震盪

十九世紀中葉，東西方文化正式打照面之際，當西方人看到中國男子拖著辮子，女人裹著小腳，那種驚異的程度，只有用「文化震盪」一詞來形容。據說曾有一艘從廣州駛回波士頓的船，船上帶了一個中國小腳婦人，不知是綁來的，買來的，還是騙來的。那船主生財有道，在波士頓碼頭將她當珍禽異獸來展覽，看一眼收費若干。

而同樣的，西方舞蹈首先在東方國家表演的時候，東方民眾的反應也只能用「文化震盪」一詞來形容。記得在日文資料裡看到過，芭蕾舞第一次在日本演出的時候，觀眾走出劇院後，討論的不是腳尖舞的難度，也不是它的藝術性，更不是感嘆音樂與動作的美妙配合。大家熱烈討論的是：男舞者有沒有穿褲子？

清朝出使歐洲的劉錫鴻，看到歐洲人跳交際舞，覺得奇形怪狀，男女授受不清，大有感慨，於是寫了下來，見於他的《英軺私記》。

> 跳舞會者，男女面相向，互為攜持，男以一手摟女腰，女以一手握男膊，旋轉於中庭，每四五偶或多至十餘偶並舞，皆繞庭數次而後止。其狀近似劉王之大體雙。但女子袒臂，男則衣襟整齊，以是稍異。然彼國男子禮服，下褲染成肉色，緊貼骸足，遠視之，若裸其下體然，殊不雅觀也。云此俗由來最古，西洋類皆為之。國中男女大小，莫

不習為跳舞會，館師教學徒亦及焉。

這位中國的外交官和日本人有同感，他提到肉色的緊身褲，遠看像是沒穿，覺得很不雅觀。更不能想像的是學校裡老師教學生跳舞，而且全國的人都學著跳。他們如果看到今天電視上「與星共舞（Dancing with the stars）」節目裡，女舞者穿著比基尼式的舞衣，還不知會有怎樣的反應呢！

清朝還有一個令西方人感到驚異的禁令，那就是女性不能去戲院看戲。此一禁令始於咸豐皇帝，監察御史郎蘇門（1763－1839）認為婦女看戲，敗壞善良風俗，寫了一篇洋洋灑灑冠冕堂皇的奏摺，皇帝批可。咸豐二年傳旨：「禁京師五城戲園添夜戲列女座。」光緒十八年又重申此禁，不准婦女聽戲之外，還禁止婦女聽書及參加宴會。

中國婦女竟喪失了去戲院看戲的權利，從此以後只能到廟前廣場看酬神戲。有錢人家則僱戲子來家裡演堂戲，闔家男女一同觀賞。郎蘇門擅畫螃蟹，人稱「郎螃蟹」，時人就將一口惡氣寫進打油詩裡：

卓午香車巷口多
珠簾高捲聽笙歌
無端闖著郎螃蟹
惹得團臍鬧一窩

清代是中國婦女地位最低落的時期，廷旨禁婦女看戲僅反映其冰山之一角。滿人本屬蠻夷戎狄中的東夷，但入主中原以後，

變成了天朝上國的主人，處處守著天朝上國的規矩，例如設法遮蓋多爾袞和皇太后的關係，諱言「叔接嫂」的事實，轉而提倡婦女貞節的美德，甚至減少了對婦女法律的保障。把男尊女卑，男外女內的大原則發揮到極致。

婦女問題之外，在許多方面，滿人統治者竟「漢」得比漢人更「漢」。就外交方面來說，他們守著天朝上國的規矩，對那有堅船利炮的夷人特別嚴格，拒絕禮儀上的平等，因而失去外交上的極為重要的彈性。在宋代，漢人被夷狄打敗之後，夷狄要宋皇帝自稱姪兒，叫他們的王爺「叔叔」，宋皇帝就照作不誤，把天無二日民無二王的原則擱在一邊，這是清朝的皇帝們面臨海上來的夷人們無法做到的，他們打死也不肯與洋人平等相待，連互派使節都不情願。打開清代的「籌辦夷務始末」，每隔幾頁就見到強調夷狄「犬羊之性」的文字，有的地方甚至將「英吉利」三字全加上「犬」字的偏旁。滿人統治中國一兩百年後，已經忘了他們也是夷人。到了太平天國作亂的年代，他們毫無疑問地是正宗漢文化的捍衛者。

太平天國有男營女營，講究男女嚴格隔離，但在做禮拜的時候遇到了難題。解決的辦法是在禮拜堂裡，男女分坐兩邊，中間掛一布幔。兩邊的人都可看到講道的牧師和供桌上的香燭，但兩邊的男女彼此看不見，這樣就符合男女分隔的原則，解決了他們的問題。

回到清末婦女不能去戲園看戲的規定。民國成立以後，有戲院向政府陳情請願，要求解禁。內務部同意，所附但書是徵收「女座捐」，並規定男女分座，婦女座在樓上，男士座在樓下。夫妻一同去戲園，入場後，太太到樓上去，先生在樓下坐。此後

又有人一再請願，要求允許男女合座，民國十一年左右，內務部核准包廂內男女合座。其後因西風東漸，時勢所趨，政府遂允許全場男女合座。所以中國男女合座看戲也是經過一番奮鬥的。中國婦女也終於爭取到喪失了一百年的去戲園看戲的權利。

（原刊《世界日報》副刊，2014年7月25日）

發明家的煩惱

　　年輕人立志做發明家是有抱負，有出息。對這一說法沒有人會持反對意見。大家讀到愛迪生發明電燈，為全人類帶來光明，從此晚上外出不必打燈籠，在家也不用再點油燈，怎麼會不感謝愛迪生呢？

　　又讀到縫紉機的發明故事，據說那位發明家為做這個機器朝思暮想，茶飯不思。一天晚上做惡夢，見一群土人追趕他，一個個將手中所持的矛向他扔來，矛的尖端有洞洞。他被嚇醒後，廓然開朗。針孔應該開在針的尖端，而不在粗的那頭，於是縫紉機誕生了。那只能一針一針用雙手縫製衣服的時代正式宣告結束。

　　這些發明真的是造福全人類，使世界更美好。有志者，當若是。所以有許多人挖空心思，鑽研琢磨，希望自己的不斷努力不僅能夠帶來新的發明，裨益人類，也能為自己帶來財富和美名。

　　因為我家冰箱換新，就向送冰箱的工人埋怨冰箱不耐用。他說德國早已有人發明不會壞的冰箱了，但沒有一家工廠願意生產這種冰箱。

　　我們來想像這位德國人的遭遇。假定他是個大半輩子在修理冰箱的工人，忽然有一天，他發現如果把冰箱某一部分如此這般改造，冰箱就不會壞。他歡欣雀躍，連跑帶跳地去把他的發現告訴他的上司，上司就去告訴老闆。老闆叫他不許聲張。警告說真這樣做的話，大家都沒飯吃。一家冰箱工廠如果製造這種冰箱，做完一批，就沒有人再來買了，那時工廠只有關門，昂貴設備也

將血本無歸，全體員工勢必失業。可憐這個德國工人的努力和美夢竟成泡影。

仔細想想，一種發明如果嚴重危害既得利益，那發明家一定是在短暫的喜悅之後，會經歷長期的煩惱。這些經驗全是從小學開始，到中學大學，所有老師都沒在課堂上教過的。

愛德華金納（Edward Jenner）發明牛痘接種。十八世紀，天花橫行全球，天花病人不死也變麻子，群醫束手。金納見擠牛奶的婦女會出牛痘，但全都不出天花痘。於是潛心鑽研，於1796年做出牛痘接種，如今天花已經絕跡。但他在做實驗的時候，竟受到醫學界同行的警告和威脅，都說他在亂搞，有人甚至說要把他繩之於法，關進監獄。

據說原子彈之父奧本海默（J. Robert Oppenheimer，1904-1967）為自己的發明懊惱不已，研究之初，沒想到破壞力會是如此強大，是一種可以毀滅人類的武器。但試驗成功舉世皆知，發明家想要收回已經來不及了。將來這種武器的使用也完全不在他的控制之下。他說過一句話，說自己已經變成「死亡（Death）（注意是用大寫D）」，是個毀滅世界的人。為了補救自己的錯誤，他致力於推動原子能的和平用途，和禁止核子擴散，不遺餘力。

發明家可能會有許多煩惱，做個發明家可真不容易。

（原刊《世華文藝》第67期，2019年4月22日）

偉大人物都很累

　　一般人都相信胸懷大志是有出息：有人從小就立志做總統，做大官。可惜一個國家只有一個總統，大官的數目也有限，很多這樣立志的人都會從希望，到失望，最終歸於絕望。在專制國家，這種做領導人的志向就很危險了。專制的領導人最怕有人心懷不軌，最怕有人相信「彼可取而代之」，往往會獨出心裁，來杜絕這種情形發生的可能性。

　　事實上，做偉大的領導，大官或名人都很累。生前忙進忙出，栖栖皇皇。死後還不能休息，難得安寧。舉幾個例子就可看出。

　　先說孔子，他從百家爭鳴的一家，到今天的一枝獨秀，已經成了中華文化的代表，比歷代皇帝更風光。今天孔子學院遍布全世界，從打倒孔家店，到全世界到處都有孔家店，其間不到一百年。孔子學院全都掛著孔子的招牌，西方的哲學家如柏拉圖和蘇格拉底就從未享過這種殊榮。

　　出口轉內銷，孔子名丘，字仲尼，最近在中國居然得了一個新名字「孔修斯」，乃confucius之譯音也。孔子生前不談鬼神之事，有記載說「子不語怪力亂神」。可是後人硬把他放進廟裡供著，還有許多想要金榜題名的後生，不斷到廟裡去找他幫忙，你說他累不累？

　　兩千多年來，孔子不知經歷了多少坎坷，尊敬，貶抑，崇拜，批判，歌頌。遭遇忽冷忽熱，好像洗三溫暖一樣。而行情漲

漲跌跌，又好像股票一樣。批林批孔的那個運動，居然還把孔子和林彪扯上關係，害得孔子遭到池魚之殃，坐進牛棚。試問外國的哲學家有那個在死後會有這種忽冷忽熱的經歷的？有那個死後還這麼累的？

春秋時代，齊國的管仲對中華民族是有其貢獻的。孔子曾說：「微管仲，吾其披髮左衽矣。」孔子對他的評價相當高。可是不知什麼時候開始，管仲竟擔任起妓女業的祖師爺來了。查證一番，發現他相齊時，設「女閭」，乃國家經營娼妓業之始。這個祖師爺的職務非他莫屬，只好讓他累得不能休息了。

關公，又名關羽，關雲長。桃園結義的三兄弟中似乎以他最有出息。關公辭世至今約有兩千年，他被列為神明後，復因靈驗連升數級，不知從何時開始，他竟擔任了財神的兼差。從此就更忙了，更沒法休息了。只要看一看臺北行天宮去向他要錢的人潮，就知道他有多麼累了。最近，翻黃曆時，竟發現他還有別的兼差，是旅館和旅行社的祖師爺。這就奇怪了，孔子周遊列國，理應擔任這行業的祖師爺。可能孔子做「萬世師表」，當教書匠的祖師爺，真的太忙太累了。

像毛澤東，雖然有些人認為他是「匪」，但許多人覺得他像秦始皇帝一樣，是個「偉大人物」。在他寫的詞中，可以看出他早年就有志向做秦皇漢武。在他生前，能看到他的人少之又少，尤其在他晚年，看得到他的女生大概只有愛人江青，年輕護士，火車上的列車員，與農村來的會跳舞的美貌女子。

他死後就不一樣了。所有的中國人，不管是紅五類還是黑五類，不管是地主還是農民，不管是有產階級還是無產階級，不管是左派還是右派，不管是走資派還是死忠的毛派，通統可以去毛

澤東紀念館排隊看他。在他生前，中國的鐵幕低垂，外國人進入中國極不容易，現在全世界的外國人都可以去毛澤東紀念館排隊看他。

　　可憐的毛澤東，他不是修成正果的肉身菩薩，也不是埃及木乃伊，可是死了以後還得每天上班，不得安寧，還得接見許許多多的排著隊的游客。你說他累不累？

（原刊《世界日報》副刊，2016年1月9日）

三顧茅廬

劉備到臥龍崗去拜訪諸葛亮，要恭請這位高人參加他的復國團隊，做他的軍師策士。一共去了三次，最後諸葛先生才勉強出山，答應幫助劉備。

為什麼要跑去三次？當然這表示身為漢室傳人的劉備有誠意。但諸葛亮可能有他的考量，在此不妨演義一番。對一般人來說，演義要比正史有趣得多。最好的例子就是三國演義比三國志受歡迎，兩者的收視率簡直不可同日而語。

諸葛亮的猶豫又是為了什麼呢？從面相來看，劉備不像是一位能一統中原的英主。雖然老曹曾以「天下英雄，使君與操耳」來盛讚劉備，但這位當年只帶著一紅臉一黑臉兩位小弟混黑道的大哥，看上去實在是潛力有限，器量不足。諸葛亮起了一課，得到的也不是上上。根據觸機，得到的雖不是「墓」，但也不是「旺」。他已置名利於度外，無欲則剛，為什麼要放棄閒雲野鶴的日子，跑進那混亂的世界裡去蹚渾水呢！

拒絕劉備的請求以後，一人端坐茅廬，根據易經占卦，得到的結果也相似。再試試他自己設計的「諸葛神數」，知道劉備的局面雖然小，但「壺中別有天」，大概不會枯燥無味。然而第二次劉備來的時候，同來的張飛很不禮貌，又無耐心，使諸葛亮不太高興。又一次，諸葛亮婉拒出山。

一干人走了以後，他估量天下群雄，曹操挾天子以令諸侯，最為可惡。孫權周瑜居心叵測。劉關張三人均非奸狡之輩，劉備

似乎最為老實可靠。為了挽救蒼生，作些貢獻，還得犧牲自己在臥龍崗過安閒日子的打算。劉備第三次前來的時候，更充分表露他的誠意，諸葛亮就勉強答應了。如果諸葛亮不出山，三國演義就不會這麼精彩了。

N年後，有好事者將《出師表》用黑道語彙翻譯出來，這本是諸葛亮向後主，也就是劉備的兒子，那扶不起的阿斗，表露心跡而寫的。其中「臣本布衣」一段自述是這樣的：

> 叔本來是個種地的，在南陽有一畝二分地，在這個人砍人的時代，叔不想砍人，只希望不被人砍。你爸不嫌叔慫，三天兩頭往叔屋裡跑，問我如何管理幫派，我感激得眼淚嘩嘩的，從此跟著你爸四處砸場搶地盤。後來本幫被人火拼，叔死命硬抗，到現在已經二十多年了。

很扯，但意思並不謬。

一千年來，三顧茅廬的故事在每個時代都有人複述，以各種不同的文體和藝術形式呈現，今天還有三國故事的電腦遊戲。關羽有他的廟堂，香火越來越盛。諸葛亮的粉絲也越來越多，不限於兩岸三地。真沒想到我在教書生涯中受到打壓，居然會和這個一千多年前的故事扯上一點關係。

美國漢學界有一些雖享盛名而在理解中文資料上仍有問題的大師級學者。大家都說中文難學，所以要專精不是易事。大師們的努力也是值得讚美的。可是如果他們在出版研究成果之前，能虛心向有點國學根基的人求教的話，就能避免一些錯誤。

三十多年前，系裡一位同事還沒變大師的時候，出版了一本

有關元代文學的書，有幾處翻譯錯誤顯明，尤其是三顧茅廬的那一段。我的前夫首先發現，而我與研究生在聊天的時候提到他翻譯有誤，這位研究生和那位教授談話時便好意告訴他，不料那教授勃然大怒，叫他轉告我們不得聲張，否則開槍伺候。自此很不友好，暗箭連發。

那時我還真被他的威脅嚇住了，因為他喜歡打獵，有好幾管槍。按理實在應該寫篇書評指出錯誤，出版後拿去送他一份，至於開槍伺候的威脅，應該回覆他一句：「不是要殺我嗎？想殺我的還有幾個，去排隊！」

但這只是腦中的演習。那時聽到這樣的威脅，忽然想起哥大夏志清教授講的故事，他說在一次博士考試五堂會審的時候，一位漢學家教授在紙上寫了「韓俞」，要學生回答。學生猶疑片刻，面有難色，就問是不是唐代的韓俞，就以韓愈來作答，總算過關了。我問他如果學生不過關，他會不會仗義執言。他說：「要不是我在這裡裝聾作啞，怎能混到今天？」這話幫助我保持冷靜，好女不吃眼前虧。

是哪些翻譯上的錯誤呢？這裡舉一個例子：

標點符號是近代才有的新花樣。標點錯誤就可能扭曲原意。最著名的意義相反的例子就是：「下雨天留客天留我不留」主人也許是說：「下雨天留客，天留我不留。」客人想是：「下雨天，留客天，留我不？留。」

莽張飛見諸葛亮端臭架子，兩個哥哥又恭敬謙卑，低聲下氣地一求再求，到頭來諸葛先生還是不肯出山，張飛就很不高興，覺得諸葛亮不識抬舉。心直口快的他忍不住就說：「兀那村夫……依著我呵你與我挈槍牽馬我也不要你驅馳俺兩個哥哥兀那

村夫你聽者⋯⋯」

　　這句是說「鄉巴佬⋯⋯如果是我的話，你幫我拿槍牽馬，我還不要呢！你耍我的兩個哥哥。鄉巴佬，你聽著⋯⋯」這裡的「與」是今天白話文裡「給」，「替」，或「幫」的意思。在今天，「與」、「和」同義，但在宋元明時代，「與」可以有不同的意義。這句裡的「驅馳」，是「耍」或「操縱」的意思，沒有「趕走」之義。

　　結果他譯出的英文，再翻譯回中文的時候就變成：「如果是我的話，那麼你和我，我們去拿槍牽馬。我不會讓你趕走我的兩個哥哥。」

　　如此這般，在大師的想法中，難不成是張飛想邀請諸葛亮來決鬥？而且可能是歐洲中古時期騎士的決鬥？諸葛亮會借東風，會空城計，會草船借箭，會擺八卦陣，可就沒練過武功啊！難不成諸葛亮出山是因為張飛用了恐怖分子或黑道的策略？

　　西方人演義的三國故事也會很精彩的喔！

（原刊《世界日報》副刊，2014年5月30日）

《新西遊記》的構想

　　柏克萊加州大學的榮休教授藍卡斯特（Lewis Lancaster），在一個佛學會議上，提出了一個新概念——海洋佛教（Maritime Buddhism）。他認為佛教的傳播主要是經由海路，其路徑與海上商務貿易路線吻合。這個結論是從考古發掘的新資料，結合其他歷史資料得出的。

　　佛教由中國東傳至日本和南傳到東南亞的路線上來說，這個學說是絕無疑問的，因為海路是唯一的路線。佛教由中國和日本傳到美國也非走海路不可。

　　但是佛教由印度傳到中國走的是陸路，這是無可置疑的。《西遊記》是極受歡迎的小說。唐僧取經的故事，每個中國人都耳熟能詳，連小學生都知道唐僧和孫悟空，豬八戒，沙僧師徒一行在去印度的路上，遭遇妖魔鬼怪，經歷種種危險，克服重重困難，最後終於達成取經的任務。在這部以玄奘《大唐西域記》十二卷為原型寫出的魔幻小說裡，唐僧師徒走的全是陸路，雖經過流沙河，黑水河和通天河，但從未見過大海。

　　《西遊記》之於中國文化，乃至整個東亞文化的影響，可以說是怎麼強調都不嫌過分。書中獨特的想像力，奇幻魔力，語言和人物形象魅力，使其兼具趣味性和娛樂性，所以受歡迎的程度歷久不衰，古今小說作品罕有其匹。有那個中國人不知道齊天大聖孫悟空？唐僧取經的故事，在諸多藝術形式中，如京劇，地方戲，廣播劇，寶卷，漫畫，說書，和電影中唱演不休，使得不認

得字的人都能侃侃而談。

　　在嚴格探討的時候，這種想像可能帶來疑問。舉例來說吧，在第二十二回中，唐僧在流沙河收服了水怪沙僧，取名悟淨，使他成為伴往印度的第三個徒弟。既然水怪成精後，能做到不下水，跟著唐僧經年累月在陸地上跑來跑去的，那為什麼傳說中的龍王總離不開湖海河川呢？

　　中國和印度的貿易有可能走的是陸路嗎？邏輯告訴我們不太可能。喜馬拉雅山是一座不易超越的屏障，西藏高原空氣稀薄，加上一路上人煙稀少，從中原要走陸路去印度談何容易？唐僧不走商旅的海上路線，捨易求難，以致險象環生，似乎有點不合情理。

　　我們不妨想像有個願意走貿易商旅路線的唐僧，也許是個智商比真唐僧更高一點的和尚。《西遊記》本有續作，如《西遊補》。建議不妨來寫一本《新西遊記》，將從廣東到印度的海路取經之旅寫出來，讓想像帶給大家懸疑、刺激，驚嘆和快樂。

　　在陸路的老《西遊記》中，孫行者和豬八戒出盡風頭。在海路的《新西遊記》中，沙僧「如魚得水」，可就有戲唱了。這一程有觀音菩薩和媽祖的護佑，他們達成取經的任務是不成問題的。

　　雖然唐僧取經走的是陸路，想像他走貿易的海路應該困難少一點。當然海上航行的風險還是蠻大的，這樣就有了想像的空間。中國由北往南的交通在唐代已經發展得很先進了。為使政令迅速達到南疆，使用驛站和快馬接力，確實是有效的傳達方式。後來，楊貴妃愛吃荔枝，唐明皇命人去廣東取來，運到長安還很美味，沒有壞掉。

　　至於從廣東福建到印度的一段，就是海上絲綢之路的一部分。這條路線自秦漢時期就已經開始發展，至唐宋而更為繁榮，運送的除絲綢和茶以外，還有瓷器和香料。明代海禁以後，中國人在航海方面的成就幾乎全被抹煞了。

　　藍卡斯特教授海洋佛教的理論給大家提供了一個靈感的泉源，這樣的一部小說不適宜讓八十歲的老人來寫，應當由聰明的年輕人來寫。寫得好可以享譽海內外，名利雙收。也會給孫悟空，豬八戒，沙僧一個二十一世紀的新面貌。老《西遊記》和《新西遊記》的撰寫都靠想像，若將想像寫得讓人著迷，那《新西遊記》說不定就是未來風靡全世界的暢銷書呢！

　　　　　　　　　　（原刊《亞省時報》，2017年6月16日）

我見我思篇

臺大歷史系的歲月

　　這篇文章遲遲未能落筆有幾個原因。我在臺大念書四年（1957-1961），在美國考過博士資格考試以後，回臺大教書，前後又有九年，在杜鵑花城的歲月，長達十三年。因為有太多可寫的故事，感觸良多，反而無從下筆。

　　還有一層顧慮，就是人謂的「好漢不提當年勇」。我雖然當年是個女生，現在是個老祖母，但服膺這個道理，與眾人沒有不同。要寫臺大經驗，免不了要吹點牛，這與維持謙虛的心願相違，就不如不寫。轉念一想，我現已年過七十，再不吹點牛的話，恐怕就沒有機會了。所以現在挑選幾件與性別有關的來說說，追隨眾學長之後，一起來慶祝校慶的盛會。

到臺大念書

　　1957年，我從臺北一女中畢業，接到通知說可以保送東海大學，但我還是放棄保送機會，選擇參加聯考，第一志願臺大歷史系。分數出來，中歷史系榜上第一名。文學院院長沈剛伯後來告訴我說，寫榜的時候，我的名字很早出現，他以為我是個男生，待他抽完一枝菸，第二名才出現。

　　那時候，臺大歷史系清一色都是男教授，學生中也以男生居多。但我們那一年錄取的學生中正好男女生各半。教授們全都認為歷史這行是男性的地盤。可不是嗎？中國人寫歷史，大概從

有文字，有統治者以後就開始了，左史記言，右史記事，幾千年來，幹這行的全是男的。在迎新會上，系主任劉崇鋐教授致辭歡迎新生，但是他希望女生趕快轉系，因為這一行不適合女生，不妨轉到中文系或者外文系去，澆了我們一頭冷水。

　　聽說其他的歷史系教授們也都覺得危機臨頭，歷史這一行業，正面臨著三千年來未有之大變局。吳相湘教授憂心忡忡地說：「歷史系要變成怡紅院了，怎麼辦？」沒想到女生們沒有一個轉去別系，反而有女生轉系進來，包括農學院轉來的高材生謝瑩瑩。大家不僅學習歷史，而且創造了歷史。從這一年以後，歷史系錄取的一直是女生多於男生。

　　教授們雖然不喜歡女生來念歷史，可是打分數的時候，並未歧視女生。四年中，我的成績一直名列前茅，是書卷獎的學生。有一回，學校通知我去領另外一個獎學金，發放獎學金的職員說是素友獎學金，我想知道捐錢的是什麼樣的組織，顧名思義，應該是「吃素的朋友」。他不想答話，眼睛翻了翻，那副神氣好像在說：「拿錢就是了，何必這麼囉嗦！」

　　沒想到三十年後，我念大學的女兒有個全然不同的經驗。一天，我在亞利桑那大學辦公室，有電話進來，是獎學金辦公室打來的，說有要緊的事要找我女兒，他們要給她一個獎學金，但是要她參加三天後的捐錢組織的餐會，而且要上台致感謝詞。晚飯的時候，她趕回家來，我把好消息告訴她，叫她第二天去獎學金辦公室。她急得跳腳，因為三天後，她正好有個重要的考試。雖然餐會在晚上，但致詞須先行準備，還須搞清楚這個組織的宗旨和歷史。她說寧可不要這個獎學金，在我的勸說下，她決定擔負這個重任，可是她不悅的反應似乎在說：「給錢就是了，何必這

麼囉嗦！」

當年歷史系集中國大陸來臺的名師於一堂，沈剛伯，劉崇鋐，李宗侗，勞榦，姚從吾，夏德儀，方豪，李定一，吳相湘等皆是。

傅斯年校長聘請教授，秉持北大兼容並蓄的傳統，以及自由討論的學風。他自己雖是胡適的好朋友，但將最愛罵胡適的徐子明教授也請來臺大教書。徐子明以國學根基扎實自負，最痛恨引車賣漿者流使用的白話文。他寫過《胡適與國運》這本小冊子，上課必罵胡適及「胡子胡孫」，說白話文是豬狗文章，又要求學生考試必須用文言文作答，否則不及格。我們那一班同學中只有汪榮祖一位勇士敢去選他的課。後來我也有機會去上他在校外開的詩經課。

徐教授最反對女孩子進學堂讀書，女同學中沒人敢選他的課。他的女公子就沒進過學校，一直在家裡學習，由他親自調教。她琴棋書畫，樣樣都學，尤擅工筆仕女畫。我有幸看到她的百美圖長卷，功夫的確不含糊。我雖非行家，但覺得這應該是博物館收藏保存的傑作。

在上過「邏輯新引」的必修課以後，我們三個女生，李楣，陳宛和我，就有機會和哲學系的殷海光教授談天說地，獲益匪淺。記得最清楚的是，在談到女學者們的婚姻問題時，他說恐怕是：「最幸福的婚姻，也只比不結婚好一點點。」我如今想起來，還覺得這話很有道理，可是「婚」這個字的最好詮釋就是女人昏了頭，然而在這個世界上，不昏頭者幾希。

在殷府聊天，殷師母夏君璐會煮咖啡給我們喝，後來殷教授遭遇不幸罹癌去世，李楣為了接師母來美國花了不少心血，不

折不撓，很令人感動。去年師母送我一部剛出版的《殷海光全集》，我說老師的書我都看過，不用寄來了。但書還是如約而至。打開後，我發現內有一本老師和師母的情書，纏綿悱惻，頗想寫一篇讀後感，卻遲遲沒有動筆。

剛進臺大的時候，我們一女中畢業的乖乖牌見到教授都會鞠躬，以示尊師重道。有位同學看到一位穿長衫，戴眼鏡的先生，就恭恭敬敬地行了禮。後來發現他不是教授，而是高年級的一位有才氣的同學，名叫李敖。但他大一英文還沒考及格，所以一再補考，還是大學部的學生。不久李敖做了姚從吾教授的助教，一天，他對我們選姚教授遼金元史課的一位同學說：「姚教授對你們一個個都有評語，寫在一個本子上，你們想看的話，付我一個字五塊錢，我就拿來給你們看。」大家討論以後，一致決定不看。

還有一次，有位女同學匆匆跑來，告訴我們說，李敖戴著草帽，看到女同學就把草帽拿下翻過來，裡面貼著裸體女子的畫片。一傳十，十傳百，大家都知道他帽裡有裸女。那幾天，女生們看到他走過來，就趕快轉彎走開。

到臺大教書

在印第安那大學通過博士資格考試後，隨夫回臺北，先在臺大歷史系任兼任副教授，後來才改為專任，成為歷史系第一個女性專任副教授。在我之前，李又寧學姐曾擔任過客座副教授一年。我們都是創造歷史的人物，當年還有人寫文章說我是史學界的女哥倫布。這使我感到十分惶恐，似乎有「天之將降大人於斯

人也」的期望。繼而一想，哥倫布去新大陸之前，早有印第安人在新大陸住了幾個世紀，沒什麼了不起。

舊日的老師，現在變成同事。一天，我要去上課，遇見姚從吾老師，他說有很重要的話要對我說，課後去找他。我心裡七上八下，不知什麼事這麼重要。後來見到他的時候，他興奮地說，班昭身為女性，在一門三傑中很是出色，我也不應讓班昭專美於前，可見他對我也是很有期望的。其實我對班昭是頗有意見的，她強調女性的卑弱，鞏固了男性中心的社會。

我念念不忘的就是要開一門中國女性的歷史，這個願望終於實現了。在重傳統的歷史系要另闢蹊徑，開一門新課，想來不是簡單的事。好處是和其他教授沒有利害衝突。哈佛燕京學社正開始提供經費支援中國歷史研究，包括新課程的準備工作，我就用英文寫了提案，很幸運地通過了，開課的事水到渠成。1975－1976年，我就開始教中國婦女史，但1976年暑假後就搬到亞利桑那去了。去年，我和幾位學者聊天，他們說我應該是中國婦女史教學的哥倫布，現在中國婦女史已經在全世界成為顯學了。另一位說拿哥倫布來比太過洋氣，應該找個本土一點的，馬上有人建議說：「應該叫中國婦女史教學的媽祖婆。」一笑！

我在歷史系教書，有一年，助教出缺，一位四年級的優秀女生問我她是否可以來申請，我說當然可以。結果在系務會議上，一位資深教授堅決反對，他說不能雇女生做系裡的助教，雖然這個女生成績最好，但不能幫他搬打字機。我說我們是雇助教，不是雇苦力。結果人微言輕，寡不敵眾，沒有辦法。我最終沒能幫這個女同學爭取到這個職位。但這位女同學很爭氣，後來獲得師大和哈佛的博士學位，並擔任過一任國史館館長，成為臺灣的第

一位女性國史館館長。

　　我教書的態度認真，信守的是只問耕耘，不問收穫的原則。在美國念書的時候，有位前輩學者很痛心地說，凡誤人子弟者皆應打進第十九層地獄。進了教書這一行業，就會發現吃這碗飯絕不輕鬆。我在臺大教過的學生中有不少已經成為今天的學者，教授，研究員。也許我也有那麼一點點耕耘之勞。

勞榦教授的開示

　　我在美國教過的學生曾給我一些謝卡，還有一張放進鏡框的合照，鏡框上刻著：「老師影響久遠；影響永不終止。」（A teacher affects eternity; she never knows where her influence stops.）我要說，有些教過我的老師都是影響永不終止的。

　　大學時期的老師們，在我畢業以後，有時還會繼續幫助我，指導我。間或送書給我。勞榦教授後來在洛杉磯加州大學任教，我曾去拜望他和師母。勞教授曉得我在教中國婦女課程，也涉及婦女與宗教的課題，我在講授時，常會提到的是，原為男性的觀世音菩薩，傳到中國後變為女性。他就不厭其煩地解說菩薩的性別問題——性別是世俗的看法，在佛和菩薩的境界是沒有性別的。

　　他說就菩薩的存在狀況，應分為法身，應身及報身。法身是本性所有，諸天的無色界只有一個意念便已具足。這意念是獨立存在的，備具了六通和十力，運用起來，有無限的法力。「禪悟」猶嫌不足，還要「禪定」的真工夫，才能體驗意念獨立和靜止的境界。不論原來是比丘或比丘尼，原來是優婆塞或優婆夷

（居士及女居士），只要修練到佛的境界，就是一樣的，不再有性別的區別。應身是顯示天人，隨時現化，三十二相，相相具足。

　　他引用法華經等的經文，最後說到男女兩性是完全平等的，並無尊貴與卑賤的分別。但在古代社會裡，到了男性中心的時代，一般人認為男性是超卓的，女性是卑下的。這在各種宗教中，不論佛教，基督教，回教都是一樣。在近代以前的社會裡，視歧視女性為當然。但在佛教的教義中，到了諸天的高級層次以上，就邏輯上的推演，不能有性別的區分，但世俗觀念不能接受，遂極易產生誤解。

　　我在多讀了些佛法的書以後，發現勞榦教授的佛法修練已經到了很高的境界。他對我這樣不厭其詳的開示是十分珍貴的，也許覺得我有一點慧根吧。更高興的是老師輩生前也都不斷在學習，在修鍊，在精進中。既然比丘尼與優婆夷一樣可以修鍊成佛，現在已經沒有人說女生不能讀歷史了。

　　　　　　　　　　　　（原刊《我們那個年代振翅雲霄》，
　　　　　　　　　　　　　漢世紀，2013年，頁107-113）

生命週期

　　我有幸遇見幾位同是終身保持學習習慣的老朋友，他們都很健康愉快，做著自己想做的事，思想機敏，腦子靈活。有一位我很佩服的學長說：「每天早上醒來，發現還在這個世界上，就深感慶幸。又可以多一天來做有益世道人心的事。」還有一位朋友半開玩笑地說：「其實我們都在排隊，可是常有年輕人來插隊。」可不是嗎？

　　心理年齡與生理年齡並不一定總會同在一個軌道上。能夠活久一點不斷造福人群的老人，也給自己帶來幸福與快樂，事實上是心理上的年輕人。

　　每個人一生中都分幾個階段，孟子說得好：「人少，則慕父母。知好色，則慕少艾。有妻子，則慕妻子。仕則慕君，不得於君則熱中。」我們在嬰兒和兒童時期依賴父母。進了學校以後，結交一些同學朋友，忙著去他們的生日派對。成年以後，為自己的事業打拼。這時有了異性朋友，然後結婚，也忙著參加友人的婚禮和派對。生孩子的時候，也忙著為生了孩子的朋友寫賀卡。退休以後，走到人生的最後一個階段，又忙著參加老朋友們的喪禮。

　　通常喪禮上都要為死者說許多好話，有的時候說得天花亂墜。有一個故事說，坐在第一排的未亡人，聽了一籮筐的美言和讚語，就對坐在旁邊的兒子說：「艾力克斯，你去看看躺在棺材裡的是不是你爸爸。」

　　一個在外州的朋友的先生去世，我打電話去慰問，準備說些節哀順變的話。她說別來這一套，她是很看得開的，也相信上帝

的安排。在喪禮上，她很冷靜，處變不驚，沒有哭泣。反而有位丈夫剛剛去世的朋友，在那裡大哭特哭。曉得的人知道這位朋友是觸景生情，但許多不曉得的來賓很感納悶，有人不禁來問未亡人：「她是你先生什麼人？」

聽說多年前，臺灣有位知名人物的喪禮上，忽然有婦人帶著小孩們披麻帶孝前來哭喪，把來賓，未亡人和孝子們都嚇一跳。素有模範丈夫，模範父親形象的這位先生，在走完人生旅程的時候，竟然漏底，沒想到二奶忽然在喪禮上浮出地表。真應了那句老話：「要得人不知，除非己莫為。」現在DNA的技術這麼進步，要否認親子關係也賴不掉。早就聽說美國第三任總統湯瑪斯傑佛森有黑人後裔，他的白種的後人一再堅決否認，但DNA試驗證明確實是有的。

一位頗有點名氣的太太在他先生的喪禮上，在來賓致辭以後，也跟著上台說話。坐在我旁邊的太太問我：「好像沒有未亡人上台演說的吧！」我是沒見過，這是頭一遭。不過她特立獨行，敢作敢為，是不會讓別人給她畫下框框的。話又說回來了，哪裡有什麼只許未亡人哭，不許未亡人演說的喪禮規矩？

能活到高壽去世是喜喪。馮小剛的電影《大腕》是一部多年前的賀歲片。講的是一個洋導演的中國喪禮的故事。馮小剛以喪禮為題，而能將中國大陸淺薄的，一切向錢看的廣告文化，描寫得淋漓盡致，使得講喪禮的電影以喜劇的形式呈現，讓觀眾哈哈大笑，這樣的喜劇是十分少見的。當然葛優會演戲，但不能不承認馮小剛是個天才！

（原刊《世界日報》副刊，2014年5月17日，題為〈喪禮趣聞〉）

教老哥新把戲

　　西方有句俗語：「沒法教老狗新把戲。」（You cannot teach old dog new tricks.）科學實驗都先以動物為對象，老狗難教，人為萬物之靈，老哥是否也難教？電腦的使用日新月異，把戲層出不窮。大學裡的資深教授們都一再被送往電腦教室再教育，美其名曰「教員發展」（Faculty Development）。

　　這種文字遊戲是騙不了我的。他們要說的真話是「你落後了。」要玩文字遊戲誰能玩得過中國人？落後還不僅僅叫「研究發展」，還能叫「迎頭趕上」。打了敗仗叫「轉進」。家裡打破杯碗叫「歲歲平安」。老太婆叫「資深美女」。例子不勝枚舉。

　　來教課的老師們清一色都是毛頭小伙子小妞兒，都是與電腦有關科系的學生。年輕人教課的時候，一見上課的學生都是老師級的，原以為老哥老姐們懂得很多，結果發現教授們的問題多半是電腦幼稚園水平的。如果老哥少按一個鍵就找不到老師要的介面，老師必須從這台電腦跑到那台電腦，忙得不亦樂乎。教老哥的那一天，他保證運動夠量，課後不必去健身房了。

　　老哥老姐們不僅學得慢，而且忘得快。有鑒於此，一天我上完課後，就留在電腦教室裡演練一番，以免忘記。離開教室的時候，年輕的老師正在門外和他的同學聊天。他沒看到我在他背後走過，正在埋怨說：「教教授比教同學困難得多！你能想像嗎？有個教授，他……」

　　今天的家庭裡，爺爺弄孫的甜蜜畫面仍然不少，更多的是小

孫兒教爺爺用電腦的情景。童言無忌，教到不耐煩的時候，小孫兒會說：「怎麼這麼笨！」

「沒法教老哥新把戲」也可能是老哥帶有年輕人所沒有的老包袱和老禁忌。有個故事說：美國長大的孫兒教爺爺玩電腦，兩人都喜歡音樂，說起某一樂曲，孫兒說他最近買了Joshua Bell新出的CD，上面有這樂曲，爺爺很感興趣，孫兒就說：「我回宿舍去燒一張給你。」爺爺勃然變色，遊戲也不玩了，再也不說話。後來孫兒跟他媽媽說：「今天來教爺爺玩電腦，爺爺忽然不理我了，也不學了，我不知道他怎麼了。真難教！」

學無止境，活到老，學到老，說到做到。學校有「教員發展」的課，我還是樂意去上的。一天，正好上午有空，就去上專給教授開的電腦課，老師是一個主修建築，副修電腦的女生。來的教授連我只有兩個，人那麼少，有點奇怪。老師要我們隨便找張照片，我就把駕駛執照拿了出來，上面有我的照片。老師說要網上的照片，我靈機一動，上世界日報網站，將藝文版上方的一張畫展照片取下，選了牆上掛著的一副現代畫，按照指示改換不同顏色，嘗試忽濃忽淡，尺寸忽大忽小，千變萬化，確實有趣。下課以後，我想回辦公室好好演練一番，否則一定會忘記，這才發現我的電腦上沒這個項目，筆電上也沒這個項目。去上課的教授學生一共只有兩個，而身為其中一個的我，連自己電腦上沒這個軟體都沒先搞清楚，這回新把戲算是白學了。

（原刊《世界日報》副刊，2013年6月9日）

老人國國歌

　　想像力豐富的格立佛寫過小人國遊記，可是還沒有人寫老人國遊記，也許世界各地的老人活動中心，耆英會，養老院就是具體而微的老人國吧。

　　有一次，法蘭克辛那屈拉（Frank Sinatra）在演唱的時候說：「現在我要唱國歌了，請大家起立！」觀眾尚未起立，樂曲的前奏已結束，他立刻開口唱〈我之所為〉（My Way）的第一句，觀眾掌聲大作，可見這首歌是很受歡迎的。

　　我在Youtube網站上看到這次的表演，覺得這首歌最能引起老人們的共鳴，道出老人們的心聲，我這個老人的感覺就是「於我心有戚戚焉」。這樣說來，這首歌的確可以選作老人國的國歌，耆英會的會歌，甚至養老院的院歌。

　　好歌會經過時間的考驗，受歡迎的程度歷久不衰，而且還可能予人創作的靈感，一百年後成為經典名曲。〈我之所為〉就是這種出類拔萃的好歌。我翻譯的是法蘭克辛那屈拉的經典版，現在不懂英文的人也可以用中文來唱。

現在快要走到	And now the end is near;
人生道路的盡頭	(And) so I face the final curtain.
朋友，我要講明	My friend, I'll say it clear
我願訴說，真誠的話語	I'll state my case of which I am certain.

我經歷豐富人生	I've lived a life that's full
走過一條又一條的路	I've traveled each and every highway
還有，還有許多	And more,much more than this,
我勇敢地做	I did it my way.
後悔，當然也有	Regrets, I've had a few
但實在微不足道	But then again, too few to mention
我做了我應做的	I did what I had to do
貫徹始終，毫不含糊	And saw it through without exemption
我畫出應走的路	I planned each chartered course;
每一步驟，每一條路	Each careful step on the byway.
還有，還有許多	And more much more than this,
我勇敢地做	I did it my way.
不錯，有時，你也知道	Yes,there were times, I'm sure you knew
我吃的比能嚼的還多	When I bit off more than I could chew
從頭到尾	But through it all
有疑問時	When there was doubt,
我吃進去，再吐出來	I ate it up, and spit it out.
我面對一切，昂然獨立	I faced it all and I stood tall;

我勇敢地做	And did it my way.
我曾愛過，笑過，也哭過	I'ved loved, I've laughed and cried.
我歷盡滄桑，也失敗過	I've had my fill my share of losing.
現在，淚水流盡	And now as tears subside
發現一生真是有趣	I find it all so amusing.
回顧我之所為	To think I did all that
我要說，大膽地說	And may I say - not in a shy way
「喔喔非也，那不是我	"Oh no, oh no not me.
我勇敢地做」	I did it my way."
什麼是人？人有什麼？	For what is a man, what has he got？
若非自己，就一無所有	If not himself, then he has not.
有話直說，真誠的語言	To say the things he truly feels
不用卑躬阿腴的辭句	And not the words of one who kneels.
記錄說明我遭受打擊	The record shows I took the blows
我勇敢地做	And did it my way——
不錯，這是我之所為	Yes, it was my way.

（原刊《亞省時報》，2016年6月3日）

找工作的小聰明

　　禪宗的祖師爺們說話簡潔，只涵蓋重點，而且不說清楚，不講明白。因此聽眾就要有點慧根，才能心有靈犀一點通。六祖沒念什麼書，可是悟性很高，他師父也看得出來，所以非常欣賞他「話不在多，有智慧則靈。」不過有的文章雖然很長，但長得精彩，看完仍可能意猶未盡。

　　經濟不景氣，人浮於事，失業率高。快畢業的學生憂心忡忡，在一片「畢業即失業」的陰影下掙扎。學校裡也有專家學者指導學生如何準備履歷表，如何寫求職信，如何準備面試，甚至面試的時候，穿什麼衣服，都有講究。因為經濟不景氣，找臨時工的工作也比從前困難。

　　工作各有不同，老闆也是百樣的。喬布斯生前愛穿牛仔褲，看到一個穿了昂貴西裝，燙過頭髮，抹了頭油的年輕人來面試，說不定會想：「這小子油頭粉面的，不像是個腳踏實地幹活的。」所以找工作要有實力之外，還要靠運氣，也要靠祖宗積德，但是隨機應變的能力也是不可或缺的。從一些成功找到工作的例子裡，可以看到若干見招拆招的小聰明，這些可能是學校裡面上三四小時求職課都學不到的。

　　多年前，藍約翰在臺灣設廠，因為需要年輕人來幫忙，就回美國去徵才。來應徵的申請人很多，他挑了五個成績優秀的來面試。他問了一些問題之後，就很輕鬆地問：「你會不會用筷子？」四個申請人都回答說：「不會。」一個剛從大學畢業的學

生回答：「不會，可是我願意學。」藍先生立刻僱了他。聽說這位願意學習的年輕人，現在已經是個富有的企業家。

旅館老闆親自面試三個男性應徵旅館工作的年輕人。他問他們：「假如你敲門沒有反應，也許是房裡電視開得大聲。但你把房門打開，看見一個女客一絲不掛在裡面，而她也看見你了，這時候你怎麼辦？」

甲說：「我就說『對不起』，然後關門退出。」

乙說：「我就說『對不起，小姐』，立刻關門退出。」

丙說：「我就說『對不起，先生』，立刻關門退出。」

丙被錄用了。

一個剛從印度移民到美國的工程師努力在找工作。一家電腦公司請他去面談，他們問了他許多問題，他感到十分緊張。最後他們問他為什麼公司應該僱他。

「你們公司酋長很多，而印第安人不夠。」他說。（印度人和美國印地安人同為Indian）

老闆覺得他既謙虛又幽默，就立刻僱用了他。

一家公司招考職員，經理用筆試作初步甄選。有一個考題是：「一年有幾季？」大部分求職者都答：「一年有四季──春夏秋冬。」

有一個人回答：「在商場上，一年有兩季──旺季和淡季。」

他通過了筆試，因為經理覺得他有商業頭腦。

一家公司登報徵才，很多人申請。面談的時候，一位申請人述說自己的本事，老闆不為所動，就問他還會什麼。他說為了公司的利益，要在劇烈的競爭中擊敗對手，有時候要出奇兵制勝，

而他是戰略高手。老闆很有興趣，就請他露一手。他走到辦公室門口，開門對外面等候面談的一些人說：

「你們可以回去了。老闆已經決定僱我了。」

一位大企業家登報徵聘會計主任，面試時，企業家問：「二加二是多少？」六個應徵者都回答：「四。」結果都沒有被錄用。

第七個應徵者聽見老闆問他二加二是多少，便馬上起身，查看門是否關緊，拉上百葉窗簾，然後隔著桌子探身向前，小聲問道：「你看應該是多少？」

他被錄用了。

筆者模仿禪宗祖師爺的做法，就不做說明了。

（原刊《世界日報》副刊，2014年7月18日，
題為〈求職的小聰明〉）

器官移植

　　不久前，在美國有一樁醫療訴訟案，其判決令醫生們啼笑皆非。緣由一個需要肺移植的小病人，久等輪排不到，他父母遂一紙告到法院。法官宣判說醫生必須從速為小病人做肺移植手術，不得以成幼之別予以歧視。

　　拿到判決書的外科醫生大怒，連說此事根本辦不到。因為目下醫院捐輸得來的肺都是成人的，而成人的肺無法移植到小童體內，尺寸不對啊！這就像仙履奇緣故事中辛德莉拉失落的一隻玻璃鞋，她後母生的姐姐把腳硬塞也塞不進去。即使法官判給她，還是穿不進去的。削肺適童之事勉強不得，就像「削足適履」是辦不到的一樣。醫生們認為醫學不是法官的專業，就像法律不是醫生的專業一樣，法官應該少管閒事。言下對這位糊塗法官甚為不滿。

　　根據八月二十七日合眾社報導，小病人是賓州十歲女童，換進一個成人的肺，手術成功，已經出院。女童原來在等待移植的病人名單上是最後一名，存活率很低，因為法官的判決，忽成第一名。據報導說：這是「天上來的奇蹟！」（miracles from Heaven）這位「糊塗法官」一夜之間變了「包青天」。

　　這也說明人類的知識範疇不斷在更新，在擴張，在調整。醫學上如此，其他學科也一樣。另外一件器官移植的故事也說明了這一點。

　　捐獻來的器官即使手術成功，還是可能有問題的。不像機

器、汽車，飛機的零件，只要尺寸一樣，裝上就可運作自如。器官移植手術的成功與否有許多因素，有的手術貌似成功，但病人會拒斥移植來的器官，使外科醫生前功盡棄。

我校的附屬醫院在器官移植方面頗負盛名。從換心換肺到換腎，醫生們都得心應手。但病人要分到捐獻來的器官，就得痴痴地等。得來的器官都極珍貴，一旦被手術後的病人拒斥，病人生命就會危在旦夕。多年前，外科醫生在頭痛之餘，就向人文學科的學者們徵求意見。

心理系的蓋利修華茲（Gary Schwartz）教授以科學方法研究靈異，靈媒，能量治療（包括氣功）著稱。他為器官移植作了一番研究，細讀過去器官移植的案例，比對成功和失敗的情況，又動員研究團隊訪問病人及家屬朋友，追問成功案例中，病人在手術前後的情況，尤其是性格，興趣，以及愛好的改變。

一個有趣的案例值得大家深思。一位一向討厭披薩的老太太，在手術成功後，忽然說她想吃披薩，老太太性格上也產生了明顯的改變，比以前活潑得多，家人嘖嘖稱奇。修華茲發現她移植的器官來自一位車禍喪生的摩托騎士，他最愛吃披薩。出事的時候，摩托車上的皮袋裡還有半隻沒吃完的披薩。

性格頑固的病人也許就沒有這位隨緣的老太太那麼幸運。修華茲教授的意見非常寶貴，現在他已增加了一個頭銜，是醫學院不拿手術刀的外科醫生。

人和機器不同，科學和醫學都離不開人文學，這個故事提供了極佳的說明。

（原刊《世界日報》副刊，2013年9月3日，題為〈器官移植趣聞〉）

文化震盪：四十六個副校長

　　有位美國教授從東南亞開會回來，大驚小怪地說，他在那裡見到一位企業家，此人有六個老婆，而且這位企業家在談起來的時候毫不掩飾。教授問他為什麼要娶這麼多，企業家說六個人各有所司，監督和幫助傭工們做家務。大太太主管財務及交際應酬，其他分攤接送小孩，買菜購物，煮飯燒菜，灑掃洗衣等工作。這位教授感到很驚訝。西方人對離婚是司空見慣的，有時填表的時候還會問你是第幾次結婚，但對娶那麼多太太卻感到十分詫異，這是文化背景不同帶來的震驚，也就是文化人類學上所說的「文化震盪」（Culture Shock）。

　　我說這不稀奇。人類學家瑪格麗特米德（Margaret Mead）到太平洋的島上去做田野工作，發現一個盛行多妻制的小島上，有個太太將先生告進官裡，指責她的先生總不肯再娶一個太太，使她工作負荷太重，沒有幫手。這個田野報告才真給全世界的人「文化震盪」。

　　數年前，在一次國際會議上，我曾遇見一位中國大陸來的教授，他說他剛到東岸的某大學訪問，發現該校居然有二十三個副校長，令他十分吃驚。美國這麼大，只有一個副總統，那所學校居然有二十三個副校長，太嚇人了。說這話的時候，他臉上有非常驚訝的表情。

　　我說那有什麼奇怪，我們的這間州立大學裡有四十三個副校長呢。說完這話，我看到他的眼睛瞪得更大，說不出話來，不可

思議的表情一時凝固在臉上。

美國大學的副校長們自成一個類別，其層次比教授們的還更多。教授分正教授（Professor），副教授（Associate Professor），助理教授（Assistant Professor）三個等級。副校長就更複雜了。以我們學校為例，其等級分為：資深副校長（Senior Vice President）；執行副校長（Executive Vice President）；副校長（Vice President）；副副校長（Associate Vice President）；助理副校長（Assistant Vice President）。

有人問唯一的校長，為什麼副校長那麼多，他說這些副校長都各有所司。這位中國大陸來的教授聽了以後，說他真的無法想像。他的反應也是文化人類學所說的「文化震盪」。

有人做了一項統計，說美國大學裡真正在教書上課的，在全校教職員中，只不過占五分之一到四分之一。學校裡的行政部門疊床架屋，人數奇多。例如，我們的系主任想知道主修我們這一系的大學部學生人數究竟有多少，竟發現主管這個問題的有三個不同的辦公室，他於是發了三個email去問，結果得到三個不同的答案。

每到州政府削減大學的經費，學校就開始打教授們和低階行政人員的主意。一個辦法是遇缺不補，再就是叫一些低階職員走路。不管經費多麼困難，學校從來不裁副校長，而副校長的數目反而有增無減。以我們學校來說，幾年前有四十三個副校長，今年已增至四十六位。記得四十多年前，副校長的人數是六位，可以說「副校長」這個領域是全校成長最迅速的。

有位祕書說，因為學校經費短缺，職員要開會討論裁人的問題。她也認為副校長人數過多，上網做了些調查，發現每一個

副校長的薪水都抵十幾個祕書的薪水。在開會的時候，她義憤填膺，慷慨陳辭，責問為什麼不先裁副校長。結果下一個被裁的就是她。美國大學裡的副校長還會不斷地增加，這是可以預料的。

（原刊《世界日報》副刊，2014年2月15日）

我的印地安學生

　　在亞利桑那州教了三十多年書，只教過一兩個印地安學生。記得最清楚的是一個十多年前從四角（Four Corners）印地安保留區來的女生。四角城的名稱是因為地處四州的交界，四州分別是亞利桑那，新墨西哥，科羅拉多和猶他。

　　她來上中國婦女的課程，算是很用功的，有時會在課後來找我發問討論。那學期正好譚恩美（Amy Tan）應邀來我校演講，我鼓勵學生去參加。譚恩美的《喜福會（Joy Luck Club）》已經成為暢銷書，又被拍成電影。那天演講廳裡座無虛席，講完後更有許多人發問。還記得有個英文系的學生問她寫作被打斷後用什麼方法再回頭繼續寫。她的回答是：她寫作時以莫札特的音樂為背景，有電話來或必須做其他工作的時候，就把音樂關掉，再回來寫的時候，就把音樂打開，很快就會進入情況。也有人問她關於母女關係的問題。

　　記得她曾說過，她母親對她總是不滿意，她拿成績單回家，平均是A-，媽媽就板著臉說：「怎麼不是A？」如果平均是A，她就會說：「怎麼不是A+？」所以她對母親很有心結。有一次她演講，母親坐在第一排，從頭到尾板著臉，面無表情。聽眾都走了以後，她問母親有什麼想法，心想母親又要批評她了，不料母親說：「我看著你，心裡想，這就是我的女兒，我真為她驕傲。」

　　兩三個星期後的一天，印地安女生課後來找我，說她不僅去聽了演講，還把《喜福會》仔細地讀了一遍，她很喜歡這本書，不僅自己讀，還推薦給她媽媽讀。兩人讀完以後，討論了書中的母女關係，其後她們母女的關係竟大為改善，許多的誤會都解釋清楚了。

　　一年後，我走在校園裡的時候，再次看到這位印地安學生，她迎面走來，面色憔悴。彼此問候以後，她說她決定休學了。我吃了一驚，問她為何做此決定，她說是因為美國史的課堂上，教授闡揚「明顯的命運」（Manifest Destiny），顯然他自己也相信這個理論，使她不能忍受。不退課的話，將來考試要如何下筆還是一個大問題。

　　唐德剛曾說過，從某一個角度看，美國早期的歷史，就是一部白人殺戮紅人，奴隸黑人，驅逐黃人的歷史。白人征服印地安人，殺戮印地安人，由東岸擴張到西岸，做了新大陸的主人，所憑藉的理論就是「明顯的命運」。

　　我還記得，當年我念美國史的時候還曾考過這個解釋名詞的題目。美國西進太平洋所憑藉的理論根據也是「明顯的命運」。1898年，美西戰爭西班牙戰敗，美國想把西班牙殖民地的菲律賓收歸己有。麥金萊（William Mckinley）總統於心不安，猶疑不決，晚上無法成眠，在白宮臥室裡踱來踱去。忽然間，他靈感一閃，想到：占據菲律賓難道不就是「明顯的命運」嗎？他馬上就安安穩穩地睡了一夜。

　　沒想到的是一百多年以後，還有人相信這種弱肉強食的一套說辭。美國是個言論自由的國度，誰也奈何不了誰。我和這位印地安學生相對黯然。這次見面以後就沒再看到她了。想不到她竟

會栽在「明顯的命運」上，真是可惜。

（原刊《世界日報》副刊，2014年1月4日）

演講翻譯的噩夢

我在1980和90年代曾很熱心於臺中圖桑姐妹市的活動。當時因為卡特承認了中共，臺灣和美國的官方關係斷裂，雖然設了辦事處，但交流要靠老百姓之間的民間渠道來維繫。要從事增進友誼的活動，那就要由兩地受尊重的熱心人士來推動，不僅要通英語，也要會中文，聽說讀寫樣樣俱精。鄧曾翠蘭（Esther Tang）擔任姐妹市的主席，她熱心公益，深受各界尊重。她是第二代的老華僑，能說台山話，但不能說國語，也不懂中文。於是我被說服加入一起做義工，還收到一紙由圖桑市路墨斐市長簽發的委任狀。本來我是不想加入的，因為自己分內的工作都來不及做，又要為三個孩子做司機、做廚師。但看到那些從未去過臺灣的老華僑們，為臺灣和美國的友好關係這麼盡心盡力，我這個臺灣來的人能開口說不嗎？？

組團訪問臺中的時候，臺中市長林柏榕熱誠接待，議會和工商團體也非常熱絡，使得團員們擔憂起來，都說將來臺中團去訪問圖桑的時候，如果我們沒有足夠經費按相同規格接待，那可怎麼辦？

我一路上兼任翻譯，英翻中，中翻英，團員們說我的即席翻譯是聯合國水平，令我信心滿滿。在參觀一個桔子汁工廠的時候，發生了一件沒有預料到的事。桔子汁工廠的老闆請大家喝行銷全省的橙汁，並要上台說話，我就義不容辭，從容上台準備翻譯。結果他一開口，我不由嚇出一身冷汗，原來他講的是閩

南話！

　　我的閩南話程度不高，比「姆宰羊」的大概好一點點。以前住在南港中央研究院宿舍的時候，因為幫忙家務的阿巴桑不會說國語，先是兩人比手劃腳，到後來，家務方面的辭彙我可以用閩南話和她溝通無阻。那一天，桔子汁工廠的老闆已經開口，而我要打退堂鼓已經來不及了，只好故作鎮靜。心想我雖非身經百戰，畢竟也是練過兵的，而他無非講些歡迎來客之類的應酬話，應該不難對付。

　　結果他是長篇大論，說個不停。美國加州陽光豐沛，農副產品物產豐富，大家都會以為他廠裡用的桔子是從加州買來的，或是臺灣土產的，但完全不對。他說他廠裡用的桔子全是從亞利桑那州運來的。因為亞利桑那州的高華德（Barry Goldwater）參議員一直是大家的忠誠的朋友，早在抗日戰爭時就曾安排中國的空軍人員在圖桑受訓。這段高華德的歷史我知道。他解釋說，廠裡的桔子是向高華德的一位公子買的。亞利桑那產的桔子又甜又好。我只能聽懂一半，但憑第六感所作翻譯，似乎要點沒有錯，講完掌聲大作。亞利桑那來的客人為臺灣大量買亞利桑那桔子而興奮萬分，更為中國人感恩念舊，澤被子孫的做法感動不已。竟沒有人問我，何以有的段落，他講三句，我的英譯只有一句。

　　這次上台翻譯雖然過關，但實在是分數很低的，卻讓我想起沒過關的一次。那是五十多年前，在臺北一女中念書的時候。我班上的導師派我代表本班參加全校的演講比賽，她說我的作文不錯，相信可以勝任。其實我是不大會說話的，很感膽怯，但又推脫不掉。只好一再打聽演講的題目，好作準備。老師最後告訴我說，為大家所敬愛的江學珠校長忽發奇想，題目要在比賽選手上

臺前個別抽籤決定。

　　既然如此，我也無從準備起。基於上學後從未繳過白卷的考量，心想這樣的演講我也可以應付。題目嘛，了不起是「我的學校」、「我的老師」、「我的志願」，「郊遊記趣」一類的，說理的題目可能是四維八德，三民主義一類的。

　　演講那天顯然不是我的黃道吉日。上臺前，我在軍訓教官捧著的抽籤罐裡拿出一張小紙條，上面赫然寫著：「怎樣提倡國防體育」。不由心裡發涼，冷汗直冒，兩腳顫抖。我連「體育」和「國防體育」之間有何區別也不清楚，這可如何是好？？況且體育一向是我成績單上分數最差的項目，跳低欄差點不及格，因為我一跑近低欄就會慢下來。游泳也沒過關，總是找理由不下水，所以至今仍是旱鴨子。上臺的時候，我暗想，講不出來的話，不僅自己丟臉，還給全班同學丟臉，真恨不得地上挖個坑鑽進去。結果越是這樣想，越是說不好，在台上不到兩分鐘就鞠躬出局了。坦白說，就算是要我在今天演講這個題目，我還是沒法掌控的。那年有好一陣子，覺得自己灰頭土臉，士氣低落。幸好有同學安慰我說：「這題目要我來講的話，一句也說不出來，你還能說上幾句呢。不錯了。」看我出醜的那一年的五班兩百多位同學中，人才濟濟，有許多後來在各自崗位上有傑出表現的人物──研究員、教員、醫生、商場富婆、行政長才。如已故的陳映雪是中研院院士。光寫作方面就有陳秀美（陳若曦）、洪智慧（歐陽子）、王愈靜等。

　　　　　　　　　　（原刊《世界日報》副刊，2013年5月14日）

老廣告──沒有東方僕人

　　一位畢業多年的學生寄來兩張照片。難得她還記得我這個老師對華人在亞利桑那州的歷史有興趣。

　　這是她在格路博（Globe）的圖書館裡看到的。第一張是本州「好路協會」（Good Roads Association）在1913年印行的地圖和導遊書的封面，是亞利桑那州有史以來的第一本導遊書。封面正中間是一幅模糊的大峽谷圖像。下方解釋書中有這個好地方（Wonderland）的道路，地標，旅館，城市，景點等的訊息。

　　亞利桑那州是在1912年才成為美國新成立的一州，以前稱為亞利桑那領地（Arizona Territory）。這裡有不少古老的自然景觀，和引人入勝的風景。

　　第二張照片就是書中一家旅館的廣告。一個名叫瓊斯旅館（Jones Hotel）的，在斯塔福（Stafford；恐係Safford之誤），沒有地址。老闆是瓊斯太太（A. V. Jones）。說明有美式歐式住房，精緻家常菜。下面我學生用紅筆點出一行字，赫然是：

　　　　沒有中國或日本僕傭（No Chinese or Japanese Servants）

　　我看了以後百感交集。當年來美建築鐵路的華工，任勞任怨地擔任最危險的工作，例如炸山開路，犧牲了不少性命，完成了橫貫美國鐵路的西半。那些倖存的在鐵路完工以後，紛紛找尋其他工作謀生，或為礦工，或為洗衣工，或為廚師，或為僕傭。

1882年，美國立法排華，華人生活更為艱難。1890年代，在亞利桑那州有三個城市有反華聯盟（Anti-Chinese League）。

誰會想到「沒有中國或日本僕傭」竟是廣告中招徠顧客的亮點！

（原刊《亞省時報》，2019年5月24日）

婦女問題篇

好花經常開：
從《詩經》到費加洛婚禮

　　中國人三千年來有許多追求女孩的策略。詩經中的一個男子，「抱布貿絲，匪來貿絲，來即我謀。」那「抱布貿絲」就是一道計謀。

　　畢業將近六十年，女子中學同學重聚一堂。有的是夫妻同來，有人問起他們當年是如何墜入愛河結成連理的。有位美女王同學的先生說，他對王同學情有獨鍾，苦無結識的機會，後來想出一條妙計。他和一位朋友在放學後，跑到王同學家巷口，大叫「李某某」，而李某某是王同學的好友。第一天，叫了許久，沒有反應。第二天，兩人又去大聲喊叫，王同學開門出來對他們說，李某某不住這條街，她住溫州街，這裡是青田街。這樣兩人就開始說話，彼此認識了。如今兩人白首偕老，故事倍感溫馨甜蜜。這故事中所用的計謀就是「聲東擊西」。

　　成龍年輕時演過一部電影：一個不愛念書的富家子，看上了城裡一位小美女，絞盡腦汁，讓兩個一起鬼混的朋友在街上出言調戲她。說時遲，那時快，成龍跳將出來，三兩下就把兩人打得抱頭鼠竄而去，小美女自是感激不盡。這一招叫「英雄救美」。

　　西方人也有用各種策略來追求意中人的故事。羅西尼（Rossini，1792-1868）在1816年，根據博馬謝（Beaumarchais，1733-99）所寫的有關侯爵和費加洛的三本話劇劇本的第一集，寫了歌劇《塞爾維亞的理髮師》（Il barbiere di Siviglia），故事

裡講一位侯爵隱瞞身分追求美女羅西娜。他先是帶了幾個伴奏到羅西娜的陽台前去唱情歌，似乎沒什麼效果。後來足智多謀的理髮師費加洛為他設計，費了很大的功夫，運用一些計謀，擊敗情敵，終於贏得美人心。

莫札特（Mozart）早在1786年，根據博馬謝的同一作品第二集，寫了《費加洛的婚禮》（Le nozze di Figaro）。費加洛立功以後，成為侯爵的家臣，住在府中。他愛上了侯爵夫人的婢女蘇珊娜，歌劇開始的時候，費加洛和蘇珊娜準備結婚，但侯爵對蘇珊娜一直是色迷迷的。貴族對婢女初夜權的陋規雖已式微，侯爵仍想贏得蘇珊娜的芳心。步步進逼，要約定時間在婚禮前共度良宵。擅用計謀的費加洛叫蘇珊娜將詳情告知侯爵夫人。侯爵夫人傷心萬分，唱了哀嘆愛情逝去的名曲〈Porgi amor〉。三人決定由侯爵夫人假扮蘇珊娜前去後花園與侯爵幽會，結局是皆大歡喜，也許侯爵有些失望，但也無可奈何。無數觀眾愛上了這個溫馨的結局，兩百多年來這齣歌劇受歡迎的程度歷久不衰。

唯有最終成就了美滿的婚姻，當年設計追求的故事才讓人感到溫馨甜蜜。在一些失敗的婚姻中，丈夫當年大都也曾有過用盡心機的計謀，但後來說起來就覺得遺憾。甚至連一起設計的朋友都會有罪惡感，悔不當初。

「人有悲歡離合，月有陰晴圓缺，此事古難全。」上次海外華文女作家的挪威太陽號遊輪之旅，王克難改寫了〈何日君再來〉作為惜別歌，讓大家一起唱。她將中國人唱了六七十年的「好花不常開，好景不常在。」改成「好花經常開，好景經常在。」一字之差，轉消極為積極，確是神來之筆。令人想起唐代詩人賈島的「僧敲月下門」和「僧推月下門」。

　　大家都希望有情人成為眷屬，更希望婚後一輩子幸福美滿，白頭偕老。那麼大家就誠摯地觀想事成，來唱一唱王克難改寫的好歌，讓「好花經常開，好景經常在」吧。

（原刊《世界日報》副刊，2017年7月9日）

與小野和子喝抹茶

　　小野和子（Ono Kazuko）是日本京都大學專治中國婦女史的榮休教授，她寫的《中國女性史》曾被譯為英文，在西方學術界廣為流傳。大約二十年前，美國的亞洲學會要給她一項大獎，以彰顯她在中國婦女史研究上所做的貢獻。小野和子回信說，她因為官司纏身，無法出國，後來在官司了結之後才來美國領獎。

　　小野教授是因什麼官司纏身呢？原來，日本有位諾貝爾獎得主，對他指導的博士班女研究生有性騷擾行為，那女生將他一紙告到學校，因為諾貝爾獎得主的名氣很大，報章雜誌紛紛報導。而學校因為諾貝爾獎教授是個寶貝，是學校聲望之所寄，遂對告狀的女生多有不利的舉措。這使研究婦女問題的小野和子十分憤慨，她於是撰文聲援該受害女生。不料文章發表後，財大氣粗的諾貝爾獎得主竟延請律師，將她告到法院，說她毀謗，這就開始了她的一場拖拖拉拉的官司。這場為保衛女性權益所作的奮鬥，在日本女權史上是要寫上一筆的。

　　2002年的一天，日本奈良女子大學校長致書亞利桑那大學校長，大意是說「我校榮獲文部省（相當於教育部）的獎助，誠意邀請貴校的鮑家麟教授來我校演講關於中國婦女史的研究。」這是一次溫馨難忘的訪問，我得到奈良女子大學的野村鮎子教授熱誠接待，在奈良演講完以後，又去京都作了一場座談，與京都研究婦女史的學者們見面，還有幾位學者是從東京特意趕來參加的。會後，我去橘女子大學女性史研究室參觀，當時的小野和

子，從京都大學退休後，加入了橘女子大學的頗具規模的團隊，繼續她的婦女史的研究工作。

我在京都參觀了兩處寺廟後，次日去了京都南郊的宇治，與小野和子同遊萬福寺，這是一所有二十三個大廳規模頗大的寺廟，小野教授說明這是1654年中國禪僧隱元隆崎（1592-1673）到日本以後所建造的，還可看出一些明代文化的影響，如中式的木門，中式的僧衣，以及僧人吃素的傳統。從萬福寺出來，小野教授帶我去宇治川旁的一間茶室喝抹茶。宇治市素有茶都之美名，可惜的是我只會牛飲，不懂品茶。

我們一邊喝著濃濃的抹茶，一邊看著窗外河邊的美麗景色，就談到女性關切的性騷擾問題。有權有勢的男性，如果求歡於他權勢範圍內的女性，而未為該女性接受，但騷擾繼續進行下去，就構成一種犯罪行為，就連起初的騷擾也是道德有虧的，至少必須受到輿論的譴責。

余光中教授說中國原就有「調戲」一詞，何必再創一個「性騷擾」？我認為「性騷擾」一詞的範圍比調戲要廣泛，鹹濕言語之外，還包括了觸摸。

至於日本侵略戰爭中的慰安婦問題，在我所遇到的日本女性史學者中，幾乎絕大多數都同情各地慰安婦的慘痛遭遇，為日本軍人的作為抱憾。沒想到中華民國前總統李登輝反而為日本當年的慰安婦制度辯護，還說慰安婦是自願的，其無知令人震驚。臺南成功大學的廖秀真教授曾以日文發表有關臺灣慰安婦的研究，許多日本學者都讀過。

美國校園性騷擾的案件，在調查和做結論的時候，常會有失公允。在此舉一個我親自見證的本校的例子。一個即將得博士學

位的女生受到她的指導教授的性騷擾，她決定正式告發此事，於是在她教的一個大班上大聲向學生們宣布。案子折騰了半年餘，系主任正式結案時說，該一女生精神狀況似乎不正常，乃有此事，非教授之過也。因此，調查結果是查無實據，該女生只得停學離開學校。一年後，我問她的同學她到哪個學校去了，回答是她在某幼稚園做那裡老師的助手以糊口。

幾年後，我在學校的一個委員會上說起，性騷擾案件如果處理不公，會使學生不敢舉報。委員們要調卷來看我提到的案子，校方有關部門遂問女學生的全名，而我不記得學生的名字，只記得教授的名字。結果我被告知，這類案卷全依告發人的名字排列，而不按被告發人的名字存檔，所以他們愛莫能助。換言之，如果有三位女士告發同一教授，三位女士都留下了案卷，而那位教授卻無案可稽。從這一情形我們可以想見，衛護女性權益的努力只有一點一滴地，前仆後繼地來做。

謝海倫（Helen Zia）在出版了她的專書——《亞裔美國人的夢想》（*Asian American Dreams: The Emergence of An American People*）以後，曾於2006年三月來圖桑演講，她在書中的第一章中，談起她有幸進普林斯頓大學讀書，但是她的指導老師——一位傑出的中國教授——卻喜歡在和女學生見面談話的時候，自動傳授性知識。她就在和這位教授討論論文撰寫的時候，遭遇到這種情況，當時不知該如何處置。她想到的是，如果把他做的醜事公諸於世，將會對所有的亞裔不利，對自己也沒有好處，而亞裔的地位已經如此不穩，為什麼要將一位難得的傑出亞裔教授毀掉呢？幾年以後，她聽說有位白人女學生把他一狀告到學校，將這位教授弄得灰頭土臉。

　　我在和謝海倫見面的時候，就問她書中的性騷擾教授是不是姓劉，她說不錯，就是他。這就印證了中央研究院近史所一位朋友所寫的故事，他說劉教授埋怨系主任牟復禮（Frederic Mote）對他很不好，而實際上牟復禮是一位最為令人尊敬的學者，他學養俱佳，為人寬厚，又肯提拔後進，不知為何獨獨對劉教授不好？原來答案就在這兒了。身為系主任，要處理這種一對一的，沒有人證物證的性騷擾的案子是很頭痛的，如果要為劉教授開脫，備忘錄就得舞文弄墨寫上一堆，還要設法不虧待受害的學生，常會顧此而失彼，此後牟復禮還怎麼能敬重這位劉教授呢？

　　這次美國總統選舉，川普承認對女性有性騷擾行為的錄音帶公布以後，許多「兒童不宜」的細節經由電視新聞進入每個家庭。幾個年輕媽媽說，她們都必須回答子女所提出的問題，不得不提早討論性知識。平常日子裡，她們對子女是絕口不提這類題材的。

　　那年與小野教授喝抹茶時拉拉雜雜所討論的，竟是全世界的人都關心的問題。孔子說：「食色性也」又說；「非禮勿視，非禮勿聽，非禮勿言，非禮勿動。」如果天下的父母都能朝這個守禮的方向來教導子女，那就是極大的功德了。然而要每個人都做到克己復禮是不可能的，女性如何才能獲得一個無騷擾的學習或工作環境，應是中外婦女研究者要長期探究的問題。

（原刊《世界日報》副刊，2016年12月22日）

殺千刀的

　　小時候最喜歡看牛哥的漫畫。拿到報紙，瞄一眼大標題，就趕快找牛哥的漫畫。蔣總統的訓話可以不看，牛哥的漫畫是非看不可的。

　　漫畫裡有個下巴突出的瘦男人，名叫老油條。他太太是個胖婦人，名叫財多。印象深刻的一個畫面是財多拿著一把大菜刀，追在老油條後面，口裡罵著：「殺千刀的！」

　　這是我第一次見到這個名詞，那時很感好奇。隨著歲月的增長，我開始思索，什麼樣的男人會被他太太罵成「殺千刀」的呢？大概就是那種在外面偷腥的男人吧。他有了婚外情，或是涉足風月場所，不幸被太太發現。雖然向太太說盡好話，保證下回不敢，太太還是愛恨交織，怒氣未消。這種拿著菜刀在後面追趕的行為，就是比口頭更嚴重的警告：「再犯的話，不要以為我不敢殺你！」、「殺你千刀，反正我命一條！」

　　這種罵「殺千刀」的婦人定非中國文化裡忍氣吞聲，柔弱順從的理想典型。她們在怒氣直衝斗牛之際，完全不顧「家醜不外揚」的顧忌，以這種方法來有效地宣洩怨憤之情。也許第二天她就又繼續做她賢妻良母的工作了。她未必讀過娜拉出走的故事，但本能地會知道逃家的婦人出路有限。

　　不知道「殺千刀的」一詞在中國何時開始使用。在近代前的中國，夫為妻綱，殺夫是萬惡不赦的大罪，而生氣的婦人會口裡不止殺一刀，而是殺千刀，其殘酷程度等同凌遲處死，那豈不是

明目張膽在向權威挑戰嗎？做丈夫的怎麼能不膽戰心驚？

　　這個名詞值得考證一番。有人說這是上海婦人用語，還有人說這是東北人的方言。無論來自中國那一省那一縣，反正大江南北的神州大陸都有一些婦人在使用，不讓充滿靈感的原始發明人專美於前。

　　晚清吳趼人的小說《二十年目睹之怪現狀》中，第七十四回提到這個名詞，故事裡的婦人說的是蘇州方言。魯迅《故事新編》和茅盾《多角關係》中，也都用了「殺千刀的」一詞。可以確定的是牛哥並非筆之於書的第一人。

　　到了二十一世紀的第十年代，新新人類給「殺千刀的」一個新的解釋，搜尋一下就可看到：

　　　　古代有千刀萬剮的刑罰，殺千刀就是說你被剮了。不過一
　　　　般女孩子這樣罵一個男孩，是對該男孩恨之深，愛之切，
　　　　估計她有些喜歡你了。

　　　　　　　　　　　　　　（原刊《世界日報》副刊，2013年11月16日）

開襠褲曾是重要發明

在天津買到一隻胖嘟嘟的蹲著的泥娃娃，臉色紅潤，很是可愛。轉過來一看，原來穿著開襠褲，正在出恭呢。哈哈哈！

要說開襠褲這種東西是重要發明，一定有人不同意。開襠褲之使用，既不雅觀，又不衛生。中國人發明的東西不計其數，李約瑟和魯桂珍寫下了許多中國人的發明，其中並無開襠褲，可能是發明的項目太多了，數說不盡。可以確定的是開襠褲絕非從外國傳來的。

一直到五六十年前，農村裡的婦女們，除了幫忙農務，還要忙作家務。那時不僅沒有避孕知識，更沒有節育的觀念。還要在「多子就是福」的信念籠罩下不斷生育，要將一群孩子拉拔長大，的確不是容易事。

最忙的就是幼兒的吃喝拉撒。懷孕生育已經是很辛苦的事，孩子生下之後還得親自餵奶，還得為一家人準備三餐，洗衣打掃。孩子的大小便也是煩心事。有錢的人家可以雇奶媽，可以雇僕傭；沒錢的人家就事必躬親，忙得團團轉。養育孩子的辛苦真的是「如人飲水，冷暖自知」。即使在今天，有些婦女在生第一個的時候，會把全副精神奉獻，惟恐照料不周，一心一意捧著育兒書「照書養」，生到第四第五個的時候，累得精疲力竭，就只能「照豬養」了。

吃的問題沒法簡化，就在撒的問題上想辦法。不知道在什麼時候，不知道在那個朝代，有一位農婦忽然在為孩子縫褲時想到，如果將褲子後面的一條縫留著不縫沒，那麼小孩蹲下出恭時，褲子

就自動打開，站起時又會自動關閉，那就省了許多煩勞。只要等孩童會走路，會蹲下，這個開襠褲就能發揮它的功能了。

有人看到，穿開襠褲的孩子在戶外玩耍，等不及趕回家坐小馬桶，就馬上就地蹲下辦事，辦完以後，小狗過來舔一舔，皆大歡喜。

這個發明出現以後，果然能替婦女分勞，其他的農村婦女紛紛仿效。中國人口名列世界前茅，這個無名農婦的發明為許許多多的人帶來了方便。

著名人類學學者露絲・貝納迪克特（Ruth Benedict）在她的《菊花與劍》一書中，說日本兵士在戰爭中非常殘酷暴虐，與孩童時期的便溺訓練過度嚴格有關。這樣說來，便溺訓練竟和民族性有關聯。在中國，拜開襠褲之賜，孩子比較容易自己學會便溺，也省了母親們許多的焦慮和費神。現代人大量使用各種尿布，包括用完隨手拋棄的紙尿布，反而養成孩子的惰性，使便溺訓練成為育兒上的一大問題，而拋棄了的紙尿布也增添了環境保護上的問題。

中國以農立國，農村人口一向占全人口的十分之九以上，研究婦女史的學者不應忽略農村婦女的生活。近年來，西方研究中國婦女史的學者競相研究上層社會的才女，固然歷代中國才女之多乃世界之冠，但這些才女只占全中國人口的百分之零點零幾，而且大多數是書香門第裡，「有心栽花花不發，無心栽柳柳成蔭」的副產品。如果要重視農村婦女的生活，就更不能忽略造福大多數婦女的發明。開襠褲僅是一個很明顯的例子。

（原刊《世界日報》副刊，2015年11月30日）

預防乳癌匹婦有責

在這談癌色變的時代，許多財力、物力，人力都注入癌症研究，而癌症仍是十分囂張。記得許多年前，有位亞利桑那大學癌症研究所的所長，在一次聚會上，意氣風發，侃侃而談，說他要如何征服癌症，結果不到十年，他就被癌症征服了。我的一女中老同學陳映雪院士，努力研究癌症，最終也被癌症吞噬。

許多年過去了，癌症的研究似乎仍然沒有重大的突破。數字的資料說明乳癌在女性中比率甚高，而且有增無減，這樣的現象著實令人著急。數年前，我在作完每年例行的掃描後，收到通知，要我回去重作，雖然是虛驚一場，但加強了我對如何預防的關切。醫生都很忙碌，沒時間和我囉嗦，而且他們只管治療，不管預防，於是叫來一個護士來解答我的問題。護士說要多喝石榴汁，難怪石榴汁越來越貴了。

就在那時候，我讀到一篇雜誌上的報導，說到一些可能導致癌症的因素，諸如農藥和污染，但文中說明專家的意見認為腋窩芳香劑（deodorant）不會導致乳癌，可以放心使用。

腋窩芳香劑是美國人普偏使用的。有位患過乳癌的朋友說，如果她不搽腋窩芳香劑的話是不敢去上班的。我仔細看過這東西的成分，除了一大堆化學物和香料外，其中還有臘。我就想，出汗本是正常的現象，還有排毒的功能，但如果毛孔被臘塞住，那汗就不能從腋下排出，毒也不能從腋下排出，這樣就只能積聚在胸部了。更何況有的腋窩芳香劑中還含有疑似可能致癌的化學物，那不就從腋下的極泉穴進入胸部了嗎？

　　當然癌症的產生不會是單一的因素，而可能有多重的原因，也就是所謂多元緣生論。如果說腋窩芳香劑絕對不會與癌症有任何關係，這樣是否太過獨斷？我又想：目前研究癌症的學者專家多得不可勝數，卻是日久無功。他們是不是都鑽進牛角尖裡出不來了，所以至今沒有重大的突破？「見樹不見林」原是人類容易犯的錯誤啊。在一次晚宴上，坐在我旁邊的恰巧是位剛從耶魯大學請來的癌症教授。我就將我對腋窩芳香劑與癌症可能有關的意見說了出來，向她請教。她說她研究的是肺癌，研究乳癌的另有團隊。她就將領隊的教授名字和email告訴我，建議我和她聯絡。

　　我是人文科目的教授，和醫學似乎扯不上關係。可是我想：「預防乳癌匹婦有責。」還是要把握這個機會，把我的意見提出來，供這位乳癌教授來參考、來批評，來指教，如果在研究上能有一絲貢獻，那也勝造七級浮屠啊。有了這樣的想法，我就很用功地寫了兩頁，說明我認為腋窩芳香劑與乳癌可能有關係，請她指教。隨著email寄出後，居然石沉大海。

　　四個月後，我打了一個電話到她的辦公室，她接了電話之後，知道我就是那個寫了兩頁的外行人，冷淡地說：「我不知道你要什麼。」

　　聽她的口氣很不友善，我吃了一驚。「對不起，打擾你了！」我馬上掛斷電話。難道她想我這個低薪的人文教員不守本分，不自量力，想去鈔票麥克麥克的癌症研究那裡分一杯羹？真是冤枉，我一心想盡匹婦之責，來與全世界的女同胞們共同預防乳癌啊！

（原刊《亞省時報》，2016年5月13日）

《美容奇術》讀後

　　林滿紅教授在上海購得一部線裝書，上下共兩卷；古色古香，書冊泛黃，書面上寫著「光緒十五年，美容奇術」，字體是蠶頭燕尾的隸書。書內找不到作者、編者，或出版地的訊息。

　　這次我到中央研究院近代史研究所參加「全球視野下的中國近代史研究國際學術研討會」，發表了一篇「從《女界鐘》到整形風」的論文，著重時下許多女性之追求美麗性感，隨醫學科學的發達而與時俱進，整形美容蔚為風氣，已接近舉國若狂的境界。林滿紅覺得這部古董書給我最恰當，我想我已年過七十，也不想「老黃瓜塗綠漆」，不過盛情難卻，還是收下了。

　　美容書一向是有銷路的。那個姐兒不愛俏？對許多女人來說，變美是一場永無止境的競賽。追求美麗和追求時尚是全世界的女性都在做的，不限於中國。全世界的婦女花在追求美麗上的金錢是個天文數字，無法算計。我可以猜想到，這書在光緒年間大概也賺了不少光緒通寶吧。

　　仔細一看，不對啊！「美容奇術」的「術」字是個簡體字啊！再仔細一看，那光緒的「緒」字竟也是個簡體字，偏旁下面三點是連在一起的，文中還有一些簡體字出現，如「髮」作「发」。

　　早就聽說中國大陸有人假造古董。有個電視節目專事鑑定古董瓷器的真偽，鑑定以後，當場將可以亂真的假貨砸毀，讓許多觀眾連喊可惜。難道這本《美容奇術》也是假貨？不免令人生

疑。如果是假的話是不是也該撕毀？且慢。看看再說。

　　仔細打開一看，發現內容非常豐富，有一些祕方在文末會寫上醫書出處，引用約二十餘種，如孫思邈《千金要方》、張果《醫說》、蘇軾與沈括的《蘇沈良方》、李時珍的《本草綱目》、陳夢雷的《古今圖書集成・醫部全錄》、《仙拈集》、陳可冀等的《慈德光緒醫方選議》（一處作《慈清光緒醫方選議》）、王懷隱等《太平聖惠方》、《聖濟總錄》、陳士擇《石室祕錄》、《馮氏錦囊》、《奇方類編》、《千金翼》、《唐宮祕籍》、唐王《外台燾祕要》、《開元遺事》、《全唐文》、《傳家寶》，五台山道士所授法、沙圖穆蘇《瑞竹堂經驗方》、葛洪《抱扑子》、顧世澄《瘍醫大全》等。

　　但大部分未註明來源。書中有各種祕方和常識，有不少是和健康問題有關的，如禿頭生髮祕術、矮個子增高祕術、傷口不留痕跡法、延壽輕身散，固齒美牙祕方等。

　　書中從頭到腳都照顧到了。如面部的有：去面部黑斑黃斑、黑臉變白嫩、巧除皺紋、面不皺法、治療粉刺、黑牙黃牙變白、去除汗斑、生眉祕方，使容貌嫩如嬌花法，以及各種美顏祕方。有關頭髮的有：治少年白髮、白髮變黑、治女人多毛、頭髮光澤，老年脫髮食療法。還有著重食療的銀耳美容法、容貌增添魅力法、內服紅顏悅色法，以及藥酒美容祕方。

　　沒有想到的是書中竟有各種豐乳術。如使少女乳房發育更美更好法、乳房小飲食調治法，使乳房充滿活力法。少女和中年婦女的豐胸術各有不同。

　　有趣的是減肥增肥都有祕法。需要這方面知識的人，必須熟讀十項減肥祕訣。書中尚有減肥自我調治法，神仙服桂水令身輕

祕方。還有蕩谷氣，延壽命的「輕身散」做法。更吸引人的是楊
貴妃沐浴嬌媚法、西施沐浴祕術、武則天美容方，國色天香祕方
等等。

　　我甚至看到了「慈禧梳頭髮終生不白術」：

> 窮奢極欲的慈禧太后，享盡人間之所享，樂盡海內之所
> 樂。但終因天年將盡，日益形穢體枯，但她不甘壽年之將
> 盡，力圖延年。除了服用補藥，養血氣，還想永謀青春。
> 她下令在全國範圍內搜集護髮妙方。太醫們終於為她研製
> 出了生髮和護髮的處方兩則。而五台山道士所授生髮護髮
> 之術也在這裡浮出地表，既符合環保原則，又無副作用，
> 更不用花錢。（上卷，頁9-10）。

　　這一段文字透露了一個重要的訊息：這不是告訴讀者此書之
作，最早應該在宣統元年嗎？否則何能用「終生」一辭？慈禧太
后和光緒皇帝的死期只差一天啊！

　　如此說來，這部假古董的問世，除了撈錢以外，難道它裡
面還藏著什麼玄機？從中國大陸簡體字實施以後，就數文化大革
命期間是最不讓女性追求美麗的年代。男男女女都穿毛裝，也不
能燙髮打扮。曾做過電影明星的江青，最不喜歡別人比她更美麗
更有魅力。劉少奇的太太和周恩來的養女都吃過她的苦頭，生不
如死，最後都活不成。不知那時候的江青是不是也像白雪公主故
事裡的巫婆，每天問魔鏡：「牆上的鏡子、鏡子，誰是最美麗的
（Mirror mirror on the wall, who is the fairest of all）？」

　　在亞利桑那州，我曾遇見一位氣功和中醫的高人，看他的年

齡，他學習的年代正好是文化大革命期間，學校都關門了，老師也都去走五七道路勞改了。我就問他是怎麼學習的？他說他小時候，白天做紅衛兵，打打鬧鬧，每天晚上回家，他爸就逼迫他學歷代家傳的，口耳相傳的，各種醫學知識和功法，沒有選擇。他也能體會父親的苦心，好好學習。甚至在小小年紀，就能守口如瓶，不使人知。

在那焚書坑儒的文化大革命期間，破除迷信、鏟除舊習，摧毀傳統文化，才是當行的風氣。有誰竟敢隨便出書，尤其是這種屬於封建餘孽，談美容的書？那時小紅書《毛語錄》人手一冊，銷路竟勝過全世界的聖經，而其他出版物則少得可憐。也許當年《美容奇術》的編者煞費苦心，他不知道這場文革還要延續多少年，怕這方面的知識斷了傳承，造成中華大地無美女，於是他冒險刻版出線裝書，冒充古董，在封面上寫著：「光緒十五年」，而不是十四年，也不是十六年。如果寫「乾隆十五年」，不更古老一點嗎？「光緒十五年」，讀來就是「廣續是我你」——「書中知識的推廣和延續還得靠我你。」蘇州一帶的方言裡，「我你」就是「我們」。相信當年還是有人來買這本書的，但編者賺的是人民幣，而不是光緒通寶。

我不提倡使用手術刀的整形美容，也反對為追求美麗而玩物喪志。更喜歡提醒年輕人，寫《女界鐘》的金一曾說過，天然的面貌和天賦人權一樣的珍貴。但這本書中所錄幾乎全是自然的美容術，雖然我的醫學知識有限，看來書中內容也不是荒誕不經之說，只不過有的材料確實不易取得。例如武則天美容方必須用農曆五月五日收取的益母草，而且製造過程甚為繁複。

這是一部很有趣的小書。我的觀察，從辨別真偽，發現此書

絕非出版於光緒十五年，繼而推測編者造假的動機，然後試圖解開編者的密碼，雖不敢說我的發現是絕對正確，也可能會遺穿鑿附會之譏，但確實是本文作者一段有趣的學術探險。這本書至少讓我們知道，中國人是很有智慧的，在極權統治之下，還能出版自己想出的書，以「光緒十五年」的偽書就能瞞天過海。真是上有政策，下有對策啊。

（原刊《世界日報》副刊，2014年10月9日）

《走出閨閣：
中國婦女史研究》前言

　　作為中國婦女史研究領域的一名早期耕耘者，從年輕到年邁，我見證了該一科目從末學走到顯學的過程。伴隨著這份晚來的欣慰，我在此迎接《走出閨閣：中國婦女史研究》一書的問世。

　　承蒙上海中西書局編輯們不棄，願將我多年前，在臺灣付梓的中國婦女史論文再付坊刻。唯恐災梨禍棗，對此書所收小文的來歷不免要交代一下。

　　筆者曾編著《中國婦女史論集》，前後共八集。由臺灣牧童出版社和稻鄉出版社印行，於1979年至2008年間，陸續付梓。其中每集有筆者論文一至三篇。本書共選十一篇。

　　中國女性能夠名正言順地走出閨閣，從事各種社會，經濟和政治活動，是兩三千年來未有之大變局。傳統中國用以規範女性的陽尊陰卑，男外女內等思想，終於為男女平等思想所取代。本書中〈陰陽學說與婦女地位〉一文即對此做了一些探討。

　　開明學者如本書中說到的李汝珍，俞正燮，以及清末民初的革命家，教育家，立法人士和作家，都由思想入手，尋找男女平等的解決方案，為推進兩性平等做出了不可磨滅的貢獻。今日中國婦女能享有平等的教育機會，以及平等的發展機會，飲水思源，不能忘記他們百年來的努力。在掃除了男外女內的嚴格分際之後，才能有男女兩性並駕齊驅的局面。

　　在傳統中國，婦女並非全是足不出戶的。農村婦女不像士紳官宦家的婦女，也是經常要在外忙碌生計的，如採茶和協助農事。即使是士紳官宦家的婦女，也多有關心社會公益事業者。筆者與博士生呂慧慈合寫的〈婦人之仁與外事——宋代婦女和社會公共事業〉，提出她們主持修治堤堰、蓄水灌溉、築路造橋、掘井架亭、開辦義學，慈善救濟，貢獻良多。以此文為起點，呂慧慈撰寫了她的博士論文，介紹了婦女在複雜多元的宋代社會中所承擔的角色。

　　〈明末清初的蘇州才女徐燦〉一文，寫的是一位不情願走出閨閣，而又不得不走出閨閣的才女。徐燦追隨被放逐的丈夫，遠行流徙到東北。她是李清照之後最傑出的女詞人之一，而她筆下的愁與怨皆是來自真實生活的體會。筆者曾參與了一些將中國女性詩詞英譯的工作，撰有徐燦的英文小傳，與兩首譯為英文的〈隴頭水〉和〈關山月〉，均見於Irving Lo與William Schultz聯合編譯的 *Waiting for the Unicorn: Poems and Lyrics of China's Last Dynasty*, Indiana University Press, 1986.

　　徐燦為了丈夫納妾，大興「舊恩新寵，竟成拋撇」之嘆。筆者與昔日學生劉曉藝合寫的〈娥英兩花並蒂開——明清文學作品中「雙美一夫」的婚姻模式〉一文，即以通俗小說為材料，對歷史上的「平妻」現象進行了一番探討。劉曉藝現為山東大學文學院教授。本世紀「包二奶」之風未曾稍息，或許有其長遠的歷史淵源吧。

　　〈徐志摩的結婚和離婚〉一文，曾由津守陽譯為日文，見於關西中國女性史研究會編著的《中國的家庭與婦女》一書中，於2004年出版。此文的散文體初稿〈沉默的共謀〉，為筆者與劉曉

藝合寫，見於《萬象》，二卷六期，2000年。徐志摩的離婚妻子張幼儀曾遠遊歐洲，後來在上海開辦第一家西式時裝公司，並創設上海女子商業銀行，也是「走出閨閣」女性中的一例。

筆者祖籍江蘇吳縣，祖家鮑氏傳德堂。幼時隨父母赴臺灣，在臺北受教育。1961年於臺灣大學畢業後，前往美國進修。1971年獲美國印第安納大學（Indiana University, Bloomington, Indiana）歷史學博士。筆者任臺灣大學歷史系副教授教授多年。後又重返美國任教，獲亞利桑那大學（University of Arizona, Tucson, AZ）東亞系終身教授，現為該系榮休教授（Professor Emerita）。2003年，筆者榮獲亞洲學會西部分會終身成就獎。

筆者一生從事教學及研究工作。早在1975年，筆者已在臺灣大學講授「中國婦女史」課程，是海內外高校中，講授「中國婦女史」的第一人。移席亞利桑那大學，復以英文講授這門課程，也頗受各族裔學生歡迎。

1975年，當筆者擬在臺大首開「中國婦女史」課程的時候，系中有反對的聲浪。有同事認為這個領域應歸類為旁門左道。但到了1980年代，就有學者對我說：「你提倡的中國婦女史研究已經成為顯學了。」這真令人感慨萬千。

筆者最近的學術著作是《俠女愁城：秋瑾的生平與詩詞》，與劉曉藝合撰，由南京大學出版社於2016年印行。這是筆者《中國婦女史論集》中〈秋瑾與清末婦女運動〉一文的延伸。其他編著的中文書籍有《近代中國婦女運動史，1850-1911》（與陳三井、游鑑明、李繼鋒等合著，臺北近代中國出版社，2000年。）又與張玉法、游鑑明等合撰《近代中國婦女史中文資料目錄》，《婦女研究中文期刊聯合目錄》（臺北中央研究院近代史研究

所，1995年。）

上海中西書局的編輯伍君和李碧妍為本書花費心力，不僅做了文字校對的工作，並且查對引用的原始資料，筆者在此表示衷心的感謝。也請撥冗閱讀本書的學者朋友們不吝撥冗指教，是為至幸。

（此書已於2020年八月由上海中西書局出版）

甘棠才女：北宋溫琬

　　在近代以前，女性寫詩撰詞的或許會受到鼓勵，作品也因此得以流傳。但女性研究經書的、闡述聖賢語錄的、談論經世濟民的大道理的，通常是不受鼓勵的。這方面在唐宋較為寬鬆，明清則趨於嚴格。這種女學者往往會淹沒無聞。科舉仕途是女性的禁地，女性不能逾越這道男外女內的分際。若有女性假扮男人去參加科舉考試，乃是犯了欺君的大罪。然而在中國早期的歷史裡，有秦始皇的焚書坑儒，又有戰亂的顛沛流離，經書之得以傳承，女性與有功焉。諸如伏女傳經，宣文君講授周官，都是不爭的事實，不能完全抹除她們在經典傳承上的貢獻。但是不為功名，純粹為學問而學問的，研究經書的女性，卻往往不為後世所知。有一位浮出地表的是宋代闡述孟子的溫琬。

　　明代學者李贄在《評點四書笑》中說，有人問他：「佛家有大士，道家有馬自然等，皆女身也，如何儒家獨無？」他回答說：「宋時有妓女溫婉，善講孟子，縉紳多受其教，未可道無。」明代去宋不遠，李贄曉得有這個人。九百年後，知道她的就少之又少了。所幸宋儒筆記中有一些溫琬的影子，清虛子〈甘棠遺事〉記載溫琬著有〈孟子解義〉八卷及〈南軒雜錄〉。後者論及九經、十二史、諸子百家、天文、兵法、陰陽釋道，歷代興衰。她的著作，除了少數詩詞，今日均無由得見，那時有人說：「使其身歸於人，得成其節操，天下稱道在史策也。」

　　因為缺乏足夠的史料來寫史學論文，要重建她的故事是需要

一點想像的，所以小說是寫她一生最好的體裁。

溫琬家在河南開封，她又名仲圭，小名室奴。父親郝逵是個商人。不幸的是她一歲的時候，父親患病去世，家中財務頓時陷入困境。母親帶她投奔在鳳翔的姐姐和姐夫郭祥家。

溫琬自幼聰慧好學，姨父母讓她穿男裝上學，同學們不知她是女孩，鄰人稱她為「姓郝的那個男孩」。老師也覺得這個男孩是好學生，將來功名有望，前途無量。

郭家是書香門第，有一些藏書，溫琬如魚得水。她常專心讀書，讀到深夜，有時徹夜不眠。在炎熱的夏天，也能流著汗專心看書，忘記去喝水，甚至忘記蚊蟲的叮咬。她博聞強記，幾乎是過目不忘。

母親覺得寄人籬下的日子不好過。姐妹之間難勉會有爭吵摩擦，每次為小事吵架之後，想到的就是如何出外謀生，自立門戶。宋代婦女就業的機會雖然有限，但作保姆、任幫傭，做廚娘的機會還是不少的。一次爭吵後，她毅然決定出去找工作，自謀生路，將溫琬托給姐姐照顧。她對溫琬說，找到穩定的工作以後再來接她。

姨父母對溫琬非常愛護，視如己出。她除讀書外，還努力練習書法。姨父母擔心她書念得太多，將來不易找婆家，反為不美，遂教她女紅刺繡，把她愛念的書藏起，她的女紅也學得很傑出，頗獲親友的讚賞。十四歲那年，姨父母想到溫琬的終身大事要有個打算，而溫琬母親離家後音訊全無，生死不明。經過媒人的努力，姨父母為她訂了親，預備來年擇日完婚。

在這個節骨眼上，她母親突然回來，要接她去甘棠。溫琬母親當年離開郭家去青棠，找到一份作保姆的工作，要她照顧一

群孩子，忙得不可開交，她做了一個月就辭職不幹了。繼而補了一個酒樓裡幫忙的缺，不料這家酒樓是個妓院，單身女子自投羅網，從此入了妓籍，不得脫身。她想到將來晚景淒涼，無人供養，便立定主意，要將已經十四歲的溫琬帶在身邊，可以做一棵搖錢樹，使她晚年的生活得到保障。

溫母主意已定，就安排車子到了鳳翔。姐妹兩人久別見面，抱頭痛哭，好像是前嫌盡釋了。可是說起來此的目的，兩人就又吵起架來。溫琬母親的做法全然不顧女兒的利益，她坦承帶走溫琬是為自己晚年有個依靠。姨媽說溫琬已訂妥親事，對象是好人家的孩子，指日完婚，是很好的歸宿，怎麼能讓琬兒去過那送往迎來的日子？她堅持不讓溫母把琬兒帶走，兩人鬧得不可開交。溫母堅持絕不放棄權益，威脅要將妹妹和妹夫告到官府，由官府定奪。最後雙方同意讓溫琬自己來作影響終身的決定。

溫琬面臨一項艱難的選擇，姨父母多年來對她視如己出，是養育自己的恩人，也有了深厚的感情。母親則是生育自己的最親的人，她也是母親唯一的後代。怎能讓母親老年沒有依靠？這些年來，她讀了不少聖賢書，對於孝道的要義知之甚詳，瞭解透徹，而且真心信奉。她在反覆思量之後，決定跟隨母親離去，將來奉養母親以盡孝道，遂依依不捨地告別了姨父母，解除了訂好的婚約，來迎接自己未知的命運。

溫琬跟隨母親到了一個完全不同的環境，掉進入了低俗的文化，周圍的妓女只重視衣裝打扮，常當眾與嫖客打情罵俏，她實在看不慣。她決定還是持之以恆繼續讀書，同時勤寫毛筆字，因此練得一手好字。

溫母安排女兒接客，溫琬在無法反抗的情形下，只得屈從。

有一天，太守張公靖來訪，在談話中引用了《孟子》中的一句，溫琬立刻指出這是哪一篇、哪一行，而且闡釋得很有見地。太守對她評價甚高，後來對人說：

> 桂枝若許佳人折
> 應作甘棠女狀元

　　甘棠是交通要樞，來往的官紳士人絡繹不絕。張太守接待來客時，常命溫琬侍宴。溫琬不僅熟讀經書，而且擅長辯論，說話聲音清脆，態度從容優雅，能夠條分理析，官紳賢士對她很是佩服。這樣，她知書善辯的名聲就傳播開來，讀書人以能和她談論學問為榮。有當年流傳的詩句為證：

> 從遊蓬島宴桃溪
> 不如一見溫仲圭

　　太守宴請的讀書人聽說溫琬會寫一手好字，常要求她當眾揮毫留念，以擁有她的墨跡為榮。因此她赴太守宴會時，常帶一小童，攜帶自己習慣使用的筆墨紙硯等物。她一揮而就，寫出的辭句充滿了智慧，突顯她的博聞強記和不凡的見識。

　　有一次，宰相司馬光到甘棠，太守盛宴相待，並命溫琬陪酒。司馬光不認識溫琬，問道：「這裡也是我住過的地方。聽說有個妓女名叫溫琬，對《孟子》特別有見解，是嗎？」太守指著溫琬說：「就是她！」司馬光就問她《孟子》一書的真諦，溫琬回答說：「孟子是聖人，我只是常人，怎麼敢談他的書？」一再

追問下，溫琬答道：「我只是一個婦人，對大儒談《孟子》，是挾泰山以超北海，不自量力。」但司馬光再三追問，她就以優雅的辭句回答了，司馬光非常滿意，並說了一些讚美她的話，覺得她確是一個有學問有見識的人，可見名不虛傳。

太守對於溫琬的謙虛有禮，知書能辯，應對得體，很感驕傲，因此賞賜豐厚。為了確定她會留在甘棠，太守就將她入了官籍。

這時溫琬的母親和一個商人打得火熱，兩人沉迷酒色。這人竟住進了她們家。溫琬見他滿身銅臭，語不雅馴，很不高興。更討厭的是他常常色迷迷的盯著她看。溫母出門，他就用言辭來挑逗。有一次，他竟對溫琬伸出鹹豬手，步步進逼，幸虧有人敲門，溫琬才得脫身。

溫琬勸母親和他斷絕來往，溫母不聽。溫琬不能忍受那個商人，覺得無法和他同住一個屋檐下，自己如果繼續住在家中，那就沒有一絲安全感。她也厭惡娼妓送往迎來的生活。這時候她就特別想念她的姨媽，思索怎樣才能逃離這個水深火熱的地方。

計謀已定，她先躲到一位曾姓朋友家中，準備齊全後，穿上男裝，像是個流浪漢的模樣。騎上一匹小騾，蒙混出關，逃往鳳翔。見到姨媽後，兩人抱頭痛哭。這時太守已經下令捉拿她歸案。溫琬是有官籍的官妓，私自脫逃是重罪，不久，官兵就將溫琬從鳳翔押送回青棠，等候發落。

太守詢問溫琬擅自離去的原因。溫琬說她之脫逃絕非不滿意太守，而是因為私人不得已的苦衷。太守要她從實招來。她說是因為家中無法再住下去。她不能忍受那個不懂禮數的商人，太守派人調查屬實，對溫琬非常同情。

　　他不忍讓溫琬遭受重罪的處分，但身為執法的官吏，又不得不施以重罰。根據律令，入籍的官妓如果脫逃，「一日笞三十，十日加一等，罪止徒三年。」太守想來想去，只有為溫琬贖身，才能讓她逃過此一刑罰，這位慷慨而愛才的太守，就自己花錢為溫琬贖身脫離官籍。

　　溫琬回家看望母親，母親痛哭流涕，溫琬要她五天內與商人斷絕關係，否則她會立刻離家。太守對她極為照顧，已經幫她贖身脫籍，她可以自由離開甘棠。那時，如果有人用刀鋸威脅她，她也不會再回來了。溫母不願她離家，遂與商人一刀兩斷，不再來往。

　　溫琬衷心感激太守的維護，繼續住在甘棠，只參加太守的宴會。她很想從良，但尚無對象。太守命她賦詩言志，她寫道：

　　　　一縷祥煙綺席浮
　　　　瑞香濃膩繞賢侯
　　　　還同薄命增惆悵
　　　　萬轉千回不自由

　　她在甘棠一直住到太守卸任，才帶著母親搬去開封。後遇一姓王的年輕人，兩情相悅，論及婚嫁。不久，王生被徵召入伍，殉死沙場。此後母女二人相依為命，杜門謝客，過著平淡的生活，溫琬的〈述懷〉詩有云：

　　　　多情天賦反傷情
　　　　深閉幽窗倦送迎

莫笑區區事章句

不甘道蘊擅詩名

（原刊《世界日報》小說版，2019年5月10日及11日）

墨西哥的蝴蝶夫人

　　華人對美國西部的開發，有不可磨滅的功勞，而他們所遭受的歧視和虐待，卻是一部慘痛的血淚史。十九世紀中葉，中國天災人禍不斷，南方沿海的老百姓生活困難，而太平洋彼岸的美國正在開發，急需大量廉價而又苦幹的勞工來開金礦，築鐵路，墾荒田，種果蔬，而中國的勞工最為理想。1868年，中美簽訂〈蒲安臣條約〉，美國大量引進華工。自1868至1870年三年間，有三萬六千餘名華工赴美。鐵路築成以後，排華勢力大興，1882年，美國實施排華法案（Chinese Exclusion Act），禁止華工來美，並禁止華人入籍。至1904年，此一法案成為永久有效，直到1943年，太平洋戰爭爆發，中美結盟，才宣告廢除。

　　這個期間，華人在美國遭到的不平等待遇，可說是說不盡，寫不完。有的華人只得回國，還有不少人轉移陣地，到美國以外的地方去討生活。

　　對於華人在婚姻方面的歧視，有著意想不到的後果。去美國築鐵路的華工，和去金山淘金的華人，全都是單身遠渡太平洋，而且不能在美國結婚，與白人婦女結婚在法律上不允許，在社會上也是要犯眾怒的。在另一方面，美國政府又不允許華工家屬來美。在美國排華運動愈演愈烈之際，許多華人移居墨西哥。其中有相當比率的人娶墨西哥婦女為妻，或與墨國婦人同居，有不少是舉行過正式結婚儀式的。

墨西哥的排華風潮

　　沒想到的是排華的風潮也吹到墨西哥。如果追溯墨西哥排華的歷史，要從1910年說起，康有為在戊戌政變失敗後，先逃到日本，繼則來到美國，撐著保皇立憲的大旗，也捐到不少錢。看到美國的排華風潮，又遇到孫中山的革命勢力的競爭。康有為帶著徒眾決定在墨西哥發展，以托立安（Torreon）為基地，來建立他的大同世界的據點。他和墨西哥政府達成協議，準備在托立安建中國城，並慷慨地答應墨國政府建一條通往托立安的鐵路。

　　康有為也許是個很有潛力的開發商。在1910年，托立安的中國城居民中約有七百至八百人是華人。墨國內亂爆發，華人紛紛逃走。1911年五月，未及逃走的華人，有303人被亂軍以殘酷方式屠殺。逃走的華人也都未帶在墨西哥娶的妻子和所生兒女。

　　前事不忘，後事之師。但是這樣的共同記憶只能使在墨西哥的中國男人在危難時跑得更快。在美國的排華條例（Chinese Exclusion Act）仍舊實施之時，也不許在美華人的妻子入境。又遇經濟蕭條，失業者眾，許多華人遂移居墨西哥，娶妻生子。數月前，我遇見已經寫了九本暢銷英文小說的施莉莎（Lisa See），她很感慨地說，當年她的華人曾祖父和白人曾祖母在加州墜入愛河，但只能到墨西哥去結婚。

　　1930年代在墨西哥又興起一次大規模的排華風潮。許多華人逃回中國，幾乎全未帶著墨國妻子和兒女一同離境。在墨西哥，跨種族婚姻所生子女均非墨西哥國籍，在社會上也受歧視。更嚴重的是嫁給中國人的墨西哥婦女也都喪失墨西哥國籍，在排華運

動中被驅逐出國。這些墨西哥婦女為逃去中國，有的傾家蕩產，有的還得向親友舉債，設法越過邊界逃進美國，想從美國西岸買了船票到中國去萬里尋夫。

「天朝婦女逃來亞利桑那」

這是圖桑公民報（Tucson Citizen）1932年11月23日的報導：

> 美國邊界巡邏隊長柯特尼（C. C. Courtney）說，美墨邊界有成群結隊的人湧入，為數甚多的婦孺越界而來，為的是要乘船去中國，與數月前離境的丈夫或父親重聚。
>
> 昨天一天柯特尼的部下就在諾噶勒斯（Nogales）逮捕了33個婦女和兒童。在道格拉斯（Douglas）也逮捕了同樣的數目。其中多係嫁給中國人的墨西哥婦女，根據墨西哥政府的解釋，她們已經喪失墨西哥國籍。這些婦人希望到中國去找尋她們的丈夫，她們別無去處……
>
> 柯特尼……說上月逮捕非法移民共230人，本月已達168人。現在進來的是婦孺的隊伍（原文用軍隊army一字）。

在這裡要解釋的是這些數目僅是被逮捕到的。還有一些經過祕密偷渡通道，亦即所謂「地下鐵路」，進入美國。亞利桑那的費爾班克（Fairbank）是主要的一站。美墨邊界很長，還有從鐵桓那進入加州的路線，和從其他城市進入德克薩斯州的路線。

蝴蝶夫人村

這些墨西哥婦女因為嫁給華人而在墨西哥受盡屈辱，吃盡苦頭，終於登上了去中國的船，讓她們鬆了一口氣。她們也許相信只要找到丈夫，一切問題就迎刃而解。

一路上千辛萬苦，言語不通，攜兒帶女，可是並不保證能找到丈夫。找不到的固然命運悲慘，找到的也是一樣命運悲慘。

中國人都相信「不孝有三，無後為大」。成年男子結婚頗早，尤其在出遠門謀生前，通常先娶妻生子。這樣既能誕子延宗，又有媳婦在家伺候公婆。因此，那好不容易找到丈夫的墨西哥婦女，竟發現丈夫在中國早有家室子女，這才知道自己受了花言巧語的欺騙，還曾在墨西哥舉行過正式的結婚儀式，這樣的打擊實在很難承受。

這些言語不通的墨西哥婦人面臨這種情況，有的只有留在還有點良心的丈夫家做妾，或做傭人。有些沒良心的丈夫不承認這個女人與他有關係，有的丈夫說這婦人是朋友的妻子，拒絕將墨國娶的妻子留在自己家裡。有點良心的還捐助所謂「友人之妻小」，讓他們住到澳門近郊的一個村莊。也許澳門的葡萄牙官員同情這些墨西哥婦人，而且葡萄牙語和西班牙語較為接近，容易溝通。在那裡，遭遇同樣不幸的，都會說西班牙語的婦人們互相安慰，彼此幫助，於是搬來的墨西哥婦人越來越多。

普契尼寫的著名歌劇《蝴蝶夫人》一向很受人歡迎，也是令人唏噓的悲慘故事。寫的是一個日本女人，不畏家人和國人的唾棄，毅然嫁給一個相戀的美國人，兩人山盟海誓，還生了一個小

孩，美國人回國前答應儘快回來，於是她日日盼望，最後美國丈夫終於回來了，還帶來他的美國太太。她受不了這樣的打擊而切腹自殺。

　　真實的故事有時比想像的更悲慘。我們不知道有多少墨西哥婦人因此而自殺。但是澳門外面的這個村莊裡，那時竟有一村莊相信「好死不如賴活」的蝴蝶夫人。但是還有更可憐的，連普契尼都無法想像的蝴蝶夫人。

「亞洲人的冷漠」與蝴蝶夫人們的回鄉

　　那些找不到丈夫的，還有些被遺棄的墨西哥婦女，舉目無親，語言不通，無法謀生，不得已變成無家可歸的遊民。上海的街上忽然增加了許多衣衫破爛的墨西哥女乞丐。

　　有個在中國做生意的墨國商人艾德華都米勒（Eduardo Miller）在上海遇見了不少墨西哥女乞丐，他見到這群孤苦無助的同胞的慘象，同情之心油然而生。他一方面不滿她們無情無義的中國丈夫，另一方面也不滿墨國政府將她們驅逐出境的做法。

　　米勒來自墨西哥的望族，與有些政界人物相識。於是他回國奔走呼號，將上海等大城市有數百個墨西哥婦人被中國丈夫遺棄而淪為乞丐的慘狀，傳達回墨西哥。為使政府迅速立法幫助婦人們回國，米勒不提這些婦女被墨國驅逐出境的事實，也避免譴責當年立法的政治人物。他說這些婦女為了追求更好的生活而去中國尋夫，而遭遇到的是失望、慘痛，絕望與死亡。他大聲疾呼：「只要拖延一天，這些婦女就在地獄裡多活一天。」於是墨國報紙爭相報導，強調中國丈夫遺棄墨西哥妻子是「亞洲人的冷漠

Asiatic indifference」，也更增加了對華人的敵視。而事實上，中國正面臨日本軍國主義的步步進逼，由東北而華北，國家在危急存亡之秋，人心惶惶，人們對街上乞丐態度冷漠，也是可以理解的。

　　米勒的宣揚和奔走終於促使墨西哥政府立法恢復這些婦人及其兒女的國籍。1937年，卡迪那斯接引回國條例（The Cardenas Repatriation）正式生效，墨國政府決定撥款處理，接引中日兩國被遺棄的墨西哥婦女回國。1937年三月，有八十九個墨國婦人帶著數百個兒女從香港登船回國，大部分回松諾拉（Sonora）和辛那洛阿（Sinaloa）。第二批遣回的有兩百餘墨西哥婦人及數百子女。這樣一批批的倖存的蝴蝶夫人們，就結束了五年惡夢般的流離失所的生活，重回她們的墨西哥故鄉。

（原刊《世界日報》副刊，2015年10月4日）

故宮風水與女主問題

在中國歷史上，有好幾個朝代是以北京為都城的。原為燕王的明成祖篡位以後，移都北京，花費十四年功夫，重建了紫禁城。當然燕地是他的權力基礎，但風水的考量也是一個重要的因素。劉基《堪輿漫典》說：「北龍結地最為佳，萬頃山峰入望賒。鴨綠黃河前後抱，金台千古帝王家。」

北京紫禁城或故宮的規劃設計在許多方面是理想的典型風水模式。紫禁城坐北朝南，中軸線是南北走向，京城亦依此規劃。為了後方有鎮山的理想，紫禁城的後方一定要有靠山，因此有人工修造的景山，又稱煤山。根據林雲大師的分析，人造的景山太矮小，反而像墳墓，未能達到鎮山的理想，是一大敗筆。

紫禁城也有金城環抱的流水，城內的內金水河，由乾方引入，至巽方流出，流水在武英殿太和門前形成環抱的布局。故宮的外圍也有筒子河環繞，天安門前的一段稱外金水河。這是雙水環抱的絕佳風水。《自然水法歌》有云：

自然水法君須記，無非屈曲有情意
來不欲沖去不直，橫須繞抱及彎環。

傳統的建築原則

中國的傳統建築有幾項大原則，而故宮建築是最佳教材。可見明成祖在設計宮殿的時候，網羅了當年建築和風水的高人。至少有六項大原則，適用於宮殿，廟宇，四合院等等：

1. 完整性
   整棟或多棟建築的組合，平面與立體的布局，都要考慮完整性。
2. 對稱性
   建築的組合都沿中軸線，左右兩邊均衡發展。
3. 層次性
   有前院，後院，正院，別院。普通住宅分內院和外院。宮殿則按大小，有一進到九進。秩序也是重點。
4. 和諧性
   建築的台基要考慮高度與寬度。樑柱要注意長度和粗細，屋頂要重視角度和長短。屋脊不能忽略大小和比例。整体的曲線和韻律都要顧及。給人一種和諧的感覺。
5. 色彩性
   色彩的講究也是一門學問。
6. 陰陽性
   下節細論。

嚴格的陰陽布局

紫禁城有高大的宮城圍護四周。以乾清門為界，分為外朝與內廷兩大部分。設計者嚴格遵守陰陽的法則，外朝為陽，內廷為陰，外朝與內廷因陰陽的差異而建築風格大大的不同。

外朝諸殿，布局開朗，氣勢雄偉，以顯示陽剛的氣魄。為進一步加強陽剛的效果，又在中軸線上開了端門，天安門，和大清門。太和殿前的廣場，約三萬多平方米，舖滿磚塊，無一草一木，空曠蕭穆，充滿陽剛之氣。相對的，內廷兩宮，布局嚴密，規劃設計充滿陰柔之氣，御花園及慈寧宮則多花草樹木。內檐設計也屬陰性風格。

除了建築風格上陰陽的差異，在數字上也顯示陰陽的特質。外朝建築數目是代表陽的單數，中軸線上有太和，中和，保和三大殿，橫面有武英，太和，文華三殿。三大殿的台基墊高，是三層工字形的須彌座，稱為三台。台階的級數也是奇數，或是三的倍數。午門有五門，又稱五鳳樓。接近故宮入口處的河上有五座石橋，除象徵五行外，也符合奇數的原則。

陽數中以九和五為最高，最吉利，遂以九五象徵帝王的權威，稱帝王為九五之尊。這要追溯到《易經》中的首卦，也就是乾卦，乾象徵天，由六條陽爻組成。由下朝上數，第五爻為九五，是乾卦中最好的爻，也是最尊貴的了。《易經》的解釋是「乾道變化，各正性命，保合太和，乃利貞。」太和門和太和殿的名稱也由此而來。太和殿在明代稱奉天殿。總之，《易經》可說是故宮建築的最高指導原則。

太和門前有兩尊青銅獅子，右為雄，左為雌；雄獅爪下有銅球一，雌獅爪下躺一小獅，這就成了三的奇數。雌雄兩頭大獅分別代表陽與陰，代表權力和慈愛。獅頭上的鬃卷，有十三卷，此為奇數，且係至尊，是皇宮獨享的權利。

廣場中的海墁磚地，總共鋪了十五層，也是奇數。層數之多，主要在防範敵人挖掘地道侵入皇宮。

和外朝成鮮明對比的是內廷建築多用代表陰的偶數。其坎牆，檐牆和宮牆下肩，以及台階的數目，全是偶數。

這種嚴密的風水布局在全世界的宮殿中是獨一無二的。

清代所建交泰殿破壞了陰陽格局

由於戰亂的災禍，宮殿會受破壞。明末，李自成進京後毀了奉天殿。清朝康熙皇帝重建，從原來闊九間，改為十一間。因為找不到足夠長度的上好金絲楠木。但十一仍是奇數，合乎外廷陽數的原則。

內廷在明代及清初，以中軸線上的乾清宮和坤寧宮為主，是代表陰的偶數。但此一布局，到了清代中葉，竟產生了變化。

風水這門學問博大精深，入門很不容易，絕對要比數學還複雜，有許多人數學考不及格，而風水如果有考試，那麼考不及格的，不知要多幾倍。明成祖永樂大帝，精明能幹，他找來國內頂尖的風水高人做顧問，設計宮殿的建造，陰陽秩序，鉅細靡遺，花費了十四年的時間才完工。

交泰殿是在清代中葉所建，恰好建在重要的中軸線上，在內廷主要宮殿乾清宮和坤寧宮的正中間。本來是二的偶數，這一來

竟變成「三」的奇數，大大地破壞了嚴密的陰陽布局。

　　乾隆皇帝也許覺得自己很懂風水，卻不知道自己是個風水不及格的。他見兩宮之間還有空地，就下令加蓋一個殿。完工以後，還撰寫了一篇〈交泰殿銘〉，強調無為，除自勉外，亦以此勉勵後人。銘文撰於壬辰孟春，即西元1772年。交泰殿是皇后於節日接受內宮妃嬪宦官等人朝拜之處。尤有甚者，鎮國之寶的皇帝玉璽也存放於此，使此一新殿成為宮中重鎮，也就是新的權力中心。計時器，刻漏，大自鳴鐘也均排置於交泰殿上。

　　從風水的原則看，清代交泰殿的建造，破壞了紫禁城的細密嚴格的陰陽設計，形成以陰侵陽的格局。歷代均偶有女主臨朝攝政之事，而終明朝一代，雖有宦官之禍，但未有女主掌權者。

　　交泰殿的建造，與清末女主掌權的局面，似乎有其風水上的效果。不僅是慈禧太后一人，其後還有隆裕太后。慈禧太后垂簾聽政，掌握實權，統治中國半個世紀之久。此一史實，可以從權術的角度來解釋，可以從歷史研究的角度來解釋，但又何嘗不能以風水的角度來觀察呢？

　　光緒皇帝和慈禧太后相繼去世以後，幼年的宣統繼位，隆裕太后攝政，又是女主統治的局面。三年後，辛亥革命成功，為滿清統治畫下句點的，遞交降書的，就是隆裕太后。

毛澤東不進故宮

　　野史和傳聞常常不是空穴來風，可以做為進一步求證的起點。有關毛澤東的故事幾乎全是傳聞。這個破除迷信不遺餘力的領導人物其實非常迷信，這也難怪，凡有權勢者最怕別人依樣葫

蘆來取而代之。歷代帝王喜歡在風水極佳之處蓋個亭子，這樣就
不會有人把祖墳蓋在風水極佳的所在。

　　凡居高位者，最怕別人得高人指點，來將他取而代之。這是
中外古今一再浮現的事實。最有名的故事就在聖經裡，大家都耳
熟能詳。耶穌為什麼誕生在馬槽裡？高人夜觀星象，說萬王之王
即將在此一地區誕生，掌握大權的君王寢食難安，遂下令將這時
出生的嬰兒全部殺死，懷孕的瑪麗亞只有趕快逃生。

　　也許全中國最迷信的人是毛澤東。在1949年，毛所信任的
風水大師警告他勿入故宮。也許風水大師的意思是勸他不要「入
住」故宮，但毛澤東連進故宮參觀也不敢。他曾登上天安門多
次，在慶典露面，接受群眾的歡呼，但竟未踏進故宮一步。據
云，有一兩次，他在宮牆外面繞來繞去，探頭探腦地朝裡面張
望，但絕不敢踏進一步。

　　像8341這一神祕數字一樣，風水先生沒有為他解釋。他以之
為幸運數字，作為衛隊的命名。也許在他斷氣之前，他才恍然大
悟。「享年83歲，領導共產黨41年。」

　　據說毛澤東的風水先生要他不要碰錢，毛也嚴格遵守此一勸
告。有人將錢放在他面前，他會大發脾氣，惡言相向。

　　如果當年毛澤東入住故宮，來過他秦皇漢武的帝王癮，享受
他勝利的成果，那麼，也許江青的命運會大大的不同了。

行萬里路篇

多瑙河邊的藝術家

德國小城帕索（Passau）位於英河（Inn）和伊爾茲河（Ilz）流入多瑙河（Danube）的交匯處，又稱三河之城。在多瑙河邊有一排很結實的磚造樓房，每逢暴雨就會淹水。十六世紀初的一次水災，曾淹到五層樓高，創下最高記錄。既然逢水必淹，何以還會有人在此營生？

當然家具店、成衣店、雜貨店都不會開在這裡。這磚造樓房的一樓租客大多是藝術家。豪雨預報發出之後，他們通常有六個小時來做撤離的準備工作。首先將畫架撤下，再將房間清掃乾淨，窗戶以堵塞膠封閉，水龍頭打開，待所有房間都注滿清水後，關閉戶外水龍頭的總開關，這才帶著畫架等物離去。在大水退後，他們回到原地，打開門窗，放出清水，還可以領取一筆歐盟的災難救濟金。即使是無人光顧買畫的窮愁潦倒的畫家，也會歡呼天無絕人之路。這樣的一筆收入，足以維持生計。對他們來說，水就是財，可以讓他們繼續追逐自己的藝術夢想。

帕索的聖史蒂文斯教堂有世界最大的管樂器裝置，一共用了一千多支鋼管。為了聽演奏，大家等了許久，大教堂塞滿了人。演奏時雖只用了大約一半鋼管，但聲音奇大，震耳欲聾，嚇得觀眾紛紛離去。這個管樂器違反音樂藝術的原則，悅耳的樂聲不能太響，就算上帝給摩西指示時，聲音也絕不會是這麼大。這個教堂雖然創造了教堂管樂器的金氏紀錄，但聲音大未必就能上達天聽，說不定演奏時連上帝也掩耳跑了，拉丁文的經句念得再多也

沒用。

歐洲教堂多，河邊的教堂有尖頂的歌德式（Gothic）的，也有巴洛克式（Baroque）的。修道院也不少，值得一提的是墨克（Melk）修道院。它原係皇帝的行宮，有位皇帝將之改為修道院，遂成為這個小城的文化中心。但這裡仍保有皇宮豪華的巴洛克風格，尤其是原為宴會餐間的餐桌所在，如果舉頭望天花板，可以看到上面似乎還有一層樓，樓上的木頭欄桿清晰可見，這就是巴洛克繪畫給人的幻覺。

多瑙河邊的布拉提斯拉伐（Bratislava）是斯洛伐克（Slovakia）國的首府。斯洛伐基牙人自誇曾成功抵禦外侮，尤其是沒讓法國侵略者拿破倫攻進城裡。但有可能是敵人急著去多金的維也納，布拉提斯拉伐也沒什麼可讓敵人留戀的。

無論如何，抗敵英雄總是值得紀念的。布拉提斯拉伐英雄廣場有兩匹英雄騎馬的銅像，全副武裝的英雄騎在馬上，馬則前腳騰空，作飛躍狀。據說原先只有一匹馬，後來政府決定撥款在大道的另一邊再鑄同樣的一匹，由同一個藝術家來作。銅像鑄好以後，馬的兩隻後腳沒法使銅像平衡不倒。藝術家不信邪，信心滿滿，結果一試再試，還是不成。最後想出一個解決問題的方法，將馬的尾巴延長，拖到底座，才好歹幫忙撐住銅像。這位藝術家垂頭喪氣，茶飯不思，覺得很沒面子，後來就為此而自殺了。據說像這樣背著英雄而以兩隻後腳站著的銅馬，在全世界僅有兩隻，另一隻在俄國聖彼得堡。這位藝術家的悲劇就讓人想起數月前輕生的喜劇明星羅賓威廉姆斯（Robin Williams），同樣是在自己行業中有傑出成就，受人愛戴，被人羨慕的人，竟墮入憂鬱的深淵而不克自拔。

　　看到布拉提斯拉伐城中有些磚造樓房牆上嵌著黑色圓球，人們會覺得這種藝術裝飾很獨特。當地人說明這是「那個人」的軍隊發射的炮彈。遊客問是什麼人，當地人就把手臂彎了放在胸前，大家就知道是拿破倫。當地人似乎都不願提拿破倫的名字。炮擊的危機過後，政府宣布受損房屋可免繳一年半房地產稅，於是忽然許多房子都嵌著炮彈，有的甚至是會轉彎的炮彈。雖然是發生在兩百多年前的事，如今還留有一些遺跡。這一片鑲有黑球的牆是多瑙河邊可以表現人心幽微的藝術作品。

（原刊《世界日報》副刊，2015年3月5日）

從薩爾斯堡到維也納

　　薩爾斯堡顧名思義就是鹽堡。當地產鹽，也是鹽的集散地。領主的城堡內有大面積的儲藏鹽巴的處所。在冰箱發明之前，人類要靠鹽和香料來保存食物，鹽是不可或缺的。今天薩爾斯堡的金雞母不是鹽，而是出生於薩爾斯堡的沃夫岡・莫札特（Wolfgang Amadeus Mozart）和上一世紀的賣座電影《真善美》（Sound of Music）。連那裡最暢銷的巧克力都有莫札特的頭像，而遊客更想看看那電影裡的風景。

　　《真善美》就在薩爾斯堡拍攝，當年賣座居然打破《亂世佳人》所創下的記錄。那裡秀麗的風景，清新的空氣，廣闊的翠綠山坡，真的就像電影裡茱麗安德露絲唱「山坡是生氣蓬勃的」的背景一般引人入勝。路邊也會看到向遊人打招呼的「小白花」（Edelweiss），這首影片中的歌曲，在許多外國觀眾看來，大概可以作為奧國的國歌了。但這不是奧國的民歌，而是羅傑與海莫斯坦為這部音樂劇所作的。兩百多年前，莫札特也在這裡將歌德（Goethe）的詩譜成一曲〈小花〉（Das Veilchen），講的是一朵美麗的野地裡的小花，見一個活潑可愛的牧羊女，唱著歌走過來，小花渴望讓她採去，卻被她一腳踩死了。

　　范托洛普的一家是坐火車離開薩爾斯堡的，不是電影裡所說的翻越阿爾卑斯山。也許編劇有他的考量，在影片的開頭，修道院裡的老修女覺得瑪麗亞不適合做修女，唱了一曲來勉勵她。「攀越重重高山，跨過道道溪流，走過條條馬路，直到你尋得你

的夢想。」於是全劇以范托洛普的一家攀越高山作結，我猜想這樣的劇情才能和老修女唱的那首歌相呼應。

　　沃夫岡莫札特出生於薩爾斯堡，他的故居已成博物館。他自幼就一心要去音樂之都的維也納，並不留戀他的家鄉。他有個音樂天分很高的姐姐安娜（Maria Anna Mozart），也會作曲。1761年，兩個音樂神童第一次在薩爾斯堡表演。他們的父親決定全力培植沃夫岡莫札特，安娜才情絕不在弟弟之下，但卻籍籍無名。現在莫札特作品中不知有多少是和安娜合寫的，也不知有多少是安娜莫札特寫的。說起安娜就不禁想起吳爾夫（Virginia Wolf）筆下莎士比亞的妹妹，雖然這妹妹是個假想的才女，但礙於性別，在那個年代，絕對不可能有發展才能的機會。安娜就是一個真實的例子。

　　薩爾斯堡音樂會的節目裡少不了莫札特的作品和《真善美》裡的歌曲。我和友人同去觀賞了一個音樂會，坐在前排。觀眾絕大多數是外來的遊客。在音樂會開始前有人說明可以和表演人一齊唱，尤其《真善美》裡面的歌大家都耳熟能詳。我就想萬一表演人唱「我年十六，快要十七」，那我就唱「我年七十，快要八十」，歌詞也改一改。觀眾以老年人居多，相信可以引起共鳴。但這次音樂會沒選這首歌，選的是「我之所愛（My Favorite Things）」。

　　表演節目的前半都是莫札特歌劇的選曲，從《魔笛》到《唐吉奧凡尼》，有位女高音開始唱《費加洛婚禮》中選曲的時候，她走下台來，唱了兩句就站在我的前面，我就開口和她一起唱到曲終，只聽到如雷的掌聲響起。坐在同一排的一位老太太說：「你一定也是個職業表演人。」我笑了一笑，很想說我只是個臨

老學聲樂的學生，掌聲太響，我就不說了。

　　從薩爾斯堡到維也納，那確是名副其實的音樂之都，有六十多處音樂會的演出地點，幾乎每天都有表演可看，不會讓遊客有如入寶山空手而返的遺憾。漫步在維也納街頭，就會看到許多音樂家曾住過的房屋或公寓──卡拉楊的、李斯特的、史特勞斯的、海頓的、貝多芬的、舒伯特的、莫札特的，馬勒的。

　　遊客也會走過心理學家佛洛伊德常去的咖啡店。維也納的咖啡舉世聞名，種類甚多。如果走進咖啡店只點「咖啡」，侍者會不知所措，必須要說明是那一種。

　　去維也納就要去看許翁布隆宮（Schonbrunn Palace）。在歷史上維也納一直是政治的中心，是神聖羅馬帝國或奧匈帝國的首都，也是哈布斯堡王朝（Habsburg Monarchy）的根據地。瑪麗亞特拉西亞（Maria Theresia，亦作Maria Theresa, 1717-1780；統治自1740至1780年）是哈布斯堡王朝唯一的女皇帝，係查理六世之女。從就位時的誓詞看，可以確定她是統治帝國的女皇帝，而不僅是皇后而已。她立志為百姓從事改革，首倡全民義務教育。她努力使行政機構更有效率。重組軍隊，並在牛斯達特（Wiener Neustadt）設立軍事學校，可能是世界上最早的一所。司法上她禁止刑求逼供。又限制強迫性勞役來改善農民生活。她甚至設立一個懲處不道德行為的機構。

　　瑪麗亞特拉西亞是虔誠的天主教徒，在位期間下令禁止逮捕燒殺女巫，是一項德政。但她並不能容忍新教徒，因此不給百姓宗教自由。在東歐的教堂裡，可以看到壁上的浮雕，在聖徒的腳下，踩著創始新教的馬丁路德。壁上也有無頭之人，那也是馬丁路德。瑪麗亞特拉西亞為了鞏固自己的權力，壓抑教會的勢力，

曾於1773年解散耶穌會。

　　常被男性史家忽略的一個題目就是生育。瑪麗亞特拉西亞在位共四十年，而在即位後二十年間生育十六胎，五男十一女，三個夭折，三個在十多歲時死去，長大成人的十人。十六胎都是她和丈夫法蘭西斯（Francis I，卒於1765）所生。法蘭西斯在入贅前是洛藍（Lorraine）的公爵。瑪麗亞特拉西亞從許翁布隆宮的一張大床上運籌帷幄，發號施令，統治神聖羅馬帝國。這張大床有深紅為底色的刺繡帷幔，四周牆壁也掛滿同樣的刺繡布幔，到現在還保存得很完整。中國的女主是垂簾聽政，瑪麗亞特拉西亞則是臥床聽政。

　　養育瑪麗亞特拉西亞的保姆也幫她養育她的下一代。這位保姆一生鞠躬盡瘁死而後已。瑪麗亞特拉西亞感激她的終身服務，讓她葬在皇陵，保姆的畫像也保存在許翁布隆宮。

　　普魯士的佛萊德力克二世不承認這位女皇帝，繼位戰爭打了九年，最後瑪麗亞割地了事。後來又打了七年戰爭。她說如果不是忙於懷孕生育，她會親自上前線去打仗。

　　許翁布隆宮中有一幅頗大的畫像，上有瑪麗亞特拉西亞和十一個孩子，她坐左方，右手手指指著自己，十一個孩子也全都指著她。好像在說「大權在握的是她！」丈夫法蘭西斯坐在右方，下方中間有兩條小狗，其中之一是朝著法蘭西斯的。

　　音樂神童莫札特曾被邀去許翁布隆宮演奏鋼琴。瑪麗亞很愛音樂，她的孩子們個個都學習彈奏樂器，有幾個很愛彈鋼琴。他們和莫札特玩得很高興，莫札特也頗為興奮，甚至天真地說將來他要娶其中一位公主為太太。

　　為什麼瑪麗亞特拉西亞要努力生這麼多小孩？也許在她的計

畫裡，她要用她的兒孫來作歐洲各國的皇帝皇后，為一統歐洲舖路。日後不論如何忙碌，她每星期都會給離鄉的兒女們寫信。她責備女兒們生育太少，只有一女生了十八胎，比瑪麗亞特拉西亞更多產。她也勸兒女們不要奢侈，要為百姓著想。

　　瑪麗亞特拉西亞的子女都是她政治遊戲裡的棋子，他們的婚姻都由她安排，只有一個是自由戀愛結婚的，後來定居於斯洛伐克（Slovakia）都城布拉提斯拉伐（Bratislava）的皇宮。一女嫁到義大利，是那不勒斯的皇后。一女嫁為帕爾馬（Parma）的公爵夫人。有一個已經訂了親的女兒病死，她就安排尚未訂親的女兒來遞補。最有名的是幼女瑪麗亞安東尼，她嫁到法國，就是法國大革命時，上斷頭台的皇后。據說法國有名的可頌麵包，就是瑪麗亞安東尼從奧國帶到法國去的。歐洲民主共和的浪潮威力難擋，瑪麗亞特拉西以和親策略來控制歐洲的如意算盤終究沒能實現。

　　瑪麗亞特拉西亞在丈夫去世後的十餘年間，一直抑鬱不樂，變得悲觀煩躁，體重益增，一次她受涼以後竟一病不起。

　　長子約瑟夫Joseph II（統治自1780至1790年）繼承王位。他有志繼續他母親改革的努力，也得了「偉大的改革者The Great Reformer」的綽號。他似乎很有環保意識，有一項不受歡迎的是喪葬方面的改革。他見製造棺材浪費木料，砍伐森林更為可惜。遂規定使用底部可打開的棺材，葬禮之後，一按棺材上的機關，屍體就掉進集體墓穴，同一棺材就拿來一用再用。因為老百姓怨言載道，他體恤民意，遂取消這項空前的規定。不幸的是莫札特恰好在這環保規定的時節去世，以致屍體下落不明。以前讀莫札特的生平，都說他貧病交加，死後葬在窮人的墓穴。其實那時不

論貧富，都是一樣的葬法。

　　莫札特喜歡維也納，他的作品中至少有一半是居住在維也納的十年裡寫的。從薩爾斯堡到維也納是我們這次旅行的路線，也是英年早逝的莫札特曾經走過的路線。

（原刊《世界日報》副刊，2015年1月19日）

從王昭君到莎莎嘉寶

　　匈奴自古即是在漠北逐水草而居的游牧民族，在中國強盛的時候遭到壓抑封殺，感到缺乏生存空間，於是決定朝西發展。五世紀的三十年代，幾個匈奴部落一同騎著馬，帶著帳蓬，萬里迢迢，越過大漠，其中的六個部落到了多瑙河邊，發現這裡真是理想的世外桃源，於是占據河道兩岸，扎根定居。他們放棄了游牧的不安定生活，蓋起了耐用的橋和美麗的宮殿。歐洲人不像中國人那樣，喜歡蓋既高又厚的長城，也沒有小氣巴拉地不讓他們接近多瑙河。也許在匈奴看來，藍色的多瑙河，要比他們世世代代渴望飲馬其水的黃河可愛得多了。

　　匈牙利的歷史書上明確記載著，他們是由亞洲來的六個匈奴部落，在阿提拉Attila領導下所建立起來的國家。七世紀時，又有馬扎爾（Magyar）部落入侵，歷經一代代的戰亂殺戮，今日的匈牙利人有多少仍是匈奴後裔就很難說了。

　　一講起匈奴，我們就會想到漢代和番的王昭君。這位美女兩千年來不知顛倒了多少中國的男人。她位居中國四大美人之首，連楊貴妃都瞠乎其後。可是總共有多少人真的看到過她？連皇帝都是在她志願去匈奴和親，向他辭別時才見面的。大家越是想像，就越覺得王昭君美麗得不得了。凡是中國人，只要看到畫中一位美女披著斗蓬，手捧琵琶，就知道此人是王昭君，試問還有那位中國女人具有這般無敵的可辨識度？

　　兩個多月前，我偶遇以唱〈王昭君〉一曲聞名臺灣的楊燕女

士。我說她唱的〈王昭君〉很夠韻味，餘音繞樑，讓人回味。她說有位老太太告訴她，每晚都要聽完了她唱的〈王昭君〉才去睡覺。看來兩千年來，為王昭君顛倒的不只是中國男人，連中國女人也一樣。

那六個匈奴部落裡是否有王昭君的後人就不可考了。然而從古到今，所有歐洲的新娘第一次結婚都穿白色禮服，惟有匈牙利不同，那裡新娘的衣服是紅色的。不知這是不是王昭君的影響？

匈牙利也有類似琵琶的的樂器，其實吉他也與琵琶很接近。音樂文化的交流是非常有趣的，漢人的胡琴不知是否來自匈奴？一般帶「胡」字的物品都是外來的。胡琴的一個特徵是拉弓在絃線之內，不像提琴的拉弓是與琴分開的。這樣的設計就能便利騎馬之人，使他們能在馬上練習使用，而且拉弓也不易遺失。

近代以前的匈牙利人善於騎馬，馬是他們歷史上和生活中不可缺的一部分。匈牙利今日仍以騎術表演吸引觀光客，最有名的是拉扎馬術公園（Lazar Equestrian Park）的演出。在汽車取代了駿馬的新時代，他們不願見祖先的騎術失傳淹滅，遂將之發展成一種獨特的表演藝術。

許多歐洲人認為匈牙利人不是歐洲人，而是亞洲人。匈牙利的文字難學，與其他歐洲語文不銜接，惟與芬蘭語的文法較為接近。在歐美，凡有外星人的電影或電視節目，外星人說的話往往就是匈牙利語。

首府布達佩斯（Budapest）是由布達和佩斯兩個城市組成。傳說阿提拉的弟弟名叫布達。那裡的宮殿城堡富麗堂皇，金碧輝煌。多瑙河上的連鎖橋（chain bridge）一個接一個，兩岸的夜景尤其亮麗，令人驚嘆。

二十世紀的匈牙利美女莎莎嘉寶（Zsa Zsa Gabor,1917－）舉世聞名。她在西方幾乎家喻戶曉。有人描寫莎莎嘉寶的美貌和韻味，說她像是「從路易十五宮中直接走上二十世紀舞臺上的貴婦人」。莎莎顛倒了歐美眾男士，無數人拜倒她石榴裙下，她於是從中挑選最有錢的結婚。她有一句名言：「我選男人，我不讓男人選我。」

莎莎有九任丈夫，離婚七次。每次她離婚的時候，一定會退回鑽戒的空架子，留下大鑽石和大房子，她自稱是最好的「管家housekeeper」，意即她婚後住過的一個個房子house，最後均由她保有keep，一語雙關。她的妹妹伊娃嘉寶（Eva Gabor）在婚史上也不遑多讓，當然了，姐妹倆都是一個媽媽調教出來的。要說莎莎嘉寶是一千多年來最有名的匈牙利女人，她是當之無愧的。

上一世紀，匈牙利由共產主義的國家，一夜之間轉變為民主的國家，可見主政者應有遠見，不應被私利迷了心竅。有什麼理由說共產過的匈牙利人可以行民主政治，而共產過的漢人不能？

（原刊《世界日報》副刊，2015年4月1日）

荷蘭二日遊有感

　　荷蘭是一個很特別的國家，她曾經占據過命名為福爾摩薩的我的故鄉之一臺灣。她也是將西方「人定勝天」和「征服自然」思想付諸行動的一個國家。有誰會把家園建在比海平面還低的海邊土地上？那就是勇敢的荷蘭人做的事。她們發明用風車將河水排進海裡，風車不知運轉了幾個世紀，才被更為有效的電動機器取代。在那片比海面低的土地上，盛產各種農產品和美麗的花卉，也把美味和美麗輸出到世界各地。

　　可是站在這「征服自然」的土地上，卻好像依稀看到浮士德的影子。駕馭大自然，將物質的天加以征服，使為己用，就是近代科學的發展，確能造福人類，可是這種信念的過度發展，就是不顧一切，不斷征服自然的浮士德精神，這樣終究會給地球和人類帶來大的災難。有朝一日，地球上將會沒有乾淨水，乾淨土，和乾淨的空氣。

　　原來在十九世紀看似落後的中國哲學思想，彷彿蘊藏著深奧的大智慧。中國追求天人和諧的，道法自然的思想，在地球化的新世紀裡，無疑地，會越來越為全人類所珍惜，所信守。

　　荷蘭是一個敢於嘗試新政策的國家。走在阿姆斯特丹的街道上，看到有咖啡店（Coffee Shop）招牌的店鋪，想進去喝杯咖啡。錯了，咖啡店不賣咖啡，賣的是大麻菸。這裡竟然是大麻菸合法化的國家。真正賣咖啡的是卡肥（Café），咖啡店竟然是掛羊頭賣狗肉的地方。

　　美國各地為了大麻是否應該合法化，唇槍舌箭，吵鬧不休。公說公有理，婆說婆有理。每回看到電視上和報紙上正反兩派的議論，就使我想起林則徐禁鴉片菸以前，清廷官吏為了鴉片是否應該合法化所作的爭論，禁菸派和合法派的那些洋洋灑灑的奏摺，似乎把今天為大麻爭論的話都早已說完了。可是清廷的官吏們沒想到的是：嚴格禁菸竟招來帝國主義的堅船利炮，造成中國三千年來未有之大變局。如果清廷官吏中的鴉片合法派勝利，那又會是什麼一個局面呢？

　　荷蘭還有一個更大膽的政策——娼妓合法化。在阿姆斯特丹港口附近的街道上，有著店鋪和住家，形似住家的連棟屋有著大大的玻璃窗，窗後掛著窗簾。忽然聽到遊客說：「有了。」只見一家的窗內木然站著一位穿著比基尼泳裝的女子，曲線畢露，皮膚白嫩，大約二十來歲。面無表情，只有眼睛在轉動。導遊一再強調不可以照相。他說有些是外國來荷蘭求學的女學生，她們的父母知道她們在這兒打工，可是不知道打的是這種人肉交易的工。

　　這些有展示窗位的妓女戶，出租給妓女按鐘點收費。導遊先生話還沒說完，忽然有遊客叫道：「有人進去了。」我看的時候，門已經關上了。不一會兒，窗內女子也看不見了。

　　我環顧四周，有些店鋪的窗上貼著菇類照片的廣告，好像是藥舖。

　　娼妓合法化有什麼利弊？有些國家不願去做，因為不想給人提倡娼妓制度的印象。但另一方面，娼妓這種古老的職業，又無法禁絕，就永遠存在著一個棘手的問題。因為不合法，沒有保障，所以老鴇媽媽桑之外，還要有會武功的打手，來修理不付錢

的嫖客，和懲罰不聽話的妓女。也要和黑社會掛鉤，付出保護非
法行業的代價。另一方面，身為下九流的娼妓，也很可能遭受不
人道的待遇，有冤無處訴，是處在一種「虐無告」的情況。想來
合法化會改善娼妓的處境，保障她們的某些權益。

　　娼妓在世界各國都是有長久歷史的職業。在中國，1920年
代有過轟轟烈烈的廢除娼妓運動。全國各地婦女團體都把廢娼作
為重要的訴求之一。在社會輿論的強大壓力之下，不少城市都採
取不同程度的禁娼措施，那時候，禁娼最認真的是南京市長劉紀
文。但中國的禁娼，也像世界各地所有的禁娼運動一樣，野火燒
不盡，春風吹又生。這樣說來，荷蘭的娼妓合法化的試驗，確實
是大膽的嘗試。

　　我在荷蘭只停留了短短的兩天，只能算是走馬看花，沒能
深入探討一些問題。想來荷蘭在大麻和娼妓合法化方面的寶貴經
驗，是值得世界各國參考借鏡的。

（原刊《世界日報》副刊，2014年9月4日）

陶醉在薰衣草的國度

　　去年秋天曾有機會去法國南部遊歷，再度體會「行萬里路勝讀萬卷書」的樂趣。除了看到滿山的葡萄園，偏野的薰衣草花（Lavender），畫家梵高（Vincent Van Gogh）住過的醫院，還學到了一些新知識，體會到了行萬里路的樂趣，覺得獲益匪淺。

　　法國南部氣候優美，風光秀麗，從古羅馬時代起，就是個人見人愛的地方。懂得享受的羅馬人，費時五年，建造了複雜的加德橋運水工程（Pont du Gard Aqueduct），管道長約三十餘哩，將山澗最優質的水導引下來，一直使用到西元九世紀，因為阻塞而棄置不用。今天站在加東山谷（GardonValley）中，抬頭可以望見橫貫兩個山頭的像橋又不是橋的管道。這令人驚嘆的文化遺產，印證了古羅馬的風流。

　　一天晚上，走在小城維威埃（Viviers）的石頭路上，發現兩旁房屋的窗子大都用木板釘了起來。令人懷疑屋裡是否有人居住，甚至猜測這小城是不是一個鬼城。當地人解釋說，房屋內當然有人居住，路上沒有行人，是因為法國人睡得早起得早。只因當地政府立法按每家的窗子數目收稅，百姓苦於苛捐雜稅，不免上有政策，下有對策，所以大家都把窗子釘死了，以便少付稅。這樣一來，市容既不美觀，又不光彩，讓觀光客們大搖其頭。

　　法國年輕人的生育意願低落已經造成嚴重的社會問題。從前避孕的醫學知識不發達，就像胡適說的：「我不要兒子，兒子自己來了。」而如今醫學知識進步迅速，非同昔比，但凡不想要兒

子，兒子就來不了。年輕人說不生就不生。法國政府為此十分憂慮，設法鼓勵生育，於是採取了一項獨特的措施。凡生育八個子女的婦女，只要子女中並無不良表現的，就可以申請金牌獎，競爭者以子女的成就為主要考量勝負的標準。凡生育六或七個子女的，可以申請銀牌獎。此外還有其他鼓勵生育的獎項。這種不得已而為之的辦法，將來世界上出生率過低的國家可能都會競相仿效。

在小城波恩（Beaune），我們參觀了一家保留下來的醫院古跡Hotel-Dieu，這所在1443年由一位貴族夫人發願行善幫助窮人而建造的醫院，和今天的醫院大不相同。整個醫院就是一個大廳，一端正中是祈禱敬神之處，這樣的設計就又像是個教堂了。大廳左右兩邊是兩排病床，一張病床的床頭就是另一病床的床尾。每張病床旁邊都有一個中空的椅子供病人排便之用。床的另一邊是可以打開的布幔，供修女護士照顧病人之用。每張病床都很短小，約四呎許。難道是因為中古時期的法國人身材很短嗎？不然。仔細探究以後，我們才知道，所有病人都必須使用墊高的枕頭，採半睡半躺的姿勢，只有往生的病人才能平躺下來。

天主教的教皇在中古時期的勢力如日中天。法國南部的生活享受要比梵蒂岡優越不知多少倍，教皇們到了法國南部的阿維農（Avignon）就樂不思蜀，蓋起了富麗堂皇的宮殿，種植上好葡萄以便製酒，宮殿的後方山坡就是大片的葡萄園。十四世紀時，羅馬不安定，教皇們長轄阿維農，就不願回梵蒂岡了。

宮殿樓上一角據說是紅衣主教們為選教皇而閉關祕會的處所。有一年，他們為了各自擁護的主教爭論不休，一天一天過去，無法達成選舉的職責。他們與外界唯一的聯繫就是遞送進來

的一日三餐，宮殿裡上上下下，以及廚房裡的工作人員，都為選不出教皇而焦急萬分，於是他們想出了一個妙招——逐日減少遞送進去的食物。這一招果然有效。紅衣主教們想，大夥已經吃不飽了，再不趕快把教皇選出來，那就真的要挨餓了。又想起那出閣後精緻的美食和上好的葡萄美酒，怎麼能不趕快達成共識啊？普羅旺斯（Provence）的美食是世界聞名的。

法國人也愛吃巧克力。凡隆那甚至有一家訓練巧克力廚師的學校Ecole du Chocolat。導遊小姐說法國人吃巧克力很有講究，有特別的品嚐程序，首先欣賞巧克力的美麗包裝，然後將一塊巧克力放在小盤裡，正襟危坐，觀看巧克力的形狀和光澤，然後端起來聞聞它的香味，下一步就用手掰成兩半，聽那掰開時啪的一聲，這才正式咬一小口嚐嚐它的美味。我覺得這一套程序，將視覺嗅覺聽覺味覺都照顧到了，而且和法國人欣賞紅酒的程序有異曲同工之妙。我在回美國後，把這一套程序教小孫女來做，不料她說：「這大概是騙騙美國觀光客的花樣吧！」

普羅旺斯盛產紫色的歐薄荷，又叫拉凡達花，也叫薰衣草，香氣濃郁。歐洲人從公元一世紀起，就相信它能安神，可以幫助失眠的人入睡。普羅旺斯的禮品店陳列著各種用薰衣草製作的產品，從香皂到香袋，都是觀光客喜愛的東西。

法國南部那溫煦的陽光，芬芳的花草，醉人的美酒，精緻的美食和美麗的景色都匯聚一處，使它成為藝術家捕捉靈感的好地方。歐洲各國的藝術家和詩人似乎一到這裡就靈感泉湧，難怪這裡也盛產十四行詩。而法國南部美麗的景色，經由梵谷的畫筆而舉世聞名。梵谷是荷蘭人，他在1888年來到普羅旺斯後，寫信給他兄弟特奧（Theo）說：「這兒的大自然是不同尋常的美……

我所畫的比不上它的美，但是我陶醉其間，放鬆自己，沒有拘束。」他的一些最好的畫作就是在這裡塗抹出來的。他的朋友畫家高更（Paul Gauguin）也曾趕來與他同享美景。梵谷畫過他割耳後住過一年的醫院，那畫中的黃色建築已經成為遊人如織的觀光景點。梵谷在他住院的那一年裡，畫了一百五十幅畫和一百多幅素描。我們在遊覽的時候，也看到一些正在畫畫的人，他們目色凝重，罔顧遊人，似乎正在努力捕捉那兒的美麗景色。他們中會不會產生二十一世紀的梵谷和高更啊？

（原刊《世界日報》副刊，2016年5月25日）

紐倫堡的冬天

　　紐倫堡是個歷史悠久的城市。這裡有教堂，有古堡，有中古時期留下來的地牢，有石塊鋪成的路。還有三十多家博物館，從玩具博物館到納粹黨歷史的陳列館，真的是讓人目不暇接。

　　紐倫堡城裡的一條河上，有個小小的島，現在已無人居住。幾世紀前島上有座小屋，城裡的歷任斬刑官都在此離群獨居。德國人相信專門砍頭的人不潔，亦且不吉，大家都要離他遠點。有個叫法蘭滋‧希密德（Franz Schmidt,1573-1617）的斬刑官，將他處決的十惡不赦人犯的案情詳細記錄下來，其中被砍頭的女性犯的幾乎都是殺夫罪。天主教的國家不能離婚，受虐婦女殺夫絞盡腦汁，用盡心機，終究還是難逃法網。有些想像不到的恐怖情節，在此暫不細表。

　　中國女人口頭禪裡常說「殺千刀的」，口裡叫叫沒事，真要實施起來，在世界上任何一個角落都是沒有生路的。看那受歡迎程度歷久不衰的京劇《玉堂春》，女主角遭陷害犯了殺夫大罪，如果不是在三堂會審時有位判官是她的老相好，替她雪冤脫罪，她也早就身首異處了。

　　女權運動的浪潮席捲全球。如今德國女性的地位，不消說與十六世紀相比有如天上地下，即便與幾十年前相比，也更揚眉吐氣了。這次去德國，發現所有女性一概稱呼為「婦洛frau」。以前未結婚的女性稱「婦洛蘭fraulein」，結了婚的才稱婦洛。據說提倡女權的人士挑戰這一稱謂，很嚴肅地問道：如果女性因為

結婚而改變稱呼，那麼男性也應該有所分別，不能通統叫「海爾Herr」，未婚男士應該改叫「海爾蘭Herrlein」才對，這才附合男女平等的原則。因為她們言之有理，所以婦洛蘭這個通用了好幾個世紀的名詞已經棄而不用了。如果不是朋友糾正我，我還不知道呢！

紐倫堡是因第二次世界大戰而聞名世界。希特勒在這裡曾舉行過造勢大會，場面壯觀，群眾如醉如痴，被希特勒如虹的氣勢和「凱立斯瑪」(Charisma)鎮住。有位在場的英國外交官說，那個時刻，他覺得自己也不知不覺成了希特勒的粉絲一枚。

其實希特勒是個自律極嚴，用功甚勤，而且不嗜菸酒的人。有人曾開玩笑問：假如在一個民主國家裡辦選舉，一個是像希特勒這樣能言善道的嚴肅候選人，還有一個是既愛抽菸，又愛喝酒，還常喜歡講些笑話的嘻嘻哈哈的候選人。你會投誰的票？答案多半是投前者，那麼落選的那位竟然是邱吉爾。

希特勒屠殺猶太人，兇猛殘暴。而紐倫堡是納粹黨最活躍的地方。也是最先發動杯葛猶太商人，最先立法不給猶太人公民權的城市。這樣一步一步地，這個城市伴著納粹走上屠殺之路。野心勃勃的希特勒更發動歐洲戰場的世界大戰，荼毒生靈。英美盟邦選擇紐倫堡來審判二戰戰犯也是經過一番考量的。

德國人仇視猶太人有其長久的歷史。離紐倫堡不很遠的雷根斯堡（Regengsburg）就保留了驅逐猶太人的痕跡。五六百年前，這裡的德國人就把猶太人趕得精光，而且把猶太教堂夷為平地。因為地基打得深，今天還能看到舊日教堂的地盤。

戰爭的人禍之外還有天災。德國好幾個城市都樹有紀念黑死病的碑石。中古時期，許許多多老百姓在這個瘟疫中喪生。這樣

的天災留給人類一些沒法解答的問題。講優生學的德國人就問：是不是物競天擇適者生存的天演論原則一直在運行？是不是那基因弱的，抵抗不了病菌的人就會被淘汰？

1945年一月，聯軍大舉轟炸紐倫堡，幾乎把城中主要的建築包括古堡和教堂全都炸毀。戰後德國人重建紐倫堡，連磚石都使用原來一樣的。他們做了最大的努力來使這個古老的城市恢復舊觀。

聖誕節前，紐倫堡最熱鬧的地方就是城中的廣場了。一排排賣聖誕裝飾和節慶食物的攤位，五顏六色。而空氣中瀰漫著烤薑餅乾（lebkuchen）的香味。薑餅乾從十三世紀以來就是聖誕節不可或缺的，既是食物，又是可以掛起來的裝飾品。廣場上有個聖誕塔的古跡，遊客紛紛在此留影。

紐倫堡的著名天才藝術家是阿伯特‧杜爾（Albrecht Durer, 1471-1528）。德國人說杜爾就是他們的達文西。大家都熟知達文西，但還是我第一次聽說杜爾。後來我問德國朋友杜爾到底是誰，對方回答說：「喔，就是那個畫兔子的。」恰巧看到路邊攤正在賣畫了兔子的布包，就趕快買了一個留做紀念。那圖樣有杜爾簽名，A字下半嵌了個D字，而且說明是1502年畫的。杜爾在城中的故居開放參觀，但要買門票。我在離開紐倫堡去機場時，抬頭發現迎面而來，機場上方寫著「阿伯特杜爾機場」，紐倫堡竟以「那個畫兔子的」命名，而義大利卻還沒有達文西機場呢！

大湖遊記

年屆八十，身體健康，能夠出門遊山玩水，是很幸運的。這次臺北一女中1957年畢業班的密西根加拿大團聚之旅，參加的老同學不多。原來打算參加的，因為背痛，腰痛，肩痛，腳痛，胃痛的各種身體狀況，就改變了主意。也有的是因為家人的健康出了問題，只好改變計畫。甚至有的已向旅行社付了訂金，又臨時取消的。像我們這些興高采烈好好玩耍的，真應該珍惜這樣的機會。

麥金納島

以前到芝加哥，汽車沿湖邊大道行駛，就見識到了密西根湖（Lake Michigan）。這次乘遊覽車由芝加哥去密西根州，夜宿蓋洛市的旅館。第二天早餐後，北行前往麥金納市（Mackinaw City），乘渡船去大湖上的麥金納島（Mackinac Island）。在船上看到大湖的壯觀。在這裡渡船駛過的是休倫湖（Lake Huron）。第三天我們要去加拿大安大略（Ontario）的蘇聖瑪麗（Sault St.Marie），那兒是蘇必略湖（Lake Superior），鄰近安大略湖（Lake Ontario）。這次旅行不會看到的是伊利湖（Lake Erie）。美國五大湖的名稱很好記——HOMES，就是五個湖的第一字母。

　　大家乘坐馬車遊覽麥金納島，島上風景秀麗，從1869年起，全島就不允許使用汽車或摩托車，救護車是例外。此一立法的原因是汽車會驚嚇到馬兒。所以馬、馬車和腳踏車是這裡的主要交通工具，就連出租車也是使用馬車。摒棄了汽車這一現代發明，減少了空氣中一氧化碳的污染，也讓遊客更能安靜地享受有山有水的大自然勝景。

　　坐在馬車上觀賞環島的清新美景，我在聞到了松柏香味的同時，更注意到空氣中瀰漫著馬糞的臭氣，似乎馬兒們一上街就努力大便，也許因為車上坐著十個人，有的還是重量級的大胖子，兩隻馬兒必須用力拉車，於是忍不住屁滾屎流。街上有不少工人拿著簸箕不斷地在清理，但那臭味卻似乎驅趕不走。我們的馬車伕說，他們住不起這裡的房子，所以每天坐渡輪來上班。他剛來工作的時候也是從掃馬糞開始幹的。

　　島上東面近海處有個天然的岩石拱門（Arch Rock），真的是巧奪天工，雖然遠遠比不上張家界的天門，但也足以令人讚嘆自然界的神奇。拱門離湖面一百四十六呎，最寬處五十五呎。地質學家說這是數千年來風雨侵蝕的結果，較軟的岩石逐漸脫落，只留存了堅硬的拱門。

　　印第安人有個不同的傳說，許久以前，有個叫奈道尼的印第安女子，在野外採野米的時候，遇到一個英俊瀟灑的男子，他是天神的兒子，兩人一見鍾情。奈道尼的父親不許她和外地的男子來往，將她痛打一頓，綁在高地的柱子上，她不斷地哭，淚水不停地流，將泥石都慢慢地沖走了，只剩拱門。天神的兒子趕來，將她從柱子上鬆了綁，把她帶走了，有情人終成眷屬。這樣的故事也告訴大家，這兒原來是印第安人的土地，而現在這個風景優

美的渡假勝地早已看不到一個印第安人了。

　　島上還有一處英國軍營的遺跡（Fort Mackinac），還有一個馬車博物館。像我們這樣年近八十歲的遊客就不去細看了。

　　午餐則在島上的豪華旅館Grand Hotel見識了著名的自助餐。飯後散步購物。島上受遊客歡迎的產品，除了運動衫，就是名叫富吉（fudge）的糖果，在短短的一條街上，就有六家賣富吉的店鋪，聽說全島有十二家之多。在十九世紀，麥金納島曾是著名的皮貨集散地。

　　大家玩夠了就乘渡船回麥金納市，再乘遊覽車經麥金納大橋去加拿大安大略的蘇聖瑪莉。在通過加拿大移民局關卡的時候，導遊先生提醒大家，官員問話的時候，問什麼，說什麼，不要多說。他說：有一次，一個老太太囉哩囉唆地，說車上包包裡有蘋果，結果移民局官員上車細細檢查，全車的人又累又餓地，在那裡等了兩三個小時，才被放行，進城去飯館吃晚餐。

阿噶瓦峽谷

　　早餐後，從蘇聖瑪莉乘舊式的蒸汽火車北行，沿途觀賞岩石奇景，茂密樹林，湖泊溪流和瀑布。我們很難想像這一大片茂密的樹林，經歷了嚴冬冰雪的覆蓋，竟還如此的生氣勃勃。

　　我們想看的是漫山遍野的黃紅的楓葉，可惜還沒到那個季節。早來了一個月，看到的只是一大片綠葉，偶爾夾雜了一小堆紅葉，那也是一種獨特的美，是「萬綠叢中一點紅」的另類的美。

　　火車走了一百多哩，下行五百呎抵達阿噶瓦峽谷（Agawa Canyon）公園。中午吃三明治的火車便當。步行看風景有三種選擇，路程長短不一，都可以看到不同的瀑布，我挑選了較短的一條山徑，沒走多久就聽到唰啦唰啦的水聲，抬頭就看到瀑布。這裡人煙稀少，空氣格外清新，遊客都會吸進有益健康的芬多精。這一大片大自然的景色就只讓五六節車廂的遊客來盡情欣賞，不像許多吸引人的景點，遊客擁擠，不是人看風景，倒成了人看人了。

　　那裡的一處著名的瀑布叫「婚紗瀑布」，其名可以激發遊客的想像力。仔細一看，確像是微風吹動的婚紗。欣賞完瀑布，朝走來的方向一望，那不遠處不就是我們的火車嗎？沿著鐵道走回去無疑是捷徑。大家都覺得很累，但也感到不虛此行。

　　下午再乘火車回到出發地，在蘇聖瑪莉的旅館住了兩夜，可惜沒看清楚這個城和美國的城市有何不同，連商店旅館都是一個模樣，如沃爾瑪、麥當勞，肯德基。蘇比略湖也只從車窗匆匆望了一眼。加拿大的安大略省，給人的總的感覺就是「地廣人稀」。

小城故事

　　回程經過密西根州的小城克萊爾（Clare），旅行團帶大家到市中心一家餐廳吃三明治，這餐廳的招牌是「警察及甜甜圈」（Cops & Doughnuts）。美國的警察似乎都喜歡吃甜甜圈，不論到那一個城市，甜甜圈店鋪門口常會看到警車停泊。也許警察巡邏得累了，進來喝杯咖啡，吃個甜甜圈，還可能遇到同行朋友聊

聊天，鬆弛一下緊繃的神經。

我們的遊覽車停在路當中，阻擋了後面的來車，大家慢悠悠地魚貫下車。我說這樣違規停車，應該快點下，導遊先生說，沒關係，這家餐廳的老闆就是警察，慢慢地下車，不急。

原來這家甜甜圈店鋪還有一個大家津津樂道的故事。多年前，這家甜甜圈店因為經營不善，不得不關門大吉，過了一年還是沒人接手，不僅當地居民們感到很遺憾，警察更是悵然若失。克萊爾的人口一共大約五千人，雇有九個警察維護治安。於是這九個愛吃甜甜圈的警察決定合夥把這個店鋪租下來，於2009年七月重新開張，改名為警察及甜甜圈，開張以後果然生意興隆。他們用來宣傳的一句話是：「九個警察來救人了！」（Nine Cops to the rescue）

過了幾個月，左面的店鋪急著脫手，他們就接了下來，開了賣衣物和紀念品的商店。2012年，右面的店鋪因為經營不善，欠債查封，他們又迅速出手，擴張為三明治餐廳。三間打通了的店面都人氣極旺，買甜甜圈還得排隊。我是個不懂得品味甜甜圈的人，只見他們的甜甜圈種類頗多，還曾被一個飲食雜誌《Saveur》選為美國最佳甜甜圈之一。其中有一種名為三重巧克力長約翰（triple Chocolate long John）的，竟被封為全世界第一名。警察及甜甜圈近年更擴展為連鎖店，到目前為止，在密西根州已經開了五家分店。

這家本舖前的人行道上，豎著一塊大木板，上面畫著警察追壞人的彩色圖像，警察和壞蛋的臉是挖空了的。遊客就站在木板後面拍照作為紀念。好像這裡已經成為遊客必遊之地。

警察開店鋪是否值得鼓勵？這是不是一個與其職業有利害衝

突的例子？如果熟識的老主顧開車超速，或有其他的違規，警察是否就不開罰單了？我是充滿問號的。而發問可能影響大家的遊興，所以最好不說。小城故事多，我只是個來這裡吃三明治，停留兩三小時的過客，寫一個故事就夠了。

南非苦葉

同遊的一對老同學夫婦，也是精神抖擻，健步如飛。張先生原來有血壓高的問題，最近血壓也正常了，原來他每天嚼南非苦葉。說起南非苦葉，他興高采烈，我們都聽得很出神。他還請我們嚐嚐他帶在身邊的新鮮苦葉的味道，我的感想是：「良藥苦口利於病！」

他的故事的確神奇。他的女兒兩三年前查出有淋巴腺癌，經過化療和放療，似乎效果不彰。後來決定去史丹福大學醫院住院做昂貴的特殊治療，完成療程以後發現沒有什麼進步。一家人感到十分灰心，只有虔誠禱告請上帝幫忙。

一天，退休的張先生端坐在德州家裡，聽到有人按門鈴。他看到一位不認識的太太在門口，他就沒去開門。第二天，這位太太又來了，他開門了。那太太說：「你們家後院的柿子又肥又大，我可否向你們買一點？」他說，「你如喜歡，就儘量多採些，不收錢。」

來採柿子的太太也是從臺灣來的，聊了幾句以後，張先生就說起一家人為了女兒害淋巴腺癌而憂心忡忡。又說張太太因不放心，已去亞利桑那州照顧女兒去了。採柿子的太太說，吃南非苦葉就會好的，不用擔心。她恰好是退休的藥劑師，在臺灣工作多

年，知道南非苦葉治癌的效果。張先生的問題又來了，到哪裡去找南非苦葉啊？採柿子的太太說，城裡有家奈吉利亞來的人家，種有南非苦葉。於是他們去要了樹葉給女兒吃，又要了樹枝來做接枝。苦葉樹長得又快又肥。女兒每天吃，吃了一段時間以後，去做掃描的時候，竟發現癌細胞大幅縮小了。醫生很驚奇，不知道是怎麼回事。

　　史丹福大學醫院住院的特殊治療，健康保險支出達四十七萬美元。此前作的化療，放療和內服藥也都不便宜。南非苦葉零元。費用上真的是天淵之別。

　　張先生張太太說，來採柿子的太太是上帝派來救他們的安琪兒。我的感想是：「一切都是緣！」大家也都感謝南非苦藥的神效，否則這次的歡樂團聚之旅大概就取消了。

　　　　（原刊《亞省時報》，2018年10月26日及11月2日）

圖桑雜貨店之旅

　　2012年9月15日是個周末，炎夏已近尾聲，氣溫不再是三位數了。那天晴空萬里，豔陽高掛。華人文化中心僱來的一輛豪華巴士，滿載各行各業的、關心華美族歷史的老老少少，要去重溫一段、七八十年前，圖桑華人的雜貨店的歷史。首先去的是一家南邊Barrio Hollywood的墨西哥餅店，專售托地拉餅。第二站是艾倫街的安尼塔商店，現由墨裔人士經營，所售墨式點心香甜可口。第三站是第二大道與第九街交叉口的帝國商店，目前仍由華人經營，大家在此享用熱狗午餐。第四站是原為李瑞彬祖父所開的店鋪，現為拉普馬委拉商店。最後一站是城中區一家老人公寓，鄰近舊日華人聚居之地。該區絕大部分已在建造市府文化中心表演廳時拆除，保存的只剩當年的黑白照片。

　　每至一站，就可看到展示的舊日照片和影片，並有舞獅表演，中國舞蹈和墨國舞蹈，又有馬里亞奇樂隊又奏又唱。在一個清靜點的角落，有專人負責蒐集鄰近老人的口述見聞，以保存這段珍貴的歷史。

　　每至一站，即由賓州大學的戴迦朵（Grace Delgado）教授解說，她說當年華墨在此融洽相處，華人也能互助互信。圖桑華人雜貨店在全盛時期有三百多家。短短的艾倫街就有八九家華人店鋪，彼此沒有惡性競爭，竟能協調合作而共存共榮。譬如甲賣牛肉，其餘八家就不賣牛肉。有的賣乾貨、有的賣麵包點心。戴迦朵教授的新書，今年剛由史丹福大學出版，題目是《變華人為墨

西哥人》（*Making Chinese Mexican*）。自古以來，中國學者根深蒂固的觀念就是用華夏文化來改變外國人，而這書舉出的實例確是華人接受了墨西哥的文化。

然而有的墨西哥人愛吃的東西還是華人發明的。例如薩拉地多（saladito），在切了一半的檸檬上，嵌進一顆酸梅，酸上加酸，吃的時候能讓人酸得做鬼臉。但這是自然產品、健康食物。

幫助大家回憶這段歷史的有華人會館主席譚積輝，華人文化中心主席李佩奇，中心的歷史小組召集人白若冰（Robin Blackwood）和Mary Malaby。李佩奇說她小時候的玩伴幾乎都是墨裔。

最後一站還展示一輛保存在樓地歐博物館（Rodeo Museum）的李恭的馬車。早年Mary Malaby的祖父在回歸中國時，託人將之出售，博物館的人以五十元購得，目前已整舊如新。為了「雜貨店之旅」，特地由博物館運來展覽，還有專人向好奇的人詳細解說。

下午六時，大家才踏上歸程，都覺得這是一個很有意義，也是很成功的活動。

（原刊《亞省時報》，2012年10月19日）

尋仙張家界

　　從長沙出發，坐遊覽車走過桃花源，就到了武陵源。張家界就在武陵源，是中國第一座國家森林公園，也是世界級的地質公園。沿途經過湘、資、沅，澧四條江，快到張家界的時候，路邊忽隱忽現的清溪曲水就是長長的金鞭溪，我們在一個景點看到了如詩如畫的「清泉石上流」。

　　電影《阿凡達》（Avatar）風靡全球，拿獎拿到手軟，影片寓意保護大自然的訊息。這部電影有三成以上就是在湖南張家界的天門山與袁家界的天子山拍攝的，那裡奇峰林立，怪石嶙峋，層巒疊峰，峭壁千仞，偶有柏翠松吟，經常白霧繚繞。那雲夢山的迷蒙之美令人驚嘆，細雨濛濛中，更現一片虛無飄渺的景色，自然界的神奇使人眼界大開。雲夢山與黃山同為阿凡達的故鄉，這裡的自然景觀讓遊人覺得如入仙境。

天門仙山最神奇

　　張家界原名大庸市，有句當地的老話說：「大庸有個天門山，離天只有三尺三」。天門山的神奇來自一千幾百年來的預言──「天門洞開，鬼谷顯影，獨角瑞獸。」自洞開以後，這十二個字，至今仍是一個謎團。天門洞在一千三百米高的峭壁之上，是世界最高海拔的穿山溶洞。

　　金庸為此山題了「天門仙山」四字。「山不在高，有仙則

靈。」有關此山，各種靈驗的事蹟和傳說足足有一籮筐之多，夠讓金庸再寫幾部武俠小說的。據說中國大陸變色的「解放」前夕，天門洞上有黃色的大水從山上湧出。後來毛澤東胡鬧，搞了一連串後院煉鋼運動和殺鳥運動，在運動推行之前，天門洞的山上忽然湧下黑水，後來就鬧大饑荒，弄得民不聊生。沒有人能為這種現象提供科學的解釋。而只要神州大陸有驚天動地的事情即將發生，洞上就會像開了水閘似地湧出水來，持續達半小時之久。

隱居雲夢鬼谷子

傳說隱居在此的鬼谷子（西元前四世紀）是老子的學生，一說是老子的徒孫，也是足智多謀的九天玄女的師兄。他是縱橫家的鼻祖，也是蘇秦、張儀、孫臏、龐涓和徐福的老師。漢朝獨尊儒術，縱橫家的那一套遂被打入冷宮。其實西方也有馬基維利（Machiaveli, 1469-1527），講求為達目的不擇手段之學。可是念西洋史的能不知道馬基維利嗎？西方人注重修辭學，而鬼谷子早就教學生鑽研修辭學和溝通術，使說話有親和力與說服力，以便為達到目的做鋪路的工作。

鬼谷子講權謀。俗語道：「害人之心不可有，防人之心不可無。」為要保護自己，不落人圈套，不受他人詭計所害，這一套講權謀的學問還是不能忽略的。眾人皆云政治骯髒，大國為爭霸權爾虞我詐，不懂鬼谷子的那一套學問，怎麼能排難解危，不戰而屈人之兵？今日地球化世界的格局之大，已非孔子和鬼谷子兩千多年前所能想像。半部《論語》是絕對不可能治得了天下的。

「子不語」的未必就是要不得的，「子語」的也未必就是聖經。「唯小人與女人為難養也」這樣的話不就是胡說嗎？任何有志為萬世開太平的人都應選修權謀學這門功課。

傳說鬼谷子也教預言術和星相學。鬼谷子早就預言秦將統一六國。今天，做學問的、搞政治的、做生意的，尤其是研究歷史的，不都想要通古今之變，鑑往知來嗎？鬼谷子提出的一套學問，從修辭學、溝通術、權謀學到預言術，都是不能忽略的。他在中國哲學史中，雖沒有孔孟的光環，也沒有墨子、荀子，韓非子等人的知名度，但也應有他的一席之地。

武陵何處覓仙蹤

「五獄尋仙不辭遠」，我是很有誠意尋仙的。記得多年前上峨眉山的那一次，坐了一程越洋的飛機，換了幾趟巴士，走了許多山路，坐了一程滑竿，又站了一段纜車，好不容易來到金頂，滿以為會踫到仙風道骨的高人，結果達到目的地，迎面而來的卻是一家卡拉OK店，叫人好不失望。

那天門仙山現在還有沒有仙氣？我想那兩千多歲的鬼谷子精魂可能已經搬家了，遊客越來越多，韓國遊客因有首爾直飛張家界的飛機，在遊客人數中僅次中國人，當地有些店鋪都寫有韓文。走在玻璃棧道上，像是漫步雲端，可是前後都擠滿了人，白霧繚繞中，看不清腳下的深谷，這種情形下走玻璃棧道是沒什麼可怕的。

玩飛機特技的外國人，曾有三次穿越天門洞，轟動全世界。詩意的說法是「銀鷹穿洞五洲聞」，但是，這麼大的噪音，這麼

喧囂瘋狂，而又這麼熱鬧的表演，還不早就把仙人給嚇跑了。美國的印地安人是不會這樣開放他們的聖地的，他們會冒著生命的危險來保護他們和創世主溝通的所在。

多年前，在這國家森林公園裡忽然出現一棟豪華旅館，破壞了自然景觀。聯合國教科文組織警告說要取消世界自然文化遺產的資格，旅館遂被拆除。

現在張家界做成了一個百龍天梯的大工程，把半座山給挖空了，蓋那長長十二段的電扶梯，雖然便利了各種年齡層的遊客，也創了最長電扶梯的紀錄，但施工將山挖空時一定會有轟隆轟隆的噪音，試問仙人還會在那裡嗎？

即使仙人已經走了，仙氣還是有的。根據實驗，那裡的負離子很強。有種珍貴寶石甚至會把不純的水轉為可以飲用的水。這樣神奇的實驗，看得我半信半疑。

飛身直上三千丈

由索道纜車上到半山盡覽美景，再搭快速的雙層電梯到山頂，確實給人以「飛身直上三千丈」的感受。

由百龍天梯下到半山看天門洞奇景。爾後由天門洞坐巴士下山，經過有通天大道之稱的九十九個彎道，總長十餘公里，每一彎處均在石頭上刻著數目。如果車子開得快，那就「男人歡笑，女人尖叫」。

寶峰碧水映彩霞

　　寶峰湖在高山之間，匯聚山上泉水，水質清冽，波平如鏡，四周樹木茂密。我們遊湖的的時間在午後，遊船攪皺平靜的湖水，忽見碧水漣漪映彩霞的勝景。我們盪舟湖中，可見兩旁陡俏的砂岩石峰，有像駱駝的，有像孔雀的，也有像蛤蟆的，更有穿著苗族服飾的年輕帥男和美女唱著山歌。我們下船後往低處走，還可看到寶峰飛瀑飛流直下。

　　黃龍洞是世界上最大的洞穴。在武陵源的東邊，索溪河的北岸，於1983年發現。裡面有四條河。世界上其他洞穴的特色均具備。可以坐遊船參觀洞內景點：龍舞廳、響水河、天仙水、天柱街、龍宮，迷宮等。我當然希望黃龍洞能保全原汁原味未受污染，可事實上洞內破壞得不輕，因為裡面只有灰灰的一種顏色，未經破壞的原始洞穴多有不同顏色，至少鐘乳石會是白色的，有時還有彩色的各種礦石。

窮山惡水土匪窩

　　今日詩人騷客歌頌的人間仙境，對很多人來說其實是窮山惡水。有人說，在湖南農村，有小孩哭鬧不聽話，媽媽就喊：「把你送去張家界！」小孩於是就不哭了。整右派的那幾年，許多被打為右派的人都去了張家界。知青下放的那幾年，又有許多不屬根正苗紅的黑類年輕人，被放逐到這裡來。文革的時候，走五七道路的幹部教員也到這裡勞動改造。看來那裡曾是倒楣人聚集之

處，充滿了冤氣，怨氣和晦氣。

湘西土地貧瘠，農產品是黃薑，礦產是銀器。歷史上湘西土匪多，一直到1960年代才完全肅清。那裡出了土匪頭子賀龍，今天有個賀龍公園紀念他。湖南也出了大魔頭毛澤東。據說李自成的財寶也藏此處，還沒有人找到。也許正因為一向土匪多，所以平常人們不敢走近，這樣才保持了此地數千年來的原始風貌。

我們吃了江南的叫化雞，現在又到張家界吃土匪鴨。但是這裡的湖南菜比不上臺灣嚐到的彭廚湖南菜，真是差得遠了。

此地民風強悍。導遊警告我們說，在此買東西講價，如果講到雙方同意的價錢，而又決定不買，那是會動眾怒引來麻煩的。

湖南人曾國藩維護滿清，消滅了太平天國之亂，造就了同治中興。湖南人黃興獻身辛亥革命，其貢獻幾與孫文不分高下。有人說辛亥革命的成功是廣東人出錢，湖南人賣命，那麼推翻滿清政府的不也是湖南人嗎？從滿清政府的角度來說，成也湖南人，敗也湖南人。毛澤東和賀龍的故事就更不用細表了，抗日戰爭中，湖南人的貢獻和犧牲很大，至今還有店家門口貼著「不歡迎日本人」的紙條。

少數民族聚湘鄉

中國的少數民族有五十六類，而湖南一省就有五十二類。主要是苗族，土家族和白族。苗族有生苗和熟苗，生苗敵視外人，不與外人來往，保有自己的傳統文化。

此地的風土人情，在沈從文的筆下，描繪得栩栩如生，尤其在他的《邊城》一書中，還有他寫的，拍成電影的《湘女蕭

蕭》。鳳凰古城還保留些許原始古樸。這裡除了生產黃薑，也出產銀器。因此苗族婦女的服裝多用銀飾，而莊嚴場合所戴的全是精心打造的銀冠。

　　這個旅遊勝境有山、有溪、有湖、有河、有橋，有洞，而且是山奇、水奇、雲奇、石奇，樹奇。人說風景如畫，我說沒有人真能畫出這裡幽崖百丈，層峰千里的魅力。當你嗅到那松柏的香味，呼吸到那清新的空氣，再看到景色隨氣候季節而千變萬化的，如此美麗的大自然，一定有和我同樣的感覺。那是一種藝術家也無法充分捕捉的美。

（原刊《世界日報》副刊，2017年1月22日）

變形金剛篇

溺女舊俗的變形金剛——
一胎化與超音波機

　　自1979年以來，由於一胎化政策在中國大陸的嚴厲推行，政府對超生婦女實施強迫墮胎，甚至強迫絕育。受到生育指標的限制，求男嬰心切的家庭——特別是已經生育過一個或多個女孩的家庭，不惜為生個兒子處心積慮，冒險犯難，做出任何事情，於是已經在近代中國消失已久的殺女嬰、棄女嬰習俗竟然又在民間復活了。這個陰靈的復活，藉助的卻是一個現代科技產品超音波機器的軀殼，是以女嬰被溺死於木桶的事例不再多見，而大量的性別選擇性流產卻開始氾濫於中國城鄉。幾乎已經絕跡的溺女惡俗，鹹魚翻生，脫胎換骨，像變形金剛一樣的出現了。

　　超音波測驗的技術，本來主要用來測驗胎位和胎兒的健康情形。但此技術既然可以用來預知胎兒性別，而政府管制又多有疏漏，則它就不免就會被求子家庭濫用，來甄別孕婦腹中的胎兒性別以決定是否墮胎。

　　1982年，超音波測驗機開始大量輸入中國。由於需求增加，中國也開始自己製造。1987年，大約有一萬三千台這樣的機器在醫院診所中全天候運作。1989年，中國開始更大量地輸入西方最新型的精密超音波測驗機。

　　這類機器的使用，先發生於都市，後流及村莊，當都市人逐漸摒棄重男輕女之心、接受一胎化政策下、生兒育女性別聽天由之的觀念之時，受香火觀念、耕地勞動力需要、養老憂患等重

重因素制約的中國農村人，卻不甘心接受無子的命運。超音波測驗機的出現，使他們有了人為選擇不生女兒的可能，於是中國的男女嬰出生性別差距年有增加，1989年達111.4，到1995年已達116.6。在中國農村，這個比例一度曾高達125.9。

毋庸諱言，基於傳統與現實的原因，中國婦女，尤其是農村婦女，普遍有生男的壓力。特別是已經生女的農村女性，按照政策還有一次生產機會；若第二次一搏擊中，自然皆大歡喜；但如果再次生女，則該婦女難免受公婆辱罵、丈夫遺棄，或因為沒有兒子，後半生在村人中抬不起頭來。面臨如此巨大的生存壓力，這類婦女很自然會去利用超音波測驗甄別胎兒性別，如係女胎，她們往往不加考慮，立即墮胎。主理超音波測驗機的醫技人員，有時不欲將女胎的真實性別告知。遂說看不出性別，或說是男胎，以此保全胎兒性命。這樣一來，生女的產婦常會說超音波測驗機不靈驗。此類經驗的消息一旦不脛而走，農村婦女亦學會小心謹慎，她們知道，這搏上自己與孩子性命的生育機會，不能容得絲毫差池。有些孕婦會先後去不同診所作兩三次測驗，如結果相同，方覺可信。有時，她們會四路求人，靠關係或親友的特別關照獲得正確的測驗結果。

由於有的超音波測驗「不靈驗」，也有的未做這種測驗，生下女嬰後拋棄路邊或公園中，甚至直接放在孤兒院門前。被棄女嬰的遭遇有幸與不幸；不幸的性命難保，幸運的被善人收養，全憑自己的造化。

1986年，中國衛生部發布通告，禁止以超音波測驗甄別孕婦腹中的胎兒性別。三年後的1989年，衛生部再發緊急通告，重申此一禁令。1993年，衛生部和計畫生育委員會兩機構一起發出通

告，嚴厲禁止醫療機構和個人使用超音波甄別胎兒性別，違規要受嚴厲處分。除罰款之外，有關方面得沒收測驗機器。

因為有禁令，也因為有重罰，水漲船高，以甄別胎兒性別為目的的超音波測驗的費用開始飛漲。一本萬利的生意不怕罰款，總會有人去做。孕婦去做一次測驗，私人診所往往要收費人民幣三千八百至五千元。一天之中，會有二十至二十五名孕婦光顧，只須寥寥數月，機器的本錢就可回籠。

2005年，國家發布新的法令，宣布對超音波測驗胎兒性別者加重處分。可處有期徒刑三年，另加罰款。可是中國的國情就是「上有政策，下有對策」，近年來隨著經濟的發展，中產階層日益富裕，有經濟能力的孕婦可出國旅遊，近者可去香港、緬甸、泰國和東南亞各國；遠者可去美國、歐洲和澳洲。而在這些國家，預知胎兒性別的超音波測驗都是合法的。在異國的診所甄別孕婦腹中的胎兒性別，可說輕而易舉。

不過能出國的孕婦還是少數，那些不出國的也有辦法。在中國大陸各大中城市的火車站、巴士站，只要一個女人挺著肚子站著，就有人來問想不想知道胎兒性別。三輪車會將孕婦帶至有超音波測驗機的處所，一手交錢，一手交貨，胎兒性別立等可知。如上所說，一般情形下，已生一女的孕婦，如再懷胎，又是女的，墮胎的可能性特別高。如已生一男的孕婦，再次懷胎得女，墮胎的可能性則小得多。

在中國，雖然一方面有嚴厲禁止醫療機構和個人使用超音波甄別胎兒性別的法令，另一方面有鼓勵生女的宣傳活動，甚至津貼生女家庭的措施，但是男女兩性比率失調是普偏的現象，也是很嚴重的問題，可能會影響社會安定。

　　有人說，這個問題很容易解決，只要進口東南亞的新娘就可以了。問題是：為什麼要殺了自己的女嬰，再進口別國的女孩呢？？

（原刊《世界日報》副刊，2013年3月21日）

一胎化工程緣起

　　1978年底，鄧小平在扳倒華國鋒、成為執掌中共最高權力的總舵手之後，開始大力推行早在1964年十二月第三屆全國人民代表大會上就由周恩來提出的「實現四個現代化」的國家發展計畫，欲使文革後一窮二白，滿目瘡痍的中國走出貧窮，成為世界強國。在他的藍圖裡，既然要實現現代化，就要重視科學發展，提昇科學家的地位。於是在釐定有關改革開放的一系列新政策時，七八後鄧政府的主政風格是突出講求科學方法，尊重科學家的意見。這一重視科學、推崇科學工作者的政治趨勢，形成了在中國大陸被人稱為「科學的春天」的一股社會暖流，在教育、經濟、人文等多種領域影響了一代中國人的學業和職業取捨。這種做法，取代了此前毛澤東思想指導黨的路線時的專斷態度，似乎不能不說是一大進步；但將科學祭上國計民生的聖壇，將科學家的科技專長泛施於人文與社會科學領域，卻又造成了一些非人性化、無遠見、帶有手術刀氣息的全國性政策的出現。

　　追本溯源，當十六歲的鄧小平於1920年出洋留法之時，中國國內正值五四新文化運動，科學主義大為抬頭，德先生和賽先生當道，紅透半邊天。賽先生即科學（Science），好像是一種萬能的學問。在胡適提出「整理國故、再造文明」之際，即國粹國糠之鑒定亦以「科學方法」為準繩。不僅當時盤踞京津高校、以留美學人為代表的知識分子，即一般雖多少受過點教育、但缺乏科學訓練的普通中國人，也都相信科學乃是一種客觀的、正確

的、顛撲不破的真理，故可成為救國救民的良策。時過半個世紀之後，在鄧小平主政下，中國又一次迎來對賽先生的春天般的熱情，自七十年代末至九十年代初商業大潮風起雲湧之前，踏上中南海的紅地毯、享受國寶殊榮的著名科學家不知凡幾，包括諾貝爾獎得主。他們戴著科學的光環，僕僕於各大高校的論壇、講座間，論政論時，凡他們開口說話，眾人立即洗耳恭聽，深信不疑，即使題目是在他們所不熟悉的人文、教育或哲學領域，這些科學家們也被視為是理所當然的權威。

這種氣氛瀰漫在新的領導階層中，當四個現代化的口號響徹雲霄之日，就是科學在黨的政治中成為新的指導原則之時。一言以蔽之，政治科學化，科學政治化。政策的釐定必先經過科學的考量，這一傾向在討論人口問題時，至為明顯。

在文革剛剛結束不久的一片百廢待興中，中國學者中本已缺乏研究人口問題的專家。1950年代末，毛澤東深信「人多好辦事」，他對馬寅初的迫害，使社會科學學者對人口問題望而卻步。馬提出的「新人口論」，被毛斥為反動，慘遭圍剿，馬寅初後來雖享高壽，其學術生命可謂是抑鬱以終的。六十年代至七十年代，文化大革命把中國大陸江山鬧了個底朝天，節育政策更不能得到有效的實施。歸根結底，毛的「備戰備荒」、「準備打第三次世界大戰」、「準備打核戰」的戰略思想，是建立在中國取之不盡的人口資源的基礎上的；只有讓人生生不息、如恆河沙數般眾多的人口，才能成為一位世界級政治家手中的籌碼。

毛澤東並不是完全沒有看到中國日益增長的人口壓力；而是出於現實政治的考量，對控制人口的呼籲進行了反限制。1953年的人口統計發表後，毛也認為節制生育有其必要，由於周恩來

和鄧小平的鼓吹，遂開始籌劃一個全國性的計畫生育運動，並於1956年開始正式推行，但兩年後，該計畫就因大躍進而停頓。1962年，計畫再次得到推行，但至文化大革命復告停頓。文革的情勢穩定後，於1972年，中央又出了一系列晚婚、晚育、少生政策。將婚齡定為：都市，男二十八歲女二十五歲；農村，男二十五歲女二十三歲。每一胎的間隔時間被定為：都市，至少四年；農村，至少三年。胎數指標則定為：都市，至多兩胎；農村，至多三胎。至1977年，統一改為最多兩胎。

改革開放以後，由於鄧小平提倡人口問題的研究，於是人口研究中心等機構在某些大學和科學研究所中開始設立。那時的中國大陸，馬克斯主義等同於哲學，社會科學和政治是很難劃分的。在馬克斯主義教條和毛澤東思想掛帥的年代裡，很難找到純粹的社會科學家。在這種情形下，遂有一群所謂的馬克斯主義的統計學家進入人口中心來響應政治的召喚，使得研究工作得以順利開展。他們的研究報告一致認為：中國的人口增長所導致的種種社會經濟問題，已經成為中國走向現代化和國家富強的最大障礙。他們建議由政府出面，鼓勵、提倡一胎化，但不禁止二胎，以二十年為期，以觀後效。

這項建議受到以宋健為首的飛彈（中國大陸稱導彈）科學家的嚴厲批評。中國的科學發展在文革期間幾乎全部停頓，許許多多科學家們都被迫勞動改造，去走五七道路了。除了某些醫學、生化等有關人類切身問題的科目仍得繼續發展外，在科學領域中，僅有一支在國防的大帽子下被完好地保留著，且能得到中央高層的及全國人力物力的支持，能夠持續不斷地大力發展，這就是產生了在中國大陸人稱「衛國神器」的「兩彈一星」的國防產

業旗艦：飛彈科技，當時隸屬於七機部。飛彈科學家們將人口資料用飛彈科技的精確科學程式，來作機械性的分析與運作。他們的結論是：中國面臨空前嚴重的人口負荷，非嚴格實施一胎化政策不可，別無他途可循。科學家們的科學報告一出爐，錢學森即寫信表示支持，其他的方案如「最好一個，最多兩個」、「鼓勵一胎，禁止三胎」等等，統統被束之高閣。

　　一胎化的工程總工程師宋健，原籍山東，曾至蘇聯留學，在莫斯科包曼工學院學習、研究，1960年回國，先後擔任國防部第五研究院二分院研究室副主任、主任，中國科學院數學研究所控制論研究室副主任，七機部二院副院長，七機部總工程師，七機部副部長，航天工業部副部長等職位。他深得中國航天之父錢學森的賞識和信任，其自身擁有的科學光環，也使他深受鄧小平的啟重。1984年，宋健出任國家科委主任，1986年，加國務委員頭銜。1992年，他當選中科院院士；1998年，當選第九屆全國政協副主席及中國工程院院長。

　　在宋健的履歷表裡，我們找不到一絲一毫有關社會科學和人口問題研究或訓練的影子。但他的著作除《工程控制論》外，還有《人口控制論》，及英文撰寫的《中國人口控制：理論應用》。1980年10月3日，宋健在《光明日報》發表〈從現代科學看人口問題〉一文。他說：

　　　　我們絕不應該保持前兩年每個育齡婦女平均生兩到三個孩
　　　　子的生育水平……為使我國人口將來不再有大幅度增長，
　　　　應該在今後三十到四十年的時期內大力提倡每對夫婦生育
　　　　一個孩子。這是為了克服從60年代到70年代人口激增所造

　　成的後果不得不採取的緊急措施，是為了糾正我們過去在人口政策上所出現的錯誤所必須付出的代價，是根據我國當前的實際情況權衡利弊而作出的最優選擇。

　　至於宋健的人口理論根據究竟是什麼呢？他說：「英國生態學家根據英國本土的資源推算，現在5600萬人太多，應該逐步降到3000萬人，即減少46%；荷蘭科學家研究的結果是現在的1350萬人口已經超過了4萬平方公里上的生態系統所能負擔的限度，應該在今後150年內降到500萬，即減少63%。」宋健的人口理論實際上是拾西方「後馬爾薩斯」學者的牙惠，依法炮製，提取結論。

　　宋健的這個飛彈科學家團隊所用的科學方程式，就是計算中國有多少耕地和資源，能養活多少人，得出的數目就是中國的「最適人口」。因為「實際人口」比「最適人口」多了許多，故中國必須實施嚴格的一胎化，以期達到「最適人口」的數目。然而，我們都知道，人文社會科學在經濟、人口、土地等領域的數據計算，根本沒那麼簡單，其牽涉數據之廣，需要考量的已知和未知的變數之多，不是一個方程式可以解決問題的。以宋健這種簡單的方程來計算，未免太荒謬了。他文中所舉例的英國與荷蘭兩個國家，都沒有去設法減少人口，事實上，這兩國的生育率都很低。某些西方的「後馬爾薩斯」的學者，只不過是在象牙塔中掉掉筆頭而已，人文學術圈中本來就是：如足成一家之言，一個假設性理論——且不論其荒謬程度，就可以成書付梓。想不到在中國，雞毛變成令箭，當局竟認真做起來了。

　　飛彈科學家們所堅持推行的嚴格一胎化，全然不顧中國農村

的社會經濟情況，也未考慮到根深蒂固的重男輕女觀念。農村裡耕田須男丁，這本是一個無人不知的常識，但飛彈科學家們對此完全不予考慮。共產黨靠農民起家，農民是革命的中流砥柱。可是二十年後，時移勢遷，農民成為中國現代化進步的障礙，變成折磨控制的目標。飛彈科學家們罔顧自1971到1979年所實施的計畫生育政策。這一政策已經使生育率減低了50%，是中國現代史上生育率減得最多的。

　　飛彈科學家們既不聽取人文社會科學方面學者所提出的意見，也不尋求他們的協助，不考慮將他們的意見融入自己的模式。他們不僅是漠視、簡直就是輕視這方面的學者。他們的團隊裡只有一位社會科學家，僅係點綴而已。美國學者蘇珊格林赫（Susan Greenhalgh）稱之為「自然科學帝國主義」，可謂允當。治人文社會科學，變數很多，變化很多。天災人禍，無法逆料。能夠養活更多人的農作物新品種常有出現，這類專家又無法預知，也不屑於去瞭解。舉例來說，目前我校亞利桑那大學和湖北合作的「神農計畫」即將研究出來的稻米品種，就有養活更多人口的巨大潛力。試問二十多年前設計這項工程時，宋健能預知這樣的發展嗎？？宋健能預知兩次大地震會帶走數萬生命嗎？？宋健能預知三鹿奶粉會致多少嬰兒於殘疾嗎？？他們可都是一胎家庭的心肝寶貝啊！宋健能預知在2033年前，中國人死於肺病和肺癌的就會達到八千三百萬人嗎？

　　最嚴重的是，當時並無可靠的人口和精確的資源統計資料。如果資料不正確，不論方法多麼科學，運算多麼精細，計算出來的結果一定會有問題，這樣得出的結論，科學家們自己能相信嗎？？姑且不論其所持理論本身就有嚴重缺陷。

　　飛彈科學家們將這種有問題的統計數字拿來和外國的數字比較。在世界各國中，他們所取的是美國、法國和日本等已開發國家，而不是第三世界國家的數字。所得出的結果當然是更增加人口問題的危機感。

　　飛彈科學家們的正業是研究飛彈，這項工作是國防工業的重點，乃艱危所繫，這已使他們忙得不可開交了。但他們整體認為，研究人口問題太容易了。專家們說，他們全日都忙著研究飛彈，通常要到晚上十一點鐘以後才會有點空閒時間，可做點人口控制方面的研究，這也正是他們將研究飛彈的方法「運用上去」的時刻。

　　人類歷史上最大膽的、破天荒的、史無前例的人口控制的實驗竟然就是在這樣的情況下拍定的。此一政策影響深遠，全國上下，雞飛狗跳，幾無寧日。一胎化工程影響之大，非三言兩語，可以道盡，受害最大的是中國婦女。而決策的團隊裡，根本沒有女性參與。國家計畫生育委員會主任陳慕華僅是執行政策的總提調而已。不論是節育還是絕育，責任幾乎都在婦女。許多婦女更有生男的壓力，婦女因生女被遺棄的事例所在多有。棄嬰絕大多數都是女性。婦女墮胎的幾乎清一色是女胎。

　　當時批評高壓人口控制並反對嚴格一胎化政策最力的是馬克斯主義的社會科學家梁中堂，他主張「晚婚、晚育、延長間隔」，允許生育二胎；他預見到人口老齡化的危機，提出「4：2：1」的倒金字塔式家庭結構將導致勞動力不足；也提出男女數目差異所帶來的婚姻危機，將會帶來十分嚴重的社會問題。他認為寬鬆的政策更有利於防止人口過快增長。經過梁中堂的持續力爭，1985年，中國政府在山西翼城縣開始了一項社會實驗，測試

梁的二胎晚育理論。二十四年的實驗結果令人稱奇。1982至2000年兩次人口普查的結果顯示，在此18年期間，全國人口增加了25.5%，山西增加了28.4%，而翼城僅增加了20.7%。

與中國大陸情形形成鮮明對比、最具諷刺意味的，是幾個並未實施一胎化政策的亞洲國家，它們的生育率如今普偏降低，以純數字而論，即使高，也比中國高得有限。先天下之憂而憂的人已經在談論「少子化」和「嬰兒荒」的問題了。

（原刊《傳記文學》，98卷1期，2011年1月，頁67-71）

納妾舊俗的變形金剛——包二奶

納妾歷史久遠

傳統中國的妾制，已有兩千餘年的歷史。從考古資料看，早在三代就已經實施了。歷代法律雖標榜一夫一妻制，但同時也保留了妾制，故有學者稱中國的婚姻制度為一夫一妻多妾制。

有錢有權的人納妾似乎是地位的表徵，是成功的標竿。有人問：中國人納妾是不是因為男少女多？答案是否定的。由於溺女和重男輕女的習俗，中國一直是個男多女少的國家。

在近代以前的中國，雙重道德標準簡直發展到極限。男性可以納妾，而女性必須嚴守貞節。女性犯姦者受重罰，元代以後，姦婦去衣受刑。明代甚至有這樣的規定：妻子與人通姦，丈夫捉姦在床，立時殺死二人，可判無罪。只殺一人，反而有罪。

納妾之廢

西方帝國主義東來，中國一再吃敗仗，檢討積弱之因，都認為抽鴉片，裹小腳等惡俗有以致之。其他如婦女不學，溺女，納妾也被視為國恥，成為中國落後的標誌。一時有許多反對納妾的呼聲，有婦人因丈夫要納妾，反對無效而懸樑自盡的。妾制之廢除也不是輕易得來的。全國婦女界一再力爭，劇烈辯論，經過

不斷的努力，終於有了民法中的修正條文，犯通姦的男女一樣受罰，使兩性立於法律上的平等之地。

千年積習之廢，必然如石激水，浪起千重。有人為妾制辯護。最有名的是留歐回國的辜鴻銘，他認為納妾就像常見的，一個茶壺要配幾個茶杯的情況。這比一個茶壺配一個茶杯更自然，更合理。楊公達在立法院辯論中有句名言：「與人通姦者即犯罪，則中國兩萬萬男子，或恐三萬萬人都犯罪矣。」他們的言論自然成為女權運動分子大張達伐攻擊的目標。

徒法不足以自行。當年立法制止兩性通姦，違者一樣受罰，似乎使納妾成為非法了。在臺灣，也許立法的袞袞諸公也有七年之癢的，所以條文一再修改，先是「告訴乃論」。許多專職家庭主婦，在家養兒育女，因無謀生的準備，只得睜一隻眼，閉一隻眼，不去「告訴」。後來又進一步修改，凡縱容配偶通姦者，知情後，要告訴必須把握時機，過期無權再告。這些修改提供了不少法律的漏洞。一夫一妻制的維護要靠兩性的自我約束，和道德準則的實踐。

包二奶養小三

中國大陸自從改革開放以後，經濟迅速發展，國家日益富裕，然而貧富不均現象非常明顯，貪腐的風氣普及全國。普通人一切向錢看，有錢有權的包二奶養小三，肆無忌憚。以致生意官場中，包養女人就是成功的指標。順口溜說得好：「男人有錢就變壞，女人變壞就有錢。」

「飲食男女，人之大慾存焉。」、「食色性也」、「飽暖思

淫慾」，中國大陸有一個順口溜，說的是地方上的共產黨領導：「喝酒兩三瓶不醉，跳舞四五晚不睡，玩女人七八個不累，問業務啥也不會。」板起臉的老夫子會說這是道德淪喪，社會風氣敗壞。

年輕人看在眼裡，見「賢」思齊，有樣學樣，想的是：「有為者當若是。」在各地報紙雜誌的社會新聞裡，在口耳相傳的八卦故事裡，對於包二奶的有錢有權人也透露了不少。一般輿論報導對包養多所容忍，這就助長了此一歪風。

燒二奶

中國人有些獨特的習俗，譬如燒冥紙以使祖先在陰間有錢花。燒錫箔冥紙通常是祭奠祖先儀式中很重要的部分。中國人相信「不孝有三，無後為大。」最怕斷了香煙，沒有後人來祭祀燒紙，在一般中國人的心態中，在陰間做餓鬼，做窮光蛋是很可怕的一件事。

後來孝子們覺得燒冥紙猶有不足，就紮紙衣褲來燒，以使先人在陰間有衣褲穿。有人燒紙糊汽車，以使先人在陰間有車開。燒紙房子，以使先人在陰間有屋住。也有人訂做紙麻將，以使愛打麻將的，在陰間有麻將打。子孫們孝思不匱，舉凡祖先們的衣食住行娛樂都照顧周全。這種做法反映了人們在陽世的價值觀念。

閱報見中國大陸有人燒紙美女給陰間的父親做二奶。這樣的子子孫孫顯然相信有二奶是成功的表徵。他們的父親一向生活儉樸，生前未能娶二奶，這應該是他一生中的憾事。

　　也許他們的父親當年不是沒錢娶二奶，而是一心忠於婚姻，體諒老伴，抵抗了許多的誘惑，遵守了道德的規範，維持了當年的良好形象。一生沒有出軌行為，自己深以為傲。不料如今不肖子孫送來二奶一名，怎能不生氣？按西洋人的說法，是氣得在棺材裡翻身了。按中國式的想法，是氣得要來託夢大罵。

　　不肖子孫的這種做法，反映了人們在陽世的價值觀念，即認為包二奶是件體面事。在一切向錢看的中國，貧富兩極急劇分化。一胎化政策本已導致男多女少。有錢人包二奶養小三，而窮人娶不到老婆。農村男女比率懸殊，竟出現所謂「光棍村」，而農民本是共產革命的骨幹。包二奶養小三這納妾舊俗的變形金剛，確實是中國大陸社會安定的一大隱憂。

（原刊《世界日報》副刊，2013年12月15日）

追求美麗的變形金剛

　　西諺有云：「美麗與皮膚一樣地淺。」（Beauty is skin deep.）這和中文裡以「膚淺」兩字來說明「淺薄」的意思竟是不謀而合的。而中國還有一句話形容美麗但沒有內涵的人——「繡花枕頭一肚皮草。」

　　不過從另一方面來說，在許多人看來，愛美是一場永無止境的競賽。對女人愛美，並追求時尚的事實，早年豐子愷的漫畫描繪得很透徹。豐子愷於1956年畫了一幅女性追求時髦的漫畫，題詞是：

　　　城中好高髻，四方高一尺。
　　　城中好廣眉，四方且半額。
　　　城中好大袖，四方全匹帛。

　　後漢書長安城中談。註云：「改政移風，必有其本。上有所好，下必甚焉。」

　　畫上是三個古裝女子。一個頭上頂著高髻，一個畫了既黑又寬的眉毛，另一個衣袖拖在地上。這幅漫畫在描寫女性追求時尚方面入木三分，很是難能可貴。但他這漫畫所涉及的僅是髮型，畫眉和服裝。

　　愛美是從古到今的中國婦女都在追求的。而近代以前畫眉，高髻，大袖這一類的美，比起二十一世紀那種動手術刀和雷射棒

來創造美麗，都還屬於接近自然的。只是婦女每天花費許多時間和心思在梳高髻，畫眉和治裝上，可說是玩物喪志。

二十世紀初，追求男女平等的呼聲日高。檢討婦女追求美麗問題最入骨的可能是金一的《女界鐘》。金一呼籲中國女性脫離奴隸地位。他說女子進步的最大障礙有四。

第一是纏足。如今這已不是問題。第二是裝飾。害處在玩物喪志。

> 「若夫繡領四緣，瓔珞垂肩，挖雲鏤月，花樣翻新，雖關於個人經濟，然而心力日力，則既耗諸無用之地矣！至於步搖條脫，碧霞翡翠，珊瑚瑪瑙，金珠奇異之工，蒸蒸日上，為女子者之寶如彝鼎，珍如球璧，酸焉而骨董，侈焉而博物。皆足以玩物喪志，借瑣耗奇，夫安有餘暇以攻書史談天下事也！」

> 　脂粉無益。「人之顏色受於天，其妍媸成乎人，不可勉強也。生焉而美耶？宋玉所謂『傅粉則太白，施朱則太赤』，赤與白是喪其美者也。其醜耶？苟非如西國所謂畫皮之工，中國所謂假面之具，其無以掩之矣！」脂粉於皮膚有害。「且鉛汞之質，易傷血管，一經附著，轉致黃萎。」

天然的面貌應該與天賦人權一樣可貴。

> 夫不聞克林威爾之詞畫工之語乎？曰：『無失吾真相』，吾同胞試自問何為而失真相也。又不聞李白與湯臨川之詩

與曲手？曰：『秋水出芙蓉，天然去雕飾』；曰『一生愛
好是天然』：我同胞其自愛，願以天然二字與天賦人權同
其珍貴也！

女子盤髻有害，所以要剪髮。

「至於風鬟霧鬢，乃女子所以為美之具，苟亂頭粗
服，雖同室之人亦醜之矣。然吾以為女子驕惰腐敗之根
性，皆自纏足與盤髻深造閱歷而來。當其春眠不覺之時，
倉卒晨興，盥漱猶所不顧，惟此重重縶縛，精緻綿密，先
費數十分鐘之久，然後對鏡從容，頤指氣使，務使波嬌雲
委，風吹不亂，釵光鬢影，灼灼鑒人，約費二三小時；全
功告竟，而半日之光陰去矣。」

「今西方志士，知識進化，截髮以求衛生，吾以為女
子進化，亦當自求截髮始。」

剪短頭髮竟在那個時代變得很時髦，年輕女學生剪了短髮，
使鄉下人側目。

金一將女性分為三等，能改造風氣的是第一等，只能跳出舊
約束的是第二等，還要為舊風氣所約束的是第三等。

今天在女性追逐美麗方面，因為科學及醫學的突飛猛進，女
性身體，由上而下，從染髮、植髮，至紋眉、割雙眼皮，乃至隆
鼻、隆乳，腹部去脂，都能使人改觀，這些不啻是追求美麗的變
形金剛。

女為悅己者容。追求美麗有兩類，一類不用手術刀，一類使

用手術刀。當然對個人而言，不用手術刀與使用手術刀，可以兩類兼用。以下由頭到腳，分將兩類依序探討：

裝飾美化

幾乎身體上沒有那個部位不能被美化。不用手術刀的，於頭髮有有關的是理髮、剪髮、染髮、燙髮（捲、直，波浪）、戴假髮，噴髮膠。其中有些是為保持衛生所必須做的。於眉毛則有修眉、畫眉，紋眉。於睫毛則有捲睫毛、塗睫毛、假睫毛，塗眼影膏。

臉部最重要，塗各種護膚保養品，並塗粉與胭脂。以粉飾面，古已有之，即所謂「粉妝玉琢」。宋玉〈登徒子好色賦〉描寫一位麗質天生的少女：「著粉則太白，傅朱則太赤。」傅朱就是使用胭脂。在馬王堆出土的隨葬品中就已經發現有胭脂般的化妝品。

使用面膜，目的在清潔毛孔。此外尚有注射玻尿酸，小針美容；激光去皺紋斑點；臉，手，頸之重生。口部塗口紅或唇膏。耳朵則穿耳洞。

愛美的人於身體皮膚則塗護膚霜和防曬油。西方女性喜歡曬成古銅色的健康美；東方女子追求美白。戴手釧，手指戴戒指。修指甲，塗指甲油。

胸部用胸罩，腹部用束腹。腳上穿玻璃絲襪；穿高跟鞋；戴腳環。

減肥已經在全世界成為一種風氣，有些婦女不肥也在減肥。其實減肥是減痴肥，如果不是痴肥，應該不必痴痴地去減肥。抗

衰老（有用針灸者）也是令大家追求的項目。

使用外科手術

動刀的由上而下，於頭髮有植髮。於眼部則有割雙眼皮，割除眼下脂肪或眼袋，眼周除皺，眼周的淚溝填補。於鼻子有隆鼻。還有隆下巴；除痘疤；拉皮——這一項是針對皮垮肉鬆。這些面部整容手術，都強調3D立體效果。

於胸部有乳頭整形；最多的是隆胸。還有腹部去脂。這些都是流行的手術，尤其在夏天，美女為穿比基尼泳裝，非使腹部平坦不可，於是這些都是打造夏日曲線必做的。

隆臀部——六十年前，盛傳一位有名的大明星曾做過隆臀手術。有人說如果椅子上放個圖釘，她坐下去不會叫痛。

城中好美女，四方皆AB

全身性的有塑身（Body contouring），打造黃金比例。世界上整形手術最為先進的是韓國，也是盛產人工美女的國家。一次選美會上，美女們一字排開，個個臉蛋和身材都美得差不多，叫裁判很難打分數。臺灣在這方面也緊追韓國，據說臉蛋整形的標準是AB臉（Angela Baby）。也許有那麼一天，走在臺北街頭，每條街上都會看到AB臉。

臺灣的整形醫生收入高。小兒科醫生改做整形醫師或減肥醫生後，利市百倍，這完全是供求的市場機制。如果有這樣的需求，臺灣的整形醫生就難免越來越多了。據說申請甄審做兒科醫

生的逐年減少，就是已經做了兒科醫生的也有許多轉行的。臺北有位減肥隆胸名醫，原來是小兒科醫生，自感收入不足，花時間投入美容減肥專科學習。他改變以後的收入是過去的幾十倍。

置身在某種文化中的人，對有些不合理的習俗，常習而不察，是需要有人來敲響警鐘，來警醒大家的。當然整形與否還要考慮個人的處境，選擇的職業等因素。

整形有風險

製造吸睛靚女，不一定都能成功。有諸多慘不忍睹的整形悲劇。有位電影明星「回春走樣，整出走山枕頭臉」，「兩頰有如鼓漲的花栗鼠，雙唇腫如香腸嘴，整張臉有如枕頭臉，相當不自然。」還有人整得臉皮緊繃如蠟像。

但是女性在追求美麗方面，總有許多人肯冒險犯難，勇敢地前仆後繼去嘗試。當然手術的成功與否，醫生的訓練和技術也是關鍵。術業有專攻，未受過外科訓練的醫生，改行來做整形，風險頗大，很可能出問題。

下定決心去做整形手術之前，一個人應先考慮一下，是不是要將自己的身體變成雕塑的原料，讓別人用鋒利的刀子來切割，而那人並非藝術家。女同胞們也應該想一想：到這個世界上來走一遭，是否只為參加這一場永無止境的追求美麗的競賽？在膚淺的事物上，冒險動刀之前，一定要三思而行。

二十世紀初，寫《女界鐘》來敲響警鐘的金一所說的話，對二十一世紀的新女性還是很有幫助的。心力日力物力，切勿耗諸無用之地！切勿玩物喪志！

　　一生愛好是天然；「我同胞其自愛，願以天然二字與天賦人權同其珍貴也！」

牙牌的變形金剛──麻將

目前有不少美國大學教授中國通俗文化的課程，內容廣涉文史知識，衣食住行，報章雜誌，電影電視，音樂武術，暢銷書籍等等，但好像無人談及麻將。其實研究中國的通俗文化，最不能忽略的一個話題就是麻將。

在中國農村，秋收以後，打了場，農人便準備過冬；在慶賀新年的時候，戶外天寒地凍，室內溫暖如春，一家人輪流上桌打打衛生麻將，確是最好的娛樂活動。至少在二十世紀，麻將一度比象棋更為流行。到了二十一世紀，會打麻將的中國人就更多了。有句順口溜說：「十億人口九億麻，還有一億在觀察。」

麻將是極有魅力的一種遊戲。因為有魅力，所以有人會沉迷其中，不克自拔。麻將之用於賭博，使人傾家蕩產的也有。但遊戲本身不一定是壞的，好壞純屬價值判斷。麻將相當於西方的橋牌。有人沉迷於橋牌麻將，耽誤正事，非橋牌麻將之罪也。繼針灸，太極拳之後，中國人對麻將遊戲有重新評估的必要。

專家們說，玩麻將能訓練腦力，甚至能防止或延遲老年痴呆症。近年來，麻將在歐美頗為流行，尤其在各地老人活動中心，走近往往會聽到唰拉唰拉洗牌的聲音。

在中國，詩詞歌賦，繪畫書法，寫得好就青史留名。麻將歷史悠久，本應像其他技藝一樣，代有才人出現，但未見有「古來聖賢皆寂寞，惟有麻友留其名」的現象。對麻將持批評態度的人很多，認為玩麻將是不務正業，不求上進的人才去玩。從前的我

也有這種偏見。

麻將的起源

麻將這種遊戲可能在漢朝就有了。據說是看守穀倉的人所發明的，麻雀為了啄食穀物，蜂湧而至穀倉，政府遂鼓勵看守人捕殺，將殺死的麻雀（筒子）每數個串成一條（條子），然後按串數計算賞錢（萬字），以發下的竹牌作為憑據領錢。看守人遂以竹牌為戲，這就是牙牌之始。唐朝時，牙牌傳至日本，名為麻雀，日本人至今仍稱麻將為麻雀。

宋朝人玩牙牌遊戲，計三十二張，通常牙牌以木片，竹片或象牙製作。明代人玩馬吊，計四十張，玩法與牙牌相似。鄭和下西洋，船上生活單調，馬吊是極受歡迎的遊戲，鄭和的團隊想出了一些新點子，使得馬吊遊戲更為有趣。回國的團員將遊戲帶到寧波等港口，其後又傳至京城等地。

十九世紀中葉，清代人改進牙牌或馬吊，摻入了其他如擲骰子等遊戲規則，稱之為麻將，首先流行於江蘇，安徽，及浙江一帶，繼而傳至全國。麻將的張數也逐漸增至一百餘張。

在中國，麻將的名譽可能是被賭棍們搞壞了。1960年至1980年，中國大陸禁止麻將。1980年，中國政府改定麻將為「運動」，使之合法，並准許舉行比賽。

麻將的不同玩法

廣東麻將似乎是最正宗的一種。遊戲開始時，每人拿十三

張，胡牌的名目繁多，贏家據以算番。其他各地也有不同的打法，加起來全國大約有四十多種。

四川麻將最辣，也是每人拿十三張。基本精神是血戰到底，一人胡牌後，其他三人繼續玩。第二人胡後，其他兩人繼續玩。終局必須聽牌，不聽即輸。胡牌必須缺一門，意即三種牌只能留兩種。不用花牌及中發白，玩牌前先將之取走。玩時只能碰牌，不能吃牌。

臺灣麻將每人拿十六張，易學易玩，不像廣東麻將那般名目繁多。有些特殊的規矩，例如吃進的牌要置於三張中間。

還有一種玩法是頗具想像力的麻友發明的。每人拿十二張。玩法與十三張同，只是一張是在玩者腦中，隨時變換。胡牌的時候，由玩者說出最後在腦中的是那一張牌。這種麻將胡牌迅速，不易有黃牌現象，且較易胡大牌。想來這種玩法有益於訓練抽象思考。也有每人拿十一張或十張的，玩起來就更要動腦了。

三缺一的時候，不妨玩三人麻將。據說這是胡適發明的。砌牌成三角形。可先取走一門牌。其餘規則同。有些認為麻將是國糗的人，忽然愛上麻將，而且還有創新的點子，胡適即其一例。胡適說麻將是中國的四害之一，但在卸下駐美大使一職以後，賦閒在紐約，一玩起麻將來竟發明了三人麻將。

美國人愛玩的是猶太麻將，其基本規則是只能碰牌，不能吃牌。

麻將的西傳

1895年，史都華庫林（Steward Culin）首先以西方文字介紹

麻將。二十世紀初，標準石油公司駐蘇州代表約瑟夫‧包勃庫克（Joseph Babcook）將麻將帶回美國。1920年，包勃庫克的麻將規則*Babcook's Rules for Mah-Jongg - The Red Book of Rules*出版。同年，懷特（White）兄弟在上海租界將麻將介紹給英語俱樂部的會員們。

1922年，包勃庫克進口麻將牌至美國。他與漢蒙（W.A. Hammond）合作成立舊金山麻將公司（The Mah-Jongg Sales Company of San Francisco）。1923年，包勃庫克取得美國「Mah-Jongg」的專利權。每副麻將上均刻有「If It Isn't Marked "Mah-Jongg", It Isn't Genuine.」字樣。是年，羅德島（Rhode Island）的新港（Newport）首先成立每週聚會的麻將俱樂部。

1924年，美國麻將規則標準委員會（Standardization Committee of the America Official Laws of Mah-Jongg）成立，同年發布美國法定麻將規則（*The American Official Laws of Mah-Jongg*）。1935年，英國採納中國麻將規則。

1929年，麻將牌高居上海出口貨品之第六位，價值約一百五十萬元。堪薩斯城及芝加哥的牛骨大量運至上海以供製造麻將牌。

1937年，美國全國麻將聯盟（The National Mah-Jongg League Inc）在紐約市成立。1938年，全國麻將聯盟首次發布標準隨手卡，此後每年三月出版新卡，玩猶太麻將者幾乎人手一張。

2002年，首屆世界麻將錦標賽（World Championship in Mah-Jongg）在日本東京舉行。2005年，首屆歐洲麻將錦標賽（Open European Mah-Jongg Championship）在荷蘭舉行，可見麻友已遍布世界各地。

2006年，因中國不願見麻將的盟主地位被西方奪去，於是在北京成立了世界麻將組織（The World Mah-Jongg Organization）。至此，麻將在中國盡雪前恥，漸由一度被禁的國糠轉變為金剛級的國粹。

數年前，我曾寫打油詩〈詠衛生麻將〉

> 一百多塊長方的磚
> 八隻合作無間的手
> 築起四方的長城
> 原是衛生的遊戲
> 鍛鍊大腦的運動
> 勿作傷感情的賭博
> 霹啪聲中吃吃碰碰
> 不分親疏尊卑貴賤
> 對對胡全求人
> 大三元小四喜
> 一條龍清一色
> 運籌帷幄知己知彼
> 眼觀四方險牌莫打
> 好運來時歡呼自摸
> 槓上開花海底撈月
> 耀眼的勝利
> 怒放的心花
> 驅走了痴呆的瘟神
> 添加了智慧的級數

世事如牌變幻莫測

砌牌是重新開始

做牌是滿懷希望

棄牌是汰蕪存菁

聽牌是心想事成

胡牌是歡欣雀躍

放炮是懊惱追悔

連莊是心跳加速

黃牌是惆悵失望

參透生剋盛衰

輸贏皆是喜福

　　余光中曾說：「詩像菜單，散文像帳單。」菜單應在帳單之前。我的文在詩前，不免「顛三倒四」之譏。不過傳統的白話寫作也多半在大段的「話說」之後，才「有詩為證」。現在我於文末又加上「再啟」，那就更「亂七八糟」了。

　　筆者對源遠流長的三千年麻將史僅略知一二，就斗膽在這個題目上說三道四，還要請五湖六海（加了太平洋和大西洋）的老麻將們多多包涵。現在亂七八糟地寫了一大堆，想來八九不離十。只是十三不靠的內容多，清一色的史實少。不管三七二十一，既然已經寫了，就乾脆二一添作五，找個報紙角落發表出來吧。此文的撰寫，因為筆者麻將的修鍊不夠，所以百般拖延，真是千呼萬喚始出來的一篇。

（原刊《世界日報》副刊，2015年4月14日）

能吃真好篇

羅德欣的咖啡

　　羅德欣（Rudesheim）是德國萊因河邊的一座小城，附近有中世紀的城堡，也有綠油油的葡萄園，這裡盛產多種酒類。市中心的街道上，有許多啤酒屋和咖啡館，門口牌子上往往推介一種羅德欣咖啡，這是帶有酒味的咖啡，可見當地特產的酒已經滲進咖啡裡面了。

　　西方人的咖啡文化非常發達，美國最有名的星巴克咖啡，早已把生意擴展到北京故宮裡了。以美食文化著稱的中國人，有時會將西方食物漢化，如葡式蛋塔，港澳的人就比葡萄牙人還做得更好。又如裹上西方美乃滋的蝦，佐以香脆的核桃，就成了非常受歡迎的核桃蝦。咖啡這種飲料居然也能被漢化一番。咖啡早已傳到香港，近年忽然冒出了一個新品種，即許多咖啡館在出售的「鴛鴦飲品」，這是一半西式咖啡和一半茶的混合體。

　　羅德欣咖啡則是我聞所未聞的。據識途老馬的朋友說，遊客們到此，都要來品嚐一下羅德欣咖啡，這種有當地特產酒味的咖啡，味道特別香濃，而且用手工製作，確實與眾不同。

　　正好有人為遊客們示範製作羅德欣咖啡，我就趕快加入觀摩的人群。只見桌上放著一壺煮好的咖啡，一個小小的點了火的酒精燈，一個不銹鋼的湯匙，還有一瓶酒和幾個咖啡杯。示範者將酒倒入湯匙，開始在火上加熱。

　　有人問這是什麼酒，示範者回答說，這是當地產的德國白蘭地，由於法國人認為白蘭地是他們的專利，不許德國人用這個名

詞，所以標籤上都沒印白蘭地字樣。

　　還有觀眾問為什麼要用酒精燈，用微波爐不是更方便嗎？答案是：絕對不能用微波爐。他們一問一答之際，我就想起一個聽來的故事：微波爐發明後，有護士用微波爐來解凍血漿，結果輸入病人血管後，病人馬上一命嗚呼。有幾種食物也是不能使用微波爐來烹飪的，雞蛋即其一。

　　湯匙中的酒熱到冒氣時就加進咖啡裡，這就成了羅德欣咖啡。異國美食常會給中國人一些靈感。羅德欣的德國人曾嘗試將各種酒類加進咖啡裡，結果發現還是加白蘭地最為味美。做為擁有同樣酒文化的中國人，我不禁想：不知道有沒有人嘗試過茅台咖啡、米酒咖啡、金門高粱咖啡，紹興花雕咖啡等等，看看哪一種中國酒最能使咖啡更美味，最能使世界各國來的觀光客著迷。

（原刊張純英等編《海外女作家的人間煙火》，
廈門大學出版社，2014年，頁122-123）

素雞齋鵝？必也正名乎？

中國文化有豐富的內涵，而在美國，甚至在全世界，其中最出風頭的一項就是食物。美食的味道構成了「舌尖上的中國」。

在中國，「民以食為天」是顛撲不破的真理。中國人吃素雞齋鵝吃了幾百年，現在西方人也發現這種豆腐做的食物是好東西。不僅味美可口，而且營養成分高，屬於健康食品。

美國西部的牛仔已經感受到素雞的威脅，眼看吃牛肉的人有減少的趨勢，如此發展下去，會大大影響養牛業，說不定還會斷了牛仔的生路。於是，牛仔們開始動腦筋，決定從立法下手，合縱連橫，先下手為強。

2018年十二月，亞利桑那州有位名叫大衛・科克（David Cook）的共和黨籍州議員，正式在議會提案，禁止非肉類的食物以肉類為名。提案HB2044要使冒充肉類的食物成為非法。「不得將並非牛肉雞肉等的食物稱為肉。」「不得以不實的，令人誤解的，或欺騙的口頭語言和文字，來做廣告，標籤，陳列，圖畫，說明或樣本。」科克議員說這關係標籤的誠信問題。

有人問科克，那素的漢堡可以這麼叫嗎？他說這沒問題，因為漢堡代表磨碎的食物，可以是肉，也可以不是肉。雖然素漢堡沒問題，但是磨碎的黃豆不能叫「磨碎的牛肉」。

科克在前年就曾嘗試一個範圍更廣的提案，包括禁止非動物的奶稱為奶，例如豆奶，杏仁奶等。結果這個提案沒能通過，二十二票贊成，三十六票反對。他這次放棄了奶的正名，專注於肉

的正名，顯然阻力比較小。科克說奶的正名已經晚了十五年到二十年，現在救援無門，只有讓乳農們吃點虧了。肉的正名還來得及，他此次提案的努力純屬未雨綢繆。

中國食物變成美國立法的題目，這不是第一次。使中國燒鴨合法化的加州第2603號法案，在1982年通過，但那次是華裔的文化保衛戰，替燒鴨洗清了在美國一百多年來所受的委屈。

科克點燃了素雞不能稱為雞的一把火，遲早會從亞利桑那州延燒到美國各州。觀乎加州的中國燒鴨合法化法案迅速傳播到各州，就知道這個延燒的趨勢不能避免。那素雞齋鵝應該叫什麼呢？賣素雞的朋友們必須把握時機，為素雞重新命名下點功夫了。

本來吃素的朋友就該斷了對雞鴨魚肉的思念。一邊吃素，一邊想念雞鴨魚肉，就表示沒能「放下」。凡事應當表裡如一，食物是素的，名稱也該是素的，似乎確有正名的必要。

現在姑且來試試越俎代庖，為素雞類的美食想個名字吧。素雞的原料是豆腐皮，做法是讓豆腐皮層層疊起，有點像一層層的棉被，在冬天，給人溫暖的感覺，不妨叫暖豆腐。再看看，豆腐皮層層疊疊的，也有點像疊起來的鈔票。中國人講究吉利，追求好運，希望四季平安，更愛財源廣進。那麼就俗氣一點，觀想鈔票多來點，乾脆叫「發財豆腐」好了！

（原刊《世界日報》副刊，2020年3月16日。

題為〈發財豆腐〉）

中國燒鴨法案

　　前人種樹，後人乘涼。今天住在新大陸的人能夠吃到廣東燒鴨和北京烤鴨，並不是一件理所當然的事。這段為口福而奮鬥的歷史，應該留在華美族的共同記憶之中。

　　美國衛生局對餐館內肉類處理有嚴格的規定：要麼低於45度，要麼高於140度，否則細菌滋生，會導致食物中毒，餐館業必須嚴格遵守這一條文。

　　移民局抓非法移民，衛生局抓非法燒鴨。他們處分餐館外，還將違規燒鴨沒收，集中燒毀，就像當年林則徐燒鴉片一般。中餐館業投訴無門，而閩粵華人也氣憤不已，在以食為天的閩粵文化裡，人怎能不吃燒鴨呢？總這樣地非法偷吃燒鴨也非長久之計。中國人像一盤散沙，個別的抗議嘗試了許多年沒有用處，只有中餐館業集體行動。「三個臭皮匠，一個諸葛亮。」華人開始設計解決問題的步驟。

　　由洛杉磯唐人街的賴姓Irvin Lai餐館老闆帶頭，先向有關部門正式陳情，再努力說服競選時不斷向他們募款的議員先生們。他們聲稱燒鴨在中國的歷史淵源比孔子，比長城更悠久。在烹飪之前，鴨子必須晾在室外至少四小時，這樣才能將鴨肉的香汁鎖在皮內，而美味的皮才能變得香脆可口。鴨子烤好之後，也不能冷藏，低溫會大大減少鮮美的程度。

　　從共同奮鬥的過程中，華人發現癥結還是在肉類中細菌滋生的問題。議員先生也說只要證明沒有細菌，他願意為華人提出通

融的法案。中餐館業的代表在星期五將燒鴨包妥送去實驗室，技師已經下班回家，就放置在實驗室桌上。星期一技師上班，拿這沒放冰箱的，兩天三夜留在鎖著的房間裡的燒鴨，用顯微鏡，用科學方法，仔細找尋細菌，結果一個也沒找到，於是寫下科學檢驗報告，證明燒鴨無害，替燒鴨洗清了在美國一百多年來所受的冤屈。

這是一場華裔的文化保衛戰。中國人吃燒鴨吃了許多年沒病，西人硬說燒鴨有細菌，要禁絕這種美食。不知道孔子是否真的吃過燒鴨，不過十四世紀忽思慧寫的《飲膳正要》中提到過「燒鴨子」。

加州議員雅特托雷（Art Torres）看到科學檢驗報告，再無疑問，遂為提出此一法案出力，洛杉磯唐人街就在他的選區裡。最後州議會通過了他的提案，列為法案第2603號，是為中國燒鴨法案（Chinese Roast Duck Bill）。

加州的布朗州長（Edmund Brown）在簽署此一法案時，背後掛著六隻燒鴨。他說如果問題是美味食品的話，州政府會有所因應。法案的正式生效日期是1982年七月七日。

愛吃燒鴨烤鴨的美國名人自季辛吉，尼克森，布希以降，名單越來越長。廣東燒鴨和北京烤鴨都已盡雪前恥，昂然進入美國的飲食文化裡了。

（原刊鮑家麟著《美國歷史上的政治幽默》，
2014年出版，頁38-40）

關於雞蛋的爭論

　　這個世界上引起爭議最多的東西莫過於雞蛋。有一個永遠找不到答案，但總有人不斷爭論的問題，那就是最早的時候，是雞生蛋還是蛋生雞，究竟是先有蛋還是先有雞。討論這個問題，絕對是浪費時間。

　　蛋殼易破，也是吵架的原因。有位農夫，每天送雞蛋到餐館，有一天，人們發現餐館老闆和農夫在大街上吵個沒完。老闆說送來的雞蛋有破了的，農夫說他送去的蛋都沒破，一定是餐館裡的人弄破的。有個年輕人在旁邊，目睹他們大吵特吵，就開始思索如何能安全運送外殼脆弱的蛋，他回家用舊報紙開始做實驗，就發明了美國人現在普遍使用的裝雞蛋的盒子。

　　有個爭論了幾十年的問題，現在總算塵埃落定，但誰也不能保證將來不會翻案，那就是吃雞蛋是否會使膽固醇升高的嚴重問題。大約五十年前，科學實驗證明雞蛋會造成膽固醇過高，影響健康，於是許多人就不敢吃蛋黃，甚至不敢吃蛋。彼時雞蛋又稱「膽固醇炸彈」。雖然有反對這項實驗結論的聲浪，但沒發生作用。

　　四十年後，有位醫師用自己來做實驗，他吃了一個蛋，去檢驗膽固醇，沒升高，再吃一個蛋，去檢驗膽固醇，沒升高，又吃了一個，還是沒升高。原來，先前的科學實驗是用兔子做的，兔子吃了一個蛋，膽固醇就升高了。為什麼不想想，人比兔子大了多少倍？可是這個用兔子做的所謂科學實驗竟嚇住了全人類，讓

人類在雞蛋面前難以取捨，長達半個世紀。

　　現在，是否吃雞蛋還是個爭議話題。養雞場生財有道，往往給雞排隊打抗生素針劑，讓雞不生病。又給雞打荷爾蒙針劑，讓雞趕快長大，可以早點生蛋，早點供宰殺，讓老闆多賺不少錢。在現代化生產線的養雞場裡，有的雞從生到死，都活在籠子裡，一輩子沒散過步。

　　蛋的營養價值高，容易為人體吸收，又可以做出許多可口的菜色。烹飪的花樣，則以中餐為最多。如果學習中國文化的洋人不認識蒸蛋、鹹蛋、皮蛋，滷蛋和茶葉蛋，那就表示他的中國文化還沒學到家。關於皮蛋或千年蛋是否有毒的問題，也是爭論的題目。

　　在不同文化中，蛋有不同的意義。歐美人在復活節最重視雞蛋，蛋是重生和復活的象徵。三月的這一天，人們不僅吃蛋，還染蛋，玩藏蛋找蛋的遊戲。南斯拉夫人認為蛋是純潔愛情的果實。土耳其人將蛋作為生育的表徵。

　　在中國，雞蛋有不同的名稱。《漢書》中作「雞子」，《山海經》中叫「雞卵」，有的餐館菜單上叫「黃菜」。蛋在中國，也有生育的含義，嬰兒滿月，家人要染紅蛋，送紅蛋給親友。

　　在各種文化裡，蛋在中國最是沉冤莫白。在歷代的詩詞歌賦中，似乎沒有歌頌蛋的文字，但蛋卻和吵架罵人結了不解緣。中國人罵人總忘不了蛋，什麼「壞蛋」，「笨蛋」，和「王八蛋」。好像不罵「蛋」就不足以洩憤。爭論之後，要把人趕走，叫「滾蛋」。這個題目可以提供給中國的文化人類學家，心理學家，語言學家來進一步研究。我校英國文學系有位教授，從英文

中罵人的話來分析探討文化，性別，和心理等各方面的含義。這不僅很有趣，也是很有創意的。

（原刊《世界日報》副刊，2019年7月12日）

司威立與西餐廚藝教育

　　當年唐德剛教授說，因為旅美華人中作教授者的人數之多、質量之高，「無湘不成軍」的老話可以移植到美國學術界來，變作「無華不成軍」。也就是說「無華人不成學校」。筆者作為學界的芸芸華人中之一員，如今卻對另外一句老話感慨係之，那就是「三百六十行，行行出狀元。」

　　早就聽到美國主流西廚界傑出人士司威立（司宛春；Bill Sy）先生的大名。美國的中餐界，傑出的廚藝大師多得不可勝數，而司教授是公認的全美西餐界一百位頂級大師（master chef）之一，也是點將錄上唯一的華裔。

　　司先生與我同在臺灣長大、受教育，同在60年代來美讀書，又同為《亞省時報》寫作，有時拙文的一側就是司先生寫的有關廚藝的專欄，但卻一直沒有見面。直到今年五月，才在臺灣同鄉聯誼會的表演會上見到他。承司先生邀請，我與我的博士生劉曉藝得以參觀由他所主持的圖桑藝術學院廚藝學校。

　　圖桑藝術學院（Art Institute of Tucson）坐落於東格蘭大街，內分幾個主要教育領域：烹飪藝術、設計、服裝、和媒體藝術。走進氣派整潔的學院大樓內，我們被導入廚藝管理學院所在的南廂。有一排展示櫥窗介紹西餐流派和科目，其中一個掛滿司威立在歐美廚藝比賽中獲得的金牌和照片，琳琅滿目。

　　司教授已擔任亞利桑那州廚藝協會主席多年。兩年前，司教授應圖桑藝術學院之聘，由鳳凰城來圖桑主持新成立的廚藝學

院。第一年學生僅有七人，而兩年後的今天，在此學廚藝的學生已有一百五十人，發展之迅速，都是司教授苦心經營的成果。

　　廚藝學校的學生中有各行各業的人，甚至有外科醫生。我們問道：「醫生不好好地行醫，在百忙中還來廚藝學校上課，這是欠了哪根筋？」司先生笑答說，「俗話說：『吃一行，怨一行』。這外科醫生平素在醫院診所看到的是生老病死，說這是個高壓的行業，錢是賺得多，生命的耗損也很可觀。因此他退休後要去做廚師，這才是他的愛好。記得這兒有位學藥學的華裔，忽然不做藥劑師了，要去開中餐館。問他為什麼？他說，抓藥給病人，一個個都是苦著臉，看了難過極了；而炒出來的菜，客人吃了高高興興的，自己也就越做越高興了。」

　　司教授本人的經歷也同樣多姿多彩。他祖籍山東，因父親經商僑寓於韓國而生於韓國，大陸變色，韓戰發生，一家人有國難歸，於是在他童年時輾轉來到臺灣。他在國立臺灣師範大學畢業後留美，在舊金山念工商管理，那時為籌學費，進入五星級的費爾蒙酒店做事。獲頂級大廚的賞識，又蒙他悉心指點，因此得以學到西餐廚藝的精髓。建國中學時代學得的奮鬥精神，無時或忘。在不斷努力之下，百尺竿頭更進一步，青出於藍而勝於藍，終於奠定他在西餐界的傑出地位。

　　司教授擁有工商管理碩士學位，又進修教育領導學，將獲博士學位。他向我們介紹說，廚藝學院的課程，並非只針對一般性廚師的培養，它的教學兼及烘焙學、民族廚藝、酒食匹配和廚藝管理，其中又包括世界級的餐飲酒店管理，飲食服務等。即將學成前實習的項目就是在圖桑藝術學院餐廳的表演。

　　圖桑藝術學院從去年七月開始，設立了附屬餐廳（Art

Institute Bistro），每星期有三天中午對外營業，必須預先電話訂位。我們品嚐的是烤立魚，配以凱撒沙拉，和尾食烤阿拉斯加。果然名師出高徒，每一道都是色香味俱屬上乘，精心制作的藝術品。試吃以後，回味無窮。可惜現在已經關門大吉了。

　　2015年八月，司威立榮登美國廚藝名人殿堂（Culinary Hall of Fame），這是亞裔獲得這項殊榮的第一人。在佛羅里達州奧蘭多市，大約五百餘人參與的盛會上，司威立接受了獎牌和勳章，這是廚藝界最高的榮譽。他感受到自己數十年來的努力與奉獻受到了大家的肯定，心存感激之餘，決心要更加努力地去教育下一代。司威立家住鳳凰城，那兒也是他訓練廚藝新手的根據地。

　　　　　（原刊《亞省時報》2010年5月28日；2021年3月增寫）

語言文學類　PG2515　北美華文作家系列39

從詩經到費加洛婚禮：
東西歷史文化漫談

作　　者/鮑家麟
責任編輯/許乃文
圖文排版/黃莉珊
封面設計/劉肇昇

發 行 人/宋政坤
法律顧問/毛國樑　律師
出版發行/秀威資訊科技股份有限公司
　　　　114台北市內湖區瑞光路76巷65號1樓
　　　　電話：+886-2-2796-3638　傳真：+886-2-2796-1377
　　　　http://www.showwe.com.tw
劃撥帳號/19563868　戶名：秀威資訊科技股份有限公司
　　　　讀者服務信箱：service@showwe.com.tw
展售門市/國家書店（松江門市）
　　　　104台北市中山區松江路209號1樓
　　　　電話：+886-2-2518-0207　傳真：+886-2-2518-0778
網路訂購/秀威網路書店：https://store.showwe.tw
　　　　國家網路書店：https://www.govbooks.com.tw

2021年6月　BOD一版
定價：270元
版權所有　翻印必究
本書如有缺頁、破損或裝訂錯誤，請寄回更換

國家圖書館出版品預行編目

從詩經到費加洛婚禮:東西歷史文化漫談 /
　鮑家麟著. -- 一版. -- 臺北市:
秀威資訊科技股份有限公司, 2021.06
　　面; 　公分. -- (語言文學類;PG2515)
(北美華文作家系列;39)
BOD版
ISBN 978-986-326-907-6(平裝)

863.55　　　　　　　　　110006485

讀 者 回 函 卡

感謝您購買本書，為提升服務品質，請填妥以下資料，將讀者回函卡直接寄
回或傳真本公司，收到您的寶貴意見後，我們會收藏記錄及檢討，謝謝！
如您需要了解本公司最新出版書目、購書優惠或企劃活動，歡迎您上網查詢
或下載相關資料：http:// www.showwe.com.tw

您購買的書名：_____

出生日期：_____年_____月_____日

學歷：□高中 (含) 以下　　□大專　　□研究所 (含) 以上

職業：□製造業　□金融業　□資訊業　□軍警　□傳播業　□自由業
　　　□服務業　□公務員　□教職　　□學生　□家管　□其它_____

購書地點：□網路書店　□實體書店　□書展　□郵購　□贈閱　□其他

您從何得知本書的消息？

　□網路書店　□實體書店　□網路搜尋　□電子報　□書訊　□雜誌
　□傳播媒體　□親友推薦　□網站推薦　□部落格　□其他_____

您對本書的評價：（請填代號　1.非常滿意　2.滿意　3.尚可　4.再改進）

　封面設計____　版面編排____　內容____　文／譯筆____　價格____

讀完書後您覺得：

　□很有收穫　□有收穫　□收穫不多　□沒收穫

對我們的建議：_____

_____

_____

_____

11466
台北市內湖區瑞光路 76 巷 65 號 1 樓

秀威資訊科技股份有限公司　　收

BOD 數位出版事業部

⋯⋯⋯⋯⋯⋯⋯⋯⋯⋯⋯⋯⋯⋯⋯⋯⋯⋯⋯⋯⋯⋯⋯⋯⋯⋯⋯⋯⋯⋯⋯⋯⋯⋯⋯⋯

（請沿線對折寄回，謝謝！）

姓　　　名：＿＿＿＿＿＿＿＿　　年齡：＿＿＿＿　性別：□女　□男

郵遞區號：□□□□□

地　　　址：＿＿＿＿＿＿＿＿＿＿＿＿＿＿＿＿＿＿＿＿＿＿＿＿＿＿＿

聯絡電話：(日)＿＿＿＿＿＿＿＿＿＿　(夜)＿＿＿＿＿＿＿＿＿＿＿＿

E-mail：＿＿＿＿＿＿＿＿＿＿＿＿＿＿＿＿＿＿＿＿＿＿＿＿＿＿＿